안구운동과 시지각기술의 발달

Developing Ocular Motor and Visual Perceptual Skills

안구운동과 시지각기술의 발달

옮긴이 : 박수현 방요순 양영애 정현애

Developing Ocular Motor and Visual Perceptual Skills

An Activity Workbook

Kenneth A. Lane, OD, FCOVD
Lane Learning Center
Lewisville, TX

영 문 출 판 사

■ 옮긴이(가나다 순)

박수현 여주대학 작업치료과 교수

방요순 광주대학교 작업치료학과 교수

양영애 인제대학교 작업치료학과 교수

정현애 영남외국어대학 작업치료과 교수

Developing Ocular Motor and Visual Perceptual Skills

An Activity Workbook

by Kenneth A. Lane, OD, FCOVD

안구운동과 시지각기술의 발달

2008년 6월 20일 초판인쇄
2008년 6월 26일 초판발행

지은이 : Kenneth A. Lane, OD, FCOVD
옮긴이 : 정 현 애 외
발행인 : 박 병 조
발행처 : 도서출판 영문출판사
등 록 : 1987년 12월 21일 제2-419호
주 소 : 서울시 강남구 삼성동 69-1
전 화 : (02) 514-5590, 776-5590
팩 스 : (02) 756-8943
E-mail : yeongmunsa@empal.com
정 가 : 25,000원
ISBN 978-89-7224-177-5 93510

헌정(Dedication)

Dedicated to my father, Howard S. Lane.

차례

역자 서문

외부에서 들어오는 감각들은 우리가 환경과 상황에 적절한 반응을 하도록 하는데 없어서는 안될 중요한 요소들이며, 이 중 시각에 의해 입력된 정보들이 차지하는 비율은 절대적이라 해도 무리가 아니라 생각됩니다.

임상에서 사용되는 작업치료 평가들도 시각적 정보처리가 기본이 되어야 하는 도구들이 대부분인 터라, 시각 또는 시지각 정보처리에 문제가 있는 환자의 평가에는 한계를 드러낼 수밖에 없었습니다. 평가도구 중에서 그래도, 시각과 관련된 평가도구들로 흔하게 사용하고 있는 MVPT(Motor-free Visual Perception Test)외에는 클라이언트에 따라 보다 구체적으로 접근할 수 있는 기준이나 활동(activity)이 제시된 바가 없어, 많은 고민을 하게 했습니다.

작년 8월에 이 책을 소개받았고 현장에서 바로 사용할 수 있는 워크북으로, 학교에서나 임상에서 쉽게 사용될 수 있는 내용들을 다루고 있어 많은 도움이 될 수 있으리라 생각되어 기뻤습니다. 번역하는 중에 영어와 한글의 어원이 달라, 적잖은 한계가 있어 임상에서 쓸 수 있도록 옮기려 노력했지만, 일부분은 원서를 그대로 살려 둘 수 밖에 없는 경우도 있었습니다.

학교의 많은 업무로 인해 바쁘신 중에 번역과 수정을 하시느라, 수고해 주신 인제대학교 양 영애 교수님, 전남과학대 방 요순 교수님, 여주대학 박 수현 교수님께 감사드리며, 무엇보다 좋은 책을 손수 찾아오셔서 소개해 주시고, 번역이 되기까지 묵묵히 인내해 주신 영문출판사의 박 병조 사장님께 깊이 감사드립니다.

역자 대표 정 현 애

감사의 글

이 책은 여기 이분들의 도움이 없었다면 결코 완성될 수 없었습니다.

나의 첫 번째 책인 *"Reversal Errors: Theories and Therapy Procedures"*에서부터 치료적 활동의 이용과 개정을 이끌어준 Bob Williams와 Vision Extension 기관에 특별히 감사 드립니다.

이 책을 구성하기위해 수많은 시간 동안 타이핑 작업과 도움을 아끼지 않은 Vicki Neville,

이 책의 표지와 삽화를 담당해주며 조언을 준 Kevin White, 그리고 교정 작업을 담당해 준 Judi Bowman과 Kathy McDaniel에게 감사를 전합니다.

마지막으로 나에게 이 책을 쓸 수 있는 기회를 준 SLACK 출판사에게 감사드립니다.

전문

학령기 아동들과 함께한 시간동안 나는 교과 학습에 어려움을 지난 많은 아동, 특히 어린 아동들에게 도움을 줄 수 있었다. 글자를 거꾸로 쓰는 어린 아동, 쓰기 기술이 부족한 아동, 읽기에 어려움을 지닌 아동들은 이러한 과제를 수행하는데 필요한 기본적인 지각과 운동 기술이 미성숙하다는 것을 발견할 수 있었다. 이러한 어려움이 기다림과 희망을 통해 극복될 수 있다고 믿는 것은 현명한 방법이 아니다. 많은 아동들이 이러한 어려움을 완전히 극복하지 못하고 있으며 이것이 삶의 밑받침이 되는 자존감에도 영향을 미치게 된다.

이 책은 학습 부진을 면하기 위해 아동을 지도하는 부모와 교사 뿐 아니라 검안사와 작업치료사에게도 도움이 되도록 만들었다. 이 책은 아동에게 어떻게 읽는지를 가르치는 것은 아니다. 하지만 이것은 아동에게 좀 더 쉽게 교육받을 수 있는 기능을 주는 것이다.

나의 발달 검안사로써의 경험은 시각계통의 광범위한 지식을 지닌 한 사람의 시각에서 벗어나 학습의 어려움을 바라볼 수 있는 소중한 기회를 제공해 주었다. 발달 검안사로써 아동 또는 성인의 시각계통의 효율성을 증가시킴으로써 그들의 삶의 질도 향상시킬 수 있다고 믿고 있다. 또한 시각은 학습되어지며 시각적 훈련 활동을 통해 좋아질 수 있다고 믿고 있다. 시각 훈련(visual traning)은 효율적인 시각 기술과 시각적 처리과정을 발전시키기 위한 일련의 활동들이다. 시각적 기술이 다른 계통과 통합되고 자동적으로 이루어지도록 발달하기 위해서는 효과적인 훈련이 필요하다. 몇몇 시각 훈련은 렌즈, 프리즘, 필터, 차단기, 그리고 그 외의 다양한 특정 도구들을 필요로 하며 검안사의 지시 아래에서만 시행되어질 수 있다. 하지만 이 책의 활동들은 그러한 특정 도구가 필요하지 않고 어느 누구의 관리도 필요하지 않다.

나는 일을 시작한지 얼마되지 않아 매우 다양한 문제로 인해 학습장애가 야기되어짐을 깨달았다. 어떤 유일한 원인이 있는 것이 아니었으므로 시각이 전체의 답이 아니라는 것은 알고 있다. 'Sensory integration' 이라는 Jean Ayres의 저서를 읽으면서 빈 부분이 채워짐을 느낄 수 있었다. 감각통합은 자신의 신체와 환경으로부터 오는 감각을 조직화하는 신경학적 과정으로 환경 내에서 효과적으로 신체를 이용할 수 있도록 하는 역할을 한다. 여러 다양한 감각 형태로부터 입력된 공간적 · 시간적 측면들은 해석되어지고, 연합되어지고, 통합되어진다. 감각통합은 이러한 정보처리 과정이다 (Fisher, 1991).

나는 감각통합과 시각 치료의 정점을 구체화하여 이 책을 쓰기로 결정했으며 그래서 양쪽 분야로부터 최상의 것을 아동이 받을 수 있도록 하였다. 또한 다음의 이론을 바탕으로 치료적 활동을 개발하였다.

1. 소뇌에 대한 새로운 연구들은 일부 활동, 특히 순서를 다루는 활동에 대한 아이디어를 던져 주었다.
2. 이중시각처리과정이론(dual vision processing)은 어떻게 시각적 훑어보기(scanning)를 증진시킬 수 있을까에 대한 착상을 가능하게 했다.
3. 소뇌-전정 기능장애에 대한 Harold Levinson의 이론은 나에게 시각 운동과 눈 따라보기(eye tracking)에 대한 아이디어를 주었다.
4. 아동의 공간 개념에 대한 피아제 이론은 시각적 운동 활동을 개발하는데 도움을 주었다.
5. 눈 운동과 읽기에 대한 Keith Rayner의 이론은 눈 따라보기 훈련을 위한 아이디어를 제공해 주었다.

미국 검안사 협회에 의해 제시된 시각 치료에 대해 좀 더 알고 싶은 분들은 Vision, Learning, and Dyslexia: A joint Organizational Policy Statement of the American Academy of Optometry and the Amer ican

Optometric Association (American Optometric Association, 1997)을 읽어 볼 것을 권장한다. 이 와 더불어 The Occupational Therapy Practice Framework: Domain and Process에는 작업치료의 초 점과 활동에 대해 명확히 제시되어 있다 (AOTA, 2002).

나는 이 책 전체에서 아동을 나타내는 말로 "그" 또는 "그를" 이라는 대명사를 사용하였다. 이것은 여자와 구별되게 사용 되거나 이러한 부분이 남아에게만 도움을 줄 수 있다는 의미로 사용된 것은 아니다. 단지 문서에서 문법적 구성을 단순화 하기 위해 사용된 것이다.

나는 심각한 시각적 문제를 지니고 있는 아동을 치료함에 있어 작업치료사가 발달 검안사에게 도움을 요청할 것을 제안 한다. 발달 검안사는 시각훈련과정의 전문가이며 학습장애를 지닌 아동을 평가하기에 적임자이다. 발달검안의 주요 조직은 the College of Optometrists in Vision Development(COVD)이다. 이 단체는 미주리주의 세인트루이스에 본사가 있으며, 자격 검증을 위한 필기 및 구두시험에 필요한 회원 프로그램을 제공하고 있다. 마찬가지로 만일 검안사가 아동이 작업치료가 필요하다고 느낀다면 그 지역의 작업치료에게 의뢰해야 한다. 우리 모두는 아동이 필요로 하고, 받아야하는 도움을 주기 위해 함께 일해야 한다.

모든 아동들은 이 책의 활동을 시작하기 전에 검안사에게 면밀한 시각 평가를 받아야만 한다. 부록 B에는 적격한 도움을 요청할 수 있는 중요한 기관과 주소를 기록해 두었다.

참고문헌

American Occupational Therapy Association The Occupational therapy practice framework: Domain & process. Amer J Occup Ther, 2002, 609-639.

American Optometric Association (1997). Vision, learning and dyslexia. A joint organizational policy statement of the American Academy of Optom etry and theAmerican Optometric Association. Journal of Optometric Vision Development, 56, 98-100.

Fisher, A.G. (1991). Sensory Integration: Theory and practice. Philadelphia, PA:F.A.Davis Company

제1장

이 책을 어떻게 이용할 것인가?

이 책의 활동들은 성공적인 학교생활을 위해 필요한 기술들을 아동에게 제공하기 위해 구성되었다. 활동은 다음의 범주에 따라 나뉘어져 있다.

1. 안구운동 (ocular motor)
2. 대운동 (gross motor)
3. 시각적-운동 지각 (visual-motor perception)
4. 시각적 기억 (visual memory)
5. 편측성 (laterality)
6. 반전 (reversals)

각 범주의 활동들은 어떤 특정 순서를 지니고 있는 것은 아니다. 모든 활동은 동등하게 중요하다. 여러분이 각 범주의 첫 번째 활동부터 시작해야만 하는 것은 아니다. 필요한 범주를 결정하는 것을 돕기 위해 부록에 있는 보호자용 질문지를 이용하도록 한다. 활동 이전에 제시된 장(章)은 활동 범주에 착수하기 위한 가장 좋은 방법에 대해 조언해 줄 것이다. 각 활동은 난이도에 따라 가장 쉬운 것은 레벨 1로, 가장 어려운 것을 레벨 5로 나누었다. 레벨 1은 4내지 5세의 발달연령을 지닌 아동을 위해 설계된 활동이다. 레벨 2는 6세 아동, 레벨 3은 7세 아동, 레벨 4는 8세 아동, 레벨 5는 9세 이상의 아동을 위한 활동이다. 염두 해 두어야 할 것은, 발달연령과 연대기적 연령 사이에는 차이가 있다는 것이다. 따라서 아동의 발달 연령에 대한 평가가 필요하다. 예를 들어, 운동 기술이 매우 부족한 경우는 대개 레벨 1에서 시작해야 할 것이다. 만일 어디서부터 시작해야할지 잘 떠오르지 않는다면, 레벨 1에서 시작해야 한다. 이것이 너무 쉽다면 다음에는 레벨 2로 넘어가도록 한다. 너무 어려운 활동부터 시작해서도 안된다. 여러분은 아동이 실망하거나 낮은 자존감을 갖는 것을 원치 않을 것이다. 여러분이 아동과 함께 활동을 시작하는 순간 어느 단계에서 시작해야 할 것인지를 느끼게 될 것이다. 활동 중에서 몇 가지는 레벨 1에서 시작하지 않는다. 이러한 경우는 저자가 생각하기에 4세나 5세 아동에게는 적절하지 않은 활동이므로, 그 활동을 시작할 수 있는 가장 낮은 수준을 기입 해 두었다.

이 책에는 수 백 가지의 활동이 수록되어 있다. 아동이 가능한 많은 활동을 경험하도록 하되, 아동에게 필요한 범주에 더 많은 시간을 할애하도록 한다. 예를 들어, 대운동 기술이 매우 부족한 아동이 있다면, 편측성에 관한 범주보다는 대운동 범주의 활동을 더 많이 실시하도 록 해야 한다.

치료효과를 얻기 위해서는 일주일에 3번 정도 활동을 수행할 것을 권고한다. 각 회기에서는 활동마다 약 10분 정도를 할당하여 5가지 정도의 활동을 수행하도록 한다. 활동 시간과 수는 과제에 집중하는 아동의 능력과 시간적 여유에 따라 다양하게 조정한다. 만일 아동이 하나의 활동을 통해 많은 치료적 효과를 얻고 있다면, 다음 치료 회기에도 그 활동을 계속하도록 한다. 그렇지만 같은 활동을 연달아 6회 이상 실시하지 않도록 한다. 특별히 유익한 활동은 기입해 두고 이후에 다시 한 번 실시하도록 한다. 활동을 어떻게 다양화 할 것이며, 어떻게 결합시킬 것인지를 학습해야 한다. 예를 들어, 여러분은 한 회기 내내 대운동 활동만을 실시하기를 원하지는 않을 것이다. 활동을 다양화함으로써 아동의 흥미를 지속시키고, 좀 더 성공적인 프로그램을 이끌어 낼 수 있을 것이다.

활동이 아동에게 너무 어렵다면, 다음의 낮은 수준 으로 내려가도록 한다. 더 이상 낮은 수준이 없다면, 다른 활동을 실시하는 것이 좋다. 예를 들어, 아동이 어떤 시각적 운동 활동이 너무 어려워 수행할 수 없다면, 다른 시각적 운동 활동을 시도하도록 한다.

요약하면;

1. 각 활동 당 최소 10분 정도 시행하여 한 회기에 적어도 5가지 활동을 실시하도록 하라.
2. 효과적인 결합이 이루어지도록 다양한 범주를 이용하라.
3. 5세 이하의 아동은 레벨 1부터 시작하라.
4. 활동이 너무 어렵다면 그 보다 낮은 레벨의 활동을 시행하도록 하고, 더 이상 낮은 레벨의 활동이 없다면 같은 범주의 다른 활동을 시행하도록 하라.
5. 너무 어려운 활동은 시간이 지난 후 다시 실시하도록 하라.
6. 활동이 너무 쉽다면, 한 단계 높은 레벨을 시행하도록 하라.
7. 아동이 그 활동을 숙달했다고 느껴질 때까지 활동을 지속하되, 같은 활동을 연달아 6회 이상 시행하지 않도록 하라. 필기해 두고, 이후에 반복하도록 하라.
8. 부록의 질문지를 활용하여 사용할 범주를 결정하라. 밑줄 친 범주는 특정 문제에 대한 주요 범주이다. 그 범주에 있는 여러 활동을 시행하도록 하라.

각 활동은 번호가 명시되어 있다. 예를 들어, 모든 편측성 활동은 "L"로 시작하며 대운동 활동은 "GM"으로 시작한다.

하루의 치료계획은 다음과 같이 작성한다.

GM-1, 레벨 1

GM-4, 레벨 2
VM-1, 레벨 2
OM-1, 레벨 1
VM-2, 레벨 1

이것은 아동이 그날 실시하게 될 활동으로, 두 개의 대동작 활동을 하게 될 것을 의미한다. 대운동 활동은 대운동 1의 레벨 1 활동과 대운동 4의 레벨 2이다. 또한 아동은 시각적 운동 1의 레벨 2 활동과 안구운동 1의 레벨 1, 시각 기억 2의 레벨 1 활동을 실시하게 될 것이다. 이러한 방식은 여러분이 치료회기에 대한 계획을 수립하는데에 도움이 될 것이다. 치료를 시작할 때는 각 회기의 목표활동 중 운동 활동을 시도하는 것이 좋다. 아동이 심각한 안구운동문제를 지니고 있다면, 아마 최소 2개의 안구운동활동을 실시해야 할 것이다. 심각한 반전(reversal) 문제를 지니고 있다면, 2가지 정도의 전도 활동을 실시할 필요가 있다. 일부 아동들은 복합적인 문제를 지니고 있으며 대개 모든 영역에서 어려움을 가지고 있다. 이러한 경우 다양한 치료계획을 세워야한다. 예를 들어, 하루는 두 개의 안구운동활동을, 다음 날은 두 개의 대운동 활동을 실시하도록 한다.

효과적인 활동 프로그램을 위해서는:

1. 어떤 활동이, 왜 유익한지를 충분히 이해하도록 한다.
2. 아동의 발달 연령에 대한 정확한 이해가 있어야 한다.
3. 아동들은 집중시간이 짧으므로 활동에서 그 다음 활동으로 빠르게 진행시켜주어야 한다.
4. 활동을 어떻게 다양화 할 것인지를 파악하도록 한다.
5. 이전에 주어진 활동이 무엇이었는지 잘 기록하며, 여러분이 관찰한 사항을 빠짐없이 적어두도록 한다.
6. 아동과 긴밀한 친밀감을 발전시키고, 활동을 지속적으로 다양화하여 아동이 몇 주가 지난 이후에도 지겨움을 느끼지 않도록 활동을 즐겁게 진행 하도록 한다.

우리는 아동들에게 읽기를 가르치는 것이 아님을 명심해야한다. 우리는 아동에게 좀 더 쉽게 학습할 수 있도록 만들어주는 기술을 가르쳐 주는 것이다.

학교생활에 적응하지 못하고 자신을 열등생이라고 느끼던 아동이 읽기에 즐거움을 느끼기 시작하고 건전한 자존감을 발전시켜나가는 것을 보는 것 보다 더 큰 만족은 없다. 매일매일을 토대로 이러한 변화가 일어나는 것을 볼 수 있다는 것은 우리에게 크나큰 행운이다.

제2장

읽기의 복잡성

읽기는 인간의 일생을 통해 변화하는 가장 복잡하고 고유한 기술이다. (Mason, 1975)

대부분의 사람들은 습관적으로 읽기를 수행하기 때문에 읽기는 자연스럽게 부여되는 것이라고 여기지만 많은 아동에게는 이것이 악몽과도 같은 일이다. 읽기는 가장 복잡하면서도 일생을 통해 변화하는 매우 흥미로운 기술이다(Mason , 1975). 읽기는 시각적 처리과정(visual processing), 감각운동협응(sensorimotor cordination), 인지적이고 언어적인 처리과정(cognitive linguistic processing)의 연속적이고 병렬적인 단계가 포함되어 있다 (Garzia, 1996). 미국 학생들의 2%에서 20% 가량이 다양한 형태의 읽기 장애를 지니고 있다.

왜 아동들에게 이러한 읽기의 어려움이 발생하는 것일까? 이것을 이해하기 위해서는 다양한 분야에 대해 살펴보아야 한다. 이는 다음과 같다. : 구두적 언어와 문서적 언어 사이의 차이, 인간의 뇌, 읽기 역사, 읽기의 복잡성, 그리고 읽기의 사회적 중요성.

말하는 것은 자연스러운 반면, 읽기는 그렇지 않다. 말하는 것은 수년에 걸쳐 습득되지만 읽기를 위한 학습시간은 단지 몇 개월 정도만이 주어진다. 말하는 것과는 달리, 읽기는 인간의 본능적이 능력이 아니다. 뇌에는 읽기 중추가 없다(D' Arcangelo, 1999). 그렇지만 말하기 중추는 있다. 언어는 실비안주위 피질(perisylvian cortex: 전두엽 과 두정엽으로부터 측두엽을 분리하는 깊은 수평 협곡인 실비안 열 주위라고 알려진 좌반구의 중심쐐기(central wedge)에 넓게 분포되어져 있다. 언어 처리과정은 최초에 생각 했던 것 보다 훨씬 복잡하다. 실제로, 최근 연구자들은 뇌의 언어영역이 의미적인 부분과 문법적인 부분으로 나뉘어져 있다고 주장하고 있다. 좌측의 뒤쪽 영역은 단어의 의미와 관련된 과제 시에 활성화되는 반면, 좌측 전두 피질은 문법적인 처리과정과 관련된 과제 수행 시에 좀 더 명확한 활성화를 보인다. 대신, 브로카 영역은 대상자가 단어의 순서는 다르나, 의미가 동일한 두 문장을 비교할 때 활성화된다. 이에 반해, 좌측의 측두-두정 영역(그 위와 뒤의 넓은 영역 뿐 아니라, 베르니케 영역을 포함한)은 "우리는 동물원에서 쿠키를 구웠다"라는 이상한 문장을 들었을 때처럼 개별적인 단어를 이해하는 것과 관련이 있다. 다시 말해, 후부 언어 중추(posterior language center)는 마치 정신적 사전처럼 단어의 의미를 저장해두는 곳 이며, 전두엽 중추는 문법책과 같은 기능을 한다. 이것을 좀 더 복잡하게 말하면, 동사는 전두엽에서 처리되는 반면, 명사는 왼쪽 측두-두정 영역에서 받아들인다 (Eliot, 1999) (그림 2-1).

사람이 문서를 읽을 때, 문자의 시각적 특징에 의해 후두엽을 포함한 뇌의 뒤쪽 부분이 자극을 받으며, 활자가 언어로 바뀌어지는 것은 각이랑(angular gyrus)에서, 의미적 접근은 베르니케 영역에서 이루어진다.

지금까지 살펴보았듯이, 읽기와 언어의 신경학적 과정은 대단히 복잡하다. 이제 읽기가 얼마나 복잡한 것인가를 인식하게 되었으므로 우리의 아동에게 읽기를 학습하기 위한 충분한 시간을 주어야한다는 것을 깨닫게 되었을 것이다. 이는 장애아동의 경우에만 국한된 것이 아니다. 오늘날 아동이 수업 압박과 공부에 대한 기대는 주어진 시간보다 훨씬 많은 것을 요구한다. 유치원을 졸업한 아동은 문자를 습득할 것과 음성이 잘 조화될 것, 그리고 어느정도의 단어는 알아볼 것이라는 기대를 받게 된다. 우리가 아동에게 너무 빨리 익힐 것을 강요하고 있다는 것은 의심할 여지가 없다. 많은 아이들이 읽기의 복잡한 처리과정을 다름만큼 성숙되어 있지 않다. 이러한 사실은 미국의 학습 장애아동의 발생율을 유럽과 비교해볼 때 뚜렷이 드러난다. 유럽은 7세에서 9세 전에는 읽기 훈련을 시작하지 않기 때문에 미국에 비해 학습 장애 아동의 발생율이 적다(Weimer, 2000).

복잡한 읽기의 특징을 좀 더 잘 이해하기 위해서는 뇌의 본질적인 특성과 뇌의 발달을 이해해야 한다. 뇌의 무게는 약 3 파운드 정도로 150 파운드인 사람의 전체 몸무게의 2%에 지나지 않는다. 그러나 신체 산소의 22내지 25%를 사용하며, 혈당(글루코스)의 형태로 소모되는 칼로리의 많은 양을 소비하는 곳이다. 각 뇌의 신호는 미리볼트(milivolts)로 측정하면 전반적으로 단위시간당 전체적으로, 단위 20와트 가량의 전기를 발생시킨다. 일반적으로 뇌에는 1000 억 개의 신경이 있으며 각 신경들은 1000 또는 그 이상의 신경들과 서로 연결되어 있다 (Fauber, 2002). 신경은 일반 컴퓨터 스위치 보다 많은 백만번의 신호를 보낸다. 뇌는 익숙한 얼굴을 1초도 채 걸리지 않아 알아차릴 수 있는 가장 강력한 컴퓨터 이상의 능력을 지니고 있다. 뇌는 컴퓨터처럼 다단계로 처리하는 것이 아니며 수십억의 신경이 동시에 그 문제에 모두 착수하기 때문에 이러한 속도가 가능한 것이다 (Allman, 1988). 다시 말해, 뇌 전체가 생각하고 읽고 복잡한 문제를 풀어나가는 것이다. 이것이 바로 뇌 전체가 연관된 활동을 수행하는 이유를 설명해 주는 부분이다.

뇌의 발달 과정은 임신 첫 개월부터 시작되며 출생 후에도 계속 진행된다. 출생시 뇌에는 1000억 개의 신경세포가 분포되지만 모두 연결되어 있는 것은 아니다 (Muha, 1999). 아동의 대뇌피질도 출생시부터 모든 신경을 가지고 있다.

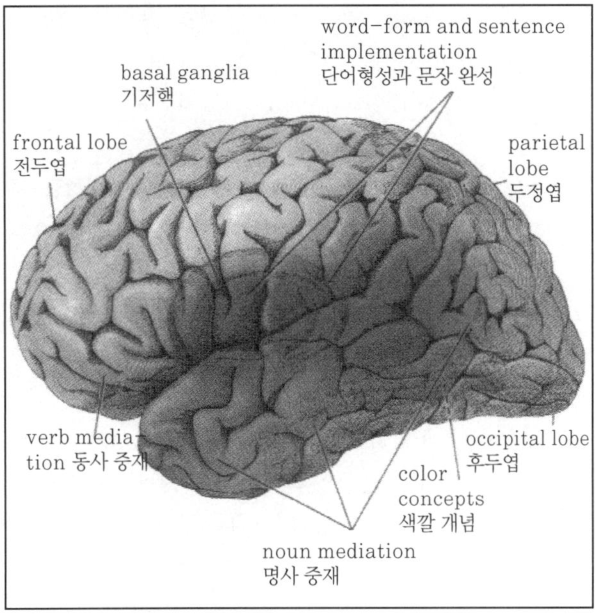

그림 2-1. 뇌의 기능

사실, 뇌는 필요한 것의 두배 정도의 신경을 과잉 생성한다. 태아기 약 28주경에 시작되는 신경의 대량 가지치기를 통해 1/3~1/2가량이 소실된다. 뇌가 과도하게 생성된 신경을 가지치기하는 동안, 시냅스(세포 사이를 연결해 주는 기능)를 위해 필요한 표면 영역인 수상돌기가 굉장한 양으로 증가한다. 가장 빠를 때는 초당 30억의 경이로운 속도로 만들어진다. 출생부터 10세까지의 시기가 시냅스 연결 수가 빠르게 증가하는 시기이며 이후에는 떨어지기 시작하여 성인기에는 서서히 하향선을 그리게 된다(Wolfe, 1998). 뇌는 높은 가소성(plasticity)을 지니고 있으며 일생에 걸쳐 광범위한 신경학적 재구성의 능력을 지니고 있다. 따라서 비록 결정적 시기(critical periad)가 있다하더라도, 일생에 걸쳐 지속적인 학습이 이루어진다. 뇌는 완벽하고 정상적인 발달을 위해 촉각, 말소리, 이미지와 같은 자극의 특정 수준을 필요로 한다 (Bruer, 1998).

흥미로운 것은 어린 시절이 학습에 가장 결정적인 시기임에도 불구하고, 연방정부나 주(state), 지역사회 프로그램에서는 가장 적은 비중을 차지하고 있다는 것이다. 미국 정부에서는 출생에서 5세까지의 아동에 비해 노인에게 최소 7배의 비용을 지출하고 있다 (Wolfe, 1998).

지금까지 우리가 살펴보았듯이, 읽기는 매우 복잡한 과제이며, 모든 작용들이 함께 일어나야 하며, 그것에는 감추어진 역사가 있다. 지구의 역사를 2 4시간으로 압축한다면, 다세포 유기체기를 12시간으로, 공룡기를 4시간, 원시인 시기를 40초로, 그리고 현대인 시기를 몇 초 정도로 표현할 수 있을 것이다. 원시 세포가 핵을 지닌 세포로 합성되기 위해 20억년이 걸렸지만, 다세포 동물이 출현하기까지는 2억년(지난 시간의 1/10)이, 그리고 투박한 뼈로 만든 도구를 사용하던 작은 뇌를 지닌 유인원에서 현대인까지는 400 만년이 걸렸다 (Crichton, 2002). 목소리를 발성하기 위해 소리를 생성하는 성도 (vocaltract)는 언어 또는 말소리를 사용하던(100,000년 전) 우리의 선조가 독자적인 증거를 지니기 전인 600,000년 세월을 통해 발전되어 온 것이다 (Tattersa ll, 2001). 첫 필서는 기원전 3000년 전 메소 포타미아의 수에르에 의해 쓰여진 것이다. 이것은 바퀴의 발명과 거의 같은 시기이다. 알파벳은 근대 시리아인 기원전 2000년경의 것으로 추정 하고 있다. 현존하는 알파벳은 조상격인 셈어 알파벳에서 기원을 찾아볼 수 있다 (Diamond, 1999). 기원후 400년경에 이르러, 고전적인 두루마기가 내팽겨지고 대 부분의 책이 직사각형의 형태로 모여진 종이들로 출간되어 졌다. 그 책은 이후 여러 차례 접혀졌고 16세기에 이르러 겹쳐진 낱장의 형태로 공식화되었다. 1450년에서 1455년 사이, 구텐베르크는 각 종이에 42개의 선을 그어 성경을 만들어냈다. 이것이 활자로 인쇄된 최초의 책이다 (Manguel, 1996). 우리가 보아 알 수 있듯이, 불과 250 세대를 통해 처음 쓰여 진 단어에서부터 여기까지 진행되어 온 것이다. 이것은 그 자체만으로도 흥미로운 것이지만, 읽기에 대한 학습의 기회가 모든 계층의 사람들 에게 주어진 것도 최근이라는 것 또한 흥미로운 사실이다. 중세기 작가 들은 그들의 애독자가 문서를 보기보다는 듣는 것을 더 선호한다고 생각했다. 글을 읽을 수 있는 사람이 거의 없었기 때문에 스펙터클 읽기(public reading)였다. 중세의 문서는 경청자의 입에서 입으로 구전되었다(Manguel, 1996).

읽기의 어려움은 영어의 복잡성을 고려할 때, 더욱 명확해진다. 영어는 음소(phonmes)가 추상적이고(특히 자음) 대부분의 알파벳이 하나의 기호만 가지는 개별적인 모음 부호가 아니므로 쉽지가 않다. 첫 번째 이슈에 관해서는, 음소가 말소리의 자연스런 실제적 요소보다는 추상성 을 지니고 있기 때문에 어린 아동이 음소를 떠올리는데 어려움을 보인다. 예를 들어, "bat"(bæt)의 모음 소리가 "laugh"(læf)와 같고, 두 단어에서 모음이 둘 다 상대적으로 긴 지속성을 지니고 있어 명확하게 들을 수 있다. 그러므로 교사가

"bat"를 지적할 때 아동은 명확하게 모음의 소리를 들을 수 있다. 반대로, 자음의 발음은 선행하는 모음에 크게 의존하고 그것을 따라가게 되어 있다. 예를 들어, "dime"의 'd'는 "lid"의 'd'와 음향이 다르다. 두 번 째 이슈로, 영어는 각 모음의 부호가 하나의 부호를 가지지 않는다는 점이다. 영어는 5가지의 표준화된 모음임에도 불구하고 12가지 모음 이상의 모음 소리를 지니고 있다 (Rayne, 2001). 40가지 음소는 철자의 1120가지 다른 방식을 지니고 있다(소리는 모든 단어의 발음표시를 필요로 한다.) "tongue"이 "tung"으로 발음된다면, 왜 "argue" 이 "arg"로 발음되지 않는 것이며, "enough"가 "enuff "로 발음된다면, 왜 "bough"가 "buff"로 발음되지 않는단 말인가!

읽기 과정에는 문법적인 지식과 문장의 의미를 만드는 단어 연합(syntax), 단어의 의미에 관한 지식에 관한 어의론(semantics); 그리고 단어를 파악하는데 도움이 되는 주제의 친밀성을 이용한 문맥적 실마리에 관한 지식인 구문론 (context clues)이 포함되어 있다. 훌륭한 독자는 문자를 파악함에 있어 철자법 패턴의 지식(정자 법)을 이용한다. 영어에서 문자는 단어들의 사이의 특정 위치에 존재한다 (Mayzner & Tresselt, 1965). 예를 들어, 허위단어인 "hortey"에서, 6가지 영어 문자가 영어 문자의 정상적인 위치에 놓여진 반면, "yterho"는 모든 문자가 정상적으로 위치해 있지 않다. 우리가 알 수 있듯이, 'hortey'는 'yterho'보다 좀 더 쉽게 발음하고 기억할 수 있다 (Wicklund & Katz, 1977). 정상적으로 위치함으로써, 마치 단어가 문장에서 서로를 확인해 주듯이, 문자도 서로를 확인하는데 도움이 된다. 훌륭한 독자는 스스로임을 확인하기 위한 충분한 특징을 발견하지 못할 때, 문자를 확인하는 지식을 이용한다.

읽기 학습은 놀라울 정도의 성취이다. 시인 예이츠와 예술가 레오나르도 다빈치를 포함한 많은 유명한 사람들이 읽기 학습의 어려움을 지니고 있었다. 토마스 에디슨 또한 읽기의 어려움을 지니고 있었다. 그는 "나는 학교생활을 잘 한적이 한번도 없었다. 항상 반의 밑바닥 있었다. 나는 선생님이 내게 관심이 없다고 느꼈고 내 아버지는 내가 바보였다고 생각 하셨다." 다음은 토마스 에디슨(그의 가족들은 그를 Al이라고 부름)이 어머니에게 쓴 맞춤법이 틀린 편지이다:

사랑하는 어머니;

시작된 가게를 몇 주 저는 상당히 사려깊게 되었습니다. 저는 이제 소년처럼 보이지 않습니다. 얼마나 많은 종류의 (Hows all the foks) 그가 보내 주기로 약속한 책들이 멤피스에서 어머니에게 도착되었나요?

당신의 아들 Al (Aaron, 1988)

많은 사람들이 읽기의 어려움을 극복해 왔다. 그들 자신이 생각하는 자존감과 다른 사람들이 그를 바라보는 자존감 사이에는 차이가 있다. 많이 아동이 그 자신이 훌륭하다고 느낀다면, 그는 성공할 것이다. 하지만 그가 열등하다고 느낀다면, 그는 실패할 것이다. 이것이 우리가 왜 어린 아동에게 도움을 주어야만 하는지에 관한 답이다.

많은 아동들이 읽기에 어려움을 지니고 있으며 종종 꼬리표를 달게 된다. 대부분 공통적으로 달게 되는 꼬리표가 난독증(dylexia)이다. 난독증은 읽기의 손상을 의미한다. 접두사인 'dys'는 라틴어로 나쁘다는 뜻이다. 어근인 "lexia"는 그리스어로 말하기와 관련된 용어이다 (Griffin, 1999). 난독증은 영국의 안과의사에 의해 처음 사용되었으며 시각적 문제로 인한 것으로 생각했다. 1930년, 의사인 Samuel Orton 박사는 우세반구가 혼합되어 있다고 주장했다. 1950년과 60년대에는 지각적 결여라고 생각 했다. 그 이후, 시·지각적 이론들은 음소의 인식(phonemic awareness) 부족을 다루는 이론으로 바뀌었다(Rumsey, 1992). 후천적 난독증의 원인이 거의 밝혀지지 않았을 때, 음소적 인식 결손이 발달적 실독증의 주원인이라는 것이 생소하게 여겨졌다. 오늘날 시각적 그리고 지각적 이론들이 많은 전문가들에 의해 완벽하게 무시되어지고 있다는 사실에 여러분은 놀랐을 것이다. 우리는 이러한 주제에 대해 열린 마음을 지녀야 한다. 나는 이 3가지 모두가 결합된 것이라고 생각한다.

세계신경학연맹(The World Federation of Neurology)은 난독증이 전통적인 교습과 충분한 지능, 그리고 사회문화적 기회에도 불구하고 읽기를 학습하는데 어려움이 두드러진 장애라고 설명하였다(Estes, 1989). 근본적인 그리고 인지적인 장애는 주로 선천적으로 유래한 것이다. 대부분의 이론가들은 학령기 아동의 3~6% 정도가 난독증을 지니고 있다고 진술하였다 (Estes, 1989). 난독증은 읽기 점수가 매우 낮다. 학령기 초기에는 아동의 20% 이상이 읽기 학습에 어려움을 보이지만, 이들 중 난독증은 단지 3%에서 6%정도이다. 나머지 14% 내지 17%는 학습장애(Learning Disability: LD)이다. 학습장애의 정의는 난독증과 동일하다; 하지만 이들은 심각한 악영향을 받지 않는다. 진짜 난독증은 꽤 드물지만, 우리의 학교 시스템에서는 이 용어를 대단히 과사용하고 있으며 주로 별도의 도움이 필요한 아동에게 사용하고 난독증에 대한 정확한 원인이나 치료법은 아직 없다. 유치원생에서 2학년까지는 잘했으나 3학년 때 갑자기 읽기 문제를 지닌 아동은 난독증이 아니다. 난독증을 지닌 아동은 유치원 때부터 성인기에 이르기까지 학습의 어려움을 보인다.

난독증은 단어를 정확하게 읽는 능력이 없는 것이다. 본인의 경험으로는 남녀 비율이 비슷한 것으로 여겨진다. 이러한 아동의 20~40%는 집중력 장애를 동반하고 있다. 35~40% 정도의 남아와 17~18%정도의 여아가 그 부모도 난독증을 지니고 있다 (Rumsey, 1992). 난독증적 문제는 다음과 같다;

1. 협응력(coordination) 부족
2. 공간적 추리력(spatial reasoning)의 부족
3. 오른쪽과 왼쪽의 방향 혼동
4. 시간적 지남력(temperal orientation)의 부족
5. 색깔의 이름 명명(color naming)의 어려움
6. 불명확한 우세반구(mixed cerebral)
7. 직선 따라 그리기(line tracking)의 잦은 실수 (Council on Scidominance entific Affairs, 1989)
8. 난독증의 92%가 안구운동기술(ocular motr skill)의 부족을 지니고 있음
9. 83%가 손-눈 따라보기(hand-eye tracking)가 부족함
10. 98%가 시각—운동 통합 협응(visual-motor in tegration coordination)이 어려움(Blythe, 2001)
11. 읽을 때 역행적인 눈의 움직임이 많이 발견됨 (Pun nett, 1984)

난독증에는 3가지 타입이 있다:

1. 직관장애 난독증(Dyseidesia dyslexia): 시각적 난독증으로 모든 단어를 읽지 못하고 소리나는데로 철자를 쓰는 경향이 있다.
2. 정음장애 난독증(dysphonesia dyslexia): 청각적 난독증으로 이 아동들은 단어의 분석이해를 위해 음향(phonics)을 이용하는 것이 어렵다. 이들은 "말하는 것 을 보는 것"에 의해 알아차리거나 또는 전혀 알지 못 할 수도 있다.
3. 정음-직관장애 난독증(Dysphoneidesia dyslexia): 양쪽을 특성을 모두 가지고 있는 아동이다 (Griffin, 1992)

연구자들은 1887년에 처음 이 용어를 사용한 이후 난독증의 원인을 찾고자 끊임없이 고심해오고 있다 (Shaywitz, 1987). 우리는 뇌의 영역에 대한 지식을 바탕으로 뇌스캔을 통해 난독증을 지닌 아동이 뇌의 소리 처리 과정을 담당하는 부분에서 정상 독자에 비해 4배 가량 많은 젖산을 사용한다는 것을 알 수 있었다. 이것은 그들이 읽기를 위해 정상아동의 4배 정도의 노력을 해야만 한다는 것을 의미하는 것이다. 난독증의 원인에 대해서 단 하나의 이론이 있는 것은 아니다. 다음 소개된 것은 난독증에 대한 최근의 이론들이다.

1. 음성학적 결손설(Phonological Deficit Hypot hesis) : 이것은 난독증에 대한 설명으로 많이 사용되고 있는 이론이다. 이 이론에 의하면, 음성학적 인식 기술이 발달 하는 5세경에 생겨난 발달 부족으로 인해 실비안열(Sylvian fissure) 주위의 언어영역이 신경학 적 이상을 지니게 되어 읽기를 위한 학습에 결정적으로 필요한 음소-문자 소(phoneme-grapheme)와 문자소- 음소 변환을 학습하는데 방해를 받은 것이라는 주장이다. 음성학적 인식 결손은 평생 지속된다.
2. 확대세포성 결손설(Magnocellular Deficit Hy pothesis) : 언어장애를 지닌 아동처럼 난독증을 지닌 아동은 청각적 자극을 빠르게 변화시키는 처리과정 이 정상보다 오래 걸린다. 신경 해부학적 이상이 시상으로 전달하는 시각적 그리고 청각적 확대세포 경로 모두에서 확인되었다. 시각적 확대세포경로(visual magnocell ular pathway)의 이상은 읽기의 특정 어려움을 만들어 내는 시각적 지속을 야기할지도 모른다. 확대세포 이상성(abnormalities)은 빠른 처리 과정이 필요한 대부분의 과정에서 어려움을 유발한다. 4장에서 이 이론에 대해 좀 더 자세하게 설명할 것이다.
3. 이중결손이론(Duble Deficit Theory): 이 이론은 음성학적 소실(phonologiul deficit)과 명명 속도 소실(naming speed defiat)이 읽기 장애의 두 가지 개별적 원인을 대표한다는 주장으로, 발 달적 난독증은 음성학적인 것과 호명속도 "중심(core)" 결손의 이 두 가지 모두에 의해 특징지어진다. 난독증을 지닌 아동은 그림의 이름이나 색깔의 이름을 말하는 것이 느리다. 또한 음성학적 과제 요소의 전면적 부재로 청각적 음색이나 빛의 섬광에 대한 선택적 반응이 느리다.

4. 소뇌 결손설(Cerebellar Deficit Hypothesis):
   난독증은 균형, 운동기술, 음성적 기술, 빠른 처리과정과 같은 광범위한 소실을 보인다. 난독증을 지닌 아동은 광범 위한 연습을 통해 자동적으로 되어져야하는 기술의 유창성(flqency)에 문제를 경험하게 된다. 운동기술과 자동화(autonalization)의 소실은 소뇌의 소실을 강하게 암시하는 것이다. 소뇌는 읽기와 관련되어 있다는 명확한 증거가 있다. 그러므로 소뇌의 결손은 난독증을 지닌 아동의 다양한 문제를 설명하는 것 중의 하나이다(Fawcett, 2001). 이 이론은 5장에서 자세히 설명할 것이다.

우리는 소뇌결손설과 확대세포성 결손설에 대해 좀 더 명확하게 집고 넘어갈 필요가 있다. 이 책에 수록된 대부분의 활동이 이 두 가지 이론을 바탕으로 한 것이기 때문이다. 오늘날 난독증에 대한 대부분의 교정치료는 음성학적 결손설을 바탕으로 한 것이다. 그러나 음성적 훈련만으로는 더 이상 난독증에 대한 해답을 제시하지 못한다. 난독성 아동들은 발음 중심의 음성교육법 그 이상의 것이 필요하다. 우리는 교과시스템에서 주지 못하는 도움을 아동들에게 줄 수 있다. 이 책은 조기에 위험요인을 지닌 아동을 찾아내고, 그들에게 이 책의 활동들을 적용함으로써 생애 토대가 되는 낮은 자존감을 높이고, 학습부진의 경험으로부터 아동을 보호할 수 있다. 수업에 어려움을 지닌 위험아동의 증상은 다음과 같다.

1. 언어 또는 운동 발달의 지연, 또는 언어치료를 받은 경험이 있음
2. 대운동 기술의 부족
3. 시각운동기술이 매우 저조하고 비조직적임
4. 출생과 관련된 합병증(birth complication)이 있거나 출생 시 몸무게가 5 파운드 미만임
5. 따분한 상황에서 집중 또는 지속적인 집중이 어려움
6. 학습의 어려움을 지닌 아버지 또는 어머니가 있음
7. 문자나 숫자를 심하게 뒤집어 씀
8. 알파벳을 익히는 것이 어려움
9. 문자와 숫자 인식이 어려움
10. 칠판이나 교재를 잘못 따라 쓰는 일이 잦음
11. 독서 시 자주 읽은 곳을 잊어버리거나 단어를 빼먹음

읽기는 다양한 기술을 필요로 한다. 뇌가 눈을 적절하게 위치시키는 것 뿐만 아니라, 시각적 형상을 중심와(fovea)에 맞추어야한다. 문자의 시각적 특징, 방향, 단어 내에서의 위치는 반드시 이해되어지고 코드화되어야한다. 이러한 정보와 더불어 철자법, 구문론, 어의론, 문맥, 그리고 주변의 시각적 정보, 이 모두가 단어를 인식하는데 사용된다. 성인들은 이러한 정보를 자유자재로 사용할 수 있지만, 아동은 그렇지 못하다. 초등학교 1학년의 경우, 읽기를 잘하는 아동일지라도, 시각적으로 고정하는 단어의 단지 30%만을 쳐다볼 수 있다(Morris, 1973). 이것은 한 번에 하나 또는 두 개 이상의 문자는 어렵다는 것이다. 다시말해, 어린 아동의 경우 읽기 시간의 대부분을 개별적인 문자와 문자 그룹을 이해하는데 사용한다는 것을 의미한다. 기본적인 지각기술(perceptual skill)은 성공적인 읽기를 위해 어린 아동에게 절대적으로 필요한 기술이다. 지각기술은 시작적이미지를 분석하고 개별적 선행조건인 특성, 파악과 문자방향, 순서를 암호화한다. 지각 또한 개별적 문자에 적절하게 초점을 맞추기 위한 시각적 기술(visual skills)과 적절하고 정확한 눈 움직임을 위해서는 소운동 기술(fine motor skills)이 필요하다.

이 장은 읽기와 관련된 복잡한 과정을 보다 잘 이해하도록 하는데 목적을 두었다. 여러분들이 이러한 새로운 이해를 그대로 지니고 있다면, 교과로 인해 고전하고 있는 아동을 도울 수 있는 기술을 갖추게 될 것이며, 학령기와 전 생애를 통해 성공을 성취하기 위한 최상의 기회를 아동에게 심어줄 수 있을 것이다.

참고문헌

Aaron. P. G. (1988). Specific reading disability in historically famous persons. Journal of Learning Disabilities, 21.

Allman, W. F. (1988). How the brain really works its wonders. U.S. News and World Report, 104, 48(6).

Blythe, S. G. (2001). Neurological dysfunction as a significant factor in children with dyslexia. Journal of Behavioral Optometry, 12(6), 145.

Bruer, J. T. (1998). Brain science, brain fiction. Educational Leadership, 56(3), 14-18.

Council on Scientific Affairs, American Medical Association. (1989). Dyslexia. JAMA, 261(15), 2236.

Crichton, M. (2002). Prey. Harper-Collins Publishers.

D'Arcangelo, M. (1999). Learning about learning to read: A conversation with Sally Shaywitz. Educational Leadership, 57, 26-31.

Diamond, J. (1999). Guns, germs, and steel. New York: W. W. Norton and Company.

Eliot, L. (1999). What's going on in there? New York: Bantam Books.

Estes, H. E. (1989). dyslexia (council report). JAMA, 261, 2236-2239.

Fauber, J. (2002). Work on the brain gives scientists more insight into human body. Milwaukee Journal Sentinel.

Fawcett, A. J. (2001). Cerebellar tests differentiate between groups of poor readers with and without IQ discrepancy. Journal of Learning Disabilities, 34(2), 119.

Garzia, R. P. (1996). Vision and reading II. Journal of Optometric Vision Development, 194, 25, 4-26.

Griffin, J. R. (1999). Optometry's role in reading dysfunction. Optometric Vision Development, 30(3), 122-131.

Griffin, J. R. (1992). Prevalence of dyslexia. Journal of Optometric Vision Development, 23, 17-22.

Kher, U. (2001). Blame it on the written word. Time, 56.

Manguel, A. (1996). A history of reading. New York: Penguin.

Mason, M. (1975). Reading ability and letter search time. Journal of Experimental Psychology, 104: 146-166.

Mayzner, M. s., Tresselt, M. E. (1965). Tables of single-letter and diagram frequency counts for various word-length and letter position combinations. Psychonomic Press, 1(2).

Morris, H. F. (1973). Manual for the edl/biometris reading eye II. New York: McGraw-Hill, Inc.

Muha, L. (1999). Your baby's amazing brain. Parenting, 8A, 40-45.

New method turns dyslexic teens into readers. (2000). Charlotte Observer.

Punnett, A. F. (1984). Relationship between reinforcement and eye movements during ocular motor training with learning disabled children. Journal of Learning Disabilities, 17(1), 16-19.

Rayne, K. (2001). How psychological science informs the teaching of reading. Journal of the American Psychological Society, 2(2), 31-74.

Rumsey, J. M. (1992). The biology of developmental dyslexia JAMA, V268, 912.

Shaywitz, B. A. (1987). Dyslexia (editorial). The New England Journal of Medicine, 316(20), 1268-1270.

Tattersall, I. (2001). How we came to be human. Scientific American, 56-63.

Weimer, L. (2000). Helping kids' coordination, self-esteem. San Jose Mercury News.

Wicklund, D. A., & Katz, L. (1997). Perception and retention in children's reading, COVD, Paper Number 160981, Connecticut University Department of Psychology.

Wolfe, P. (1998). What do we know from brain research? Educational Leadership, 56(3), 8-13.

제3장

눈의 움직임과 읽기

"책을 읽는 동안 눈의 움직임을 조절하기 위해서는 시간적 · 공간적 판단이 필요하다"

(Rayner, 1983)

서문:Introduction

이 장은 이 책에서 가장 중요한장 중 하나이다. 이 장을 통해 여러분은 안구운동이 읽기 어려움을 지닌 아동에게 어떻게 도움이 되는 명확히 이해해야 한다. 이를 위해서는 눈의 움직임과 읽기에 관한 충분한 지식을 필요로 한다.

우리는 이미 인간 뇌의 복잡성에 대해 논의하였다. 대뇌피질 혼자 100억개 가량의 신경과 천조에 달하는 연결 또는 시냅스를 지니고 있다는 사실에 깜짝 놀랐을 것이다. 1초에 하나씩 시냅스를 센다면, 지금부터 3200만년이 걸려 끝날 것이다. 만일 연결의 루프(loop) 또는 회로가 자극되어지는 방법의 수를 계산한다면, 우리는 적어도 10에 100만개의 영(0)이 붙은 것을 다루어야 할지도 모른다. 10뒤에 79개의 0을 붙이고, 약간 더하고 뺀 것이, 우주에 존재한다고 알려진 분자의 수이다(Edelman, 1998). 뇌는 이처럼 매우 복잡하여, 그러한 복잡한 일 중 가장 복잡한것 중 하나가 읽기이며, 읽기의 가장 중요한 부분중 하나가 완벽한 조화 속에서 인쇄된 페이지를 따라 눈을 움직이는 것이다. 암호화 (encoding) 하는 것은 단어를 시각적 또는 비시각적인 코드로 형성하는 것으로 작동기억(working memory) 안에 두는 것이다(Krueger, 1993). 암호해독(decoding)에서는 문자 요소가 들어가면, 목표 문자를 기억 속에서 비교하여 단어가 떠오르게 되는 것이다.

뇌는 입수한 모든 시각적 정보를 이용할 수 없음을 명심해야 한다. 우리가 책을 읽을 때, 뇌가 입수한 시각 정보의 3/4은 무시 되어진다 (Smith, 1994). 책을 읽을 때, 우리는 많은 양의 시각정보를 수용할 수 없다. 두 눈은 페이지를 가로질러 빠르게 움직이는데 이것을 단속적 운동(saccades), 시각 정보를 받아들이기 위해 잠시 시선이 머무는 것을 고정(fixation)이라고 한다 (그림 3-1) (Ygge, 1994).

망막(retina)의 작은 일부분에서만, 정확성이 높아지기 때문에 고정점이 세부적인 시각 처리과정을 따라 지속적으로 움직여질 수 있다. 또한 이 기능이 가능해야만 응시하는 곳이 변하더라도 목표(단어)의 편리한 위치에 눈을 배치할 수 있다. 예를 들어, 책을 읽을 때는 눈이 단어에서 다음 단어로 정확하게 옮겨가야하며, 각 요소에 잘 고정되어 빠르게 처리되어지고, 다음 눈의 움직임에 대한 계획을 수립할 수 있다. 따라서 세부적인 시각 정보에 의해 이루어지는 각 눈의 개별적인 움직임은 주변위치에서 현재 고정지점으로 옮겨 가게 된다(Moore, 1999). 내가 이전에 언급했듯이, 우리의 눈은 인쇄라인을 따라 움직이면 서 많은 수의 단어를 취하지 않는다 (그림 3-1과 3-2). 책을 잘 읽는 중 · 고등학생일지라도, 시각 고정마다 한 단어 이상 쳐다보지 못한다(Morris, 1973). 대학생들조차 한번 고정에 1.1단어 이상 받아들이지 않는다. 1학년 아동은 단지 단어의 45%만을 받아들인다(Vogel, 1995). 고정 동안 뇌에서 이용할 수 있는 시각적 정보의 양을 지각 범위(perceptual span) 또는 재인 범위(span of recognition)이라고 부른 다. 지각범위는 시각절 관심대상의 세부적 모습을 포함한 시각 중심 주변의 영역으로 읽기에서 많이 사용된다(Rayner, 1983). 단어 안에 문자정보에 대한 지각적 범위는 고정 지점에서 비대칭적으로 놓여 있으며 일반적으로 오른쪽이 왼쪽보다 더 멀리 확장되어 있다. 그러나 이스라엘의 독서가의 경우는 이와 반대이다(Rayner, 1983). 숙련된 독서가들은 평균 지각 범위로 고정점의 왼쪽으로 4개의 문자를 그리고 오른쪽으로 15개의 문자를 지니고 있다 (Solan, 2001). 단어의 인식과 이해를 위한 처리과정은 단지 고정점의 오른쪽으로 7개 내지 8개에서 일어난다. 고정점의 오른 쪽에 있는 8개에서 15개의 정보는 차후의 단속성 운동을 직접적으로 이끌어낸다 (Vogel, 1995). 중앙의 중심와 영역이 단어인식에 대한 정보를 처리하는 동안, 중심와 주위의(주변의) 망막영역과 관련된 대뇌 중추는 차후의 단속성 운동을 돕기 위한 단어의 모양, 정보의 길이를 분석하고 있다 (Vogel, 1995). 읽는 동안 읽은 곳을 다시 읽는 역행적인 눈의 움직임은 15%의 시간 동안에만 일어난다. 반대 방향으로의 눈 움직임도 있다 (왼쪽으로). 대부분 몇 개의 문자에 걸쳐있으며 전형적으로 몇몇 본문 혼동이나 이해 문제 또는 아마도 "재점검" 또는 "이중점검" 확인을 위한 것이다. 읽기를 배우고 있는 아동과 읽기가 서툰 아동은 과도한 수의 역행이 일어난다 (그림 3-3). 정상적으로는 단속성 운동(또는 고정)의 10%에서 15% 정도에서 자연스러운 역행이 일어난다. 잘 사용하지 않는 단어가 잘 사용하는 단어 보다 더 많이 재고정되어진다 (Ciuffreda, 1995). 1학년의 경우 평균적으로 100단어당 52단어 정도 역행이 일어나는 반면, 대학생의 경우 단지 15단어 정도에서만 역행이 일어난다 (Vogel, 1995).

우리가 책을 읽을 때 정보를 받아들이는 것을 중지하는 것을 고정이라고 부른다. 1학년 아동은 평균 100단어 당 224번 중지하는 반면, 대학생은 100단어당 평균 90번 정도 중지가 일어난다. 1학년 아동은 평균 33초 동안 고정하는 반면, 대학생들은 .24초간 중지한다(Vogel, 1995) . 이 때문에 대부분의 사람이 분당 250 단어 또는 초당 4 단어

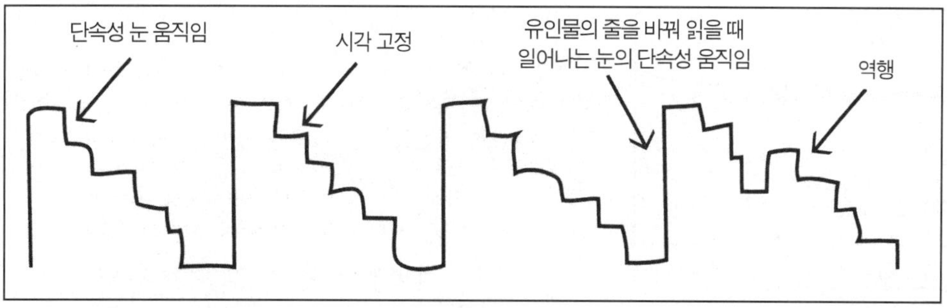

그림 3-1. 눈이 연속성 상에서 페이지를 가로질러 이동하는 빠른 움직임을 단속성(saccades) 이라고 하며 시각적 정보에 중지해 있는 것을 고정(fixations)이라고 한다.

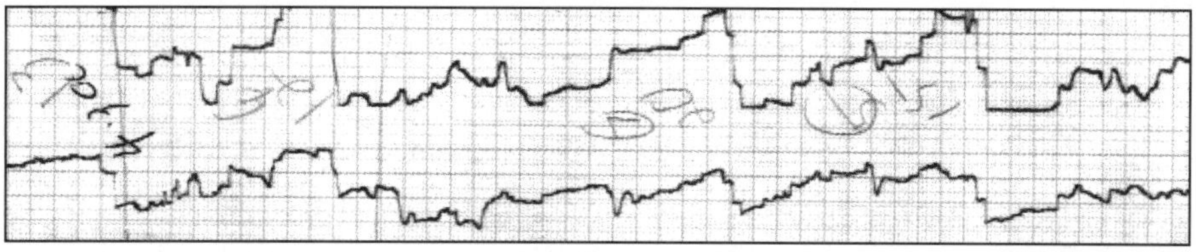

그림 3-2. 우리는 인쇄된 줄을 따라 눈을 움직이기 때문에 단어의 많은 양을 취하지 못한다.

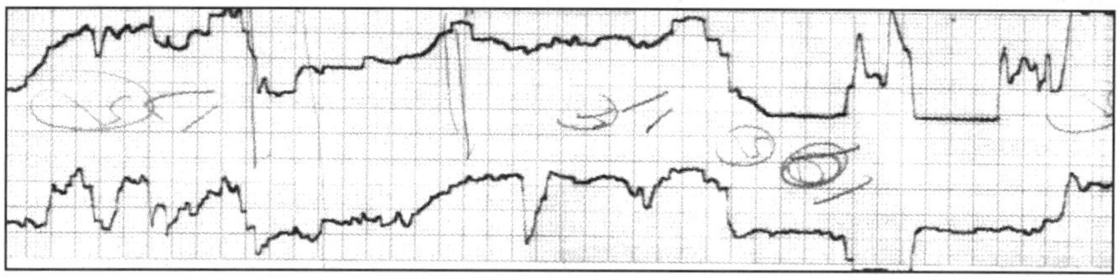

그림 3-3. 읽기를 배우고 있는 아동과 잘 읽지 못하는 아동들은 역행의 수가 과하게 나타난다.

정도의 읽기 한계를 지니게 된다 (Smith, 1994). 정상적인 읽기에서는 평균 고정이 250msec 정도이다. 이 짧은 간격동안 시각적 정보는 인쇄된 매체로부터 발췌 된다 (Lovegrove, 1990). 고정기간은 단어의 길이 같 은 문서의 특성에 의해 영향을 받는다 (Hoffman, 1995). 긴 고정기간에 영향을 주는 요소로는 : 낮은 빈도로 사용되는 단어, 전문용어, 단축형 단어, 문법적 요소, 새로운 줄에서 시작하는 단어, 철자가 잘못 쓰여진 단어, 그리고 중요한 정보가 있는 문서부분이다. 고정기간이 짧아지는 것은 주로 선의 끝 단어, 역행전에 고정된 단어, 그리고 문장 사이 부분이다 (Garzia, 1994). 시각적 고정 동안 뇌는 매우 바빠진다. 정보를 암호화하는 것 뿐만 아니라, 다음 고정을 위해 눈을 언제 움직이고, 얼마나 멀리 움직일지 결정해야 한다. 고정된 동안 무슨 일이 있었는지 알아보기 위해 250msec 동안 고정을 지속한다고 생각해보자. 우리는 읽는 동안 필요한 시각적 정보의 많은 부분을 고정된 초기 50 msec 동안 획득하고 (Vogel, 1995), 남은 고정기간동안(200 msec)은 다음 눈 움직임을 완벽하게 프로그래밍과 상위수준의 언어적 처리과정을 위해 남겨둔다는 것을 알고 있다.(Rayner, 1983). 고정된 동안 입수된 정보의 처리 과정은 고정이 끝나는 동시에 완수되는 것이 아니며 다음 고정의 시작이 정보 처리과정의 완성에 의해 시작되어지는 것도 아니다 (Rayner, 1983). 다시말해, 시각적 처리과정은 완성되어져도 뇌는 여전히 한 고정점에서 다음 고정점으로 정보를 음미하고 있다는 것이다. 문서의 언어는 시각 고정이 시작된 이후 대략 100msec 안에 처리과정에 영향을 미치기 시작해야 한다. 이것을 문서유도역치(textual influence threshold)라고 한다. 약 100msec 가 흐른 뒤, 새로운 단속성 운동이 시작될 때 뇌는 하나의 아이디어를 가지게 되고, 100msec 이후 자극변화는 다음 단속성 운동이 시작될 때에 영향을 받지 않는다. 이것을 단속성 기한(saccade deadline)이라고 부른다. 뇌 중추가 다음 단속성 운동의 시간으로 완전히 관계하는 때를 복귀불가 지점(the point of no return) 이라고 부르며 단속성 운동 시작 이전의 약 30msec에 일어나는 것으로 여겨진다 (Rayner, 1983). 일부 사람들은 그 반대로 중심와 부위에서 입수된 모든 시각적 정보가 훑어지고(scan) 처리되어진다고 생각한다. 유능한 독서가들은 책을 읽을 때 단어의 부분을 빠뜨리지 않는다. 만일 아동의 중심와 시력안에 한 문자가 가려지면, 읽기 속도는 50% 아래로 감소하게 된다 (Stanovich, 1993). 아동은 읽을 때 모든 단어와 단어 안의 각 문자를

정상적인 문장

날쌘 갈색 여우가 게으른 개를 뛰어넘다.

시각적 지속

날쌘 갈색여유가게으른 개를 뛰어넘다.

그림 3-4. 하나의 고정점으로부터의 시각적 정보는 두 번째 영상처럼 그 다음 고정점으로 번지게 되어 겹쳐지게 된다.

훑어보도록 교육되어야한다.

우리는 시각적 고정 동안 다음 단속성 운동을 결정한다는 것을 알고 있지만, 다음 고정으로 눈을 얼마나 움직여야하는지를 뇌가 어떻게 아는 것일까? 뇌는 눈을 얼마나 옮겨야하는지를 알기 위해 주변 시각정보와 언어패턴의 지식을 복합적으로 사용한다 (Rayner, 1983). 단어 길이 패턴과 같은 시각적 정보는 고정지점에서 오른쪽으로 최소 12개에서 15개의 문자위치에서 획득되어지며 단어의 형태정보는 고정지점으로부터 오른쪽으로 10개 이내로 파악할 수 있다 (Evans, 1990). 단어 안에는 눈을 위한 최상의 착륙지점이 있다 (Fischer, 1993). 대부분의 착륙점은 단어의 중앙에 가깝다. 실제로 중앙과 시작지점 사이에는 일정한 경향이 있다. 5개의 문자 단어 안에 선호하는 지점은 2번째에, 10개의 문자로 구성된 단어 안에서는 4번째 문자이다 (Rayner, 1983). "the" 또는 무장 사이의 공간은 시각 고정이 잘 일어나지 않는 지점이다 (Garzia, 1994). 눈이 단어 안의 최상의 착륙지점을 놓치게 되면, 그 벌칙으로 모든 문자의 읽기 속도가 20msec 느려지게 된다 (Richman, 1992). 따라서 단속성 눈 움직임에서의 정확성은 읽기의 매우 중요한 요소이다.

한 실험연구에서는 시각적 자극은 일정 시간 동안 "본 것" 으로 지속되는 것으로 나타났다. 자극에 대한 시각적 반응은 실제 자극의 기간 보다 길다. 자극이 제거된 이후의 이러한 유지는 시각적 지속(visible petsistence)으로 알려져 있으며 300 msec동안 지속된다 (Lovegrove, 1990). 우리가 상상할 수 있는 것처럼, 이러한 현상이 문자를 읽을 때 일어난다면 상당한 문제를 야기하게 된다. 뇌는 하나의 고정된 시각적 영상이 다음으로 지속되는 것을 허락하지 않는다. 만일 이것이 일어난다면, 두 개별적 시각 입력을 볼 수는 있으나, 알아보지는 못할 것이다 (Lovergrove, 1990). 물론 이것이 모든 사람들에게 일어나는 것은 아니다. 그렇다면 뇌는 어떻게 이것을 극복할 수 있는 것일까? 그 해답은 망막에서부터 시각 피질로 작동하는 두 개의 나란한 시각 하위 체계에 있다. 하나는 일시적 체계(transient: M 세포들) 라고 하며 다른 하나는 지속적 체계(P세포들)이다.

망막의 영상은 시각적 체계에 의해 두번 표본화되어진다 (Solan, 1994). 첫 번째는 주변 시야에 의해 표본화된 것으로, 물체의 전체적인 전망과 문장내에서 이윽고 나오게 될 단어에 대한 정보를 제공한다. 그 다음 물체나 단어의 세부적인 정보를 발췌하기 위해 다시 표본화 된다. 이 두 가지 체계는 망막의 신경절 세포(ganglion cells)에서 유래되었다 (Solan, 1994). 세밀한 분석에 관여하는 체계가 지속적 체계(P세포)이며 소세포 체계(parvocellular system)라고도 부른다. 이것은 시각적 고정 동안 활성화된다. 지속적 체계의 역할은 모양과 패턴을 인식하고 세부적인 부분을 분석하는 것이다. P세포는 망막 신경절 세포의 80%를 형성하며 중심와에 집중되어 있다. 이들은 수용범위가 작고 시간에 대해 낮게(느린 움직임), 공간 빈도에 대해 높게(근접하게 함께 있거나 세부화된 정보) 반응한다 (Solan, 1994) . 시력과 색깔시각은 지속적 체계의 주요 기능이다 (Garz ia, 1990).

지속적 체계와 함께 운용되는 시각 체계가 일시적 체계(M세포)이다. 이것은 확대세포성 체계(magnocellular system)라고도 부른다. M세포는 망막 신경절 세포의 10% 에 해당하며 망막을 따라 일정하게 분포되어 (Solan, 1994) 넓은 수용영역을 지니고 있다(Bassi, 1990). 일시적 체계는 움직임과 깊이 지각, 빛의 밝기 구별, 눈의 움직임 조절, 공간내 목표물의 위치를 결정하는데 관여한다. 이것은 시각적 장면에 대해 전반적으로 빠르게 부넉하는 기능으로 입수된 자극을 대략적으로 분석하고, 단위와 지역 내에서 그 영역을 분해하고 공간 내에서 물체의 위치와 움직임을 암호화 한다 (Williams, 1990). 일시적 체계의 두 가지 주요 기능은 움직임 감지(motion detection)와 안구 운동조절 정보 (ocular motor control inforimation)를 전달하는 것이다(Garzia, 1990).

읽기에서 일시적 체계의 기능은 매우 중요하다. 이전에 언급했듯이 지속적 체계는 시각적 고정 동안 문서에서 세부화된 정보를 처리하는 것이다. 고정 동안 단어의 암호화와 암호해독이 일어나면서 단어는 인식되어지고, 시각적 정보는 이해를 위해 사용되어진다. 우리가 책을 읽는 동안 고정을 위해 잠깐 휴지하는 것은 시각적으로나 인지적으로나 모두 필요한 것이다. 인지적 정보는 단어를 확인하고 이해하기 위해 우리의 잠재의식 속에 유지된다. 우리 눈의 단속성 움직임으로 한 고정점에서 다른 고정점으로 눈을 움직일 때 인지적 정보는 지속되지만 시각적 정보는 끝나게 된다. 시각적 고정의 끝에서 결말이 나지 않는다면, 하나의 고정점으로부터의 시각적 정보는 두번째 영상처럼 그 다음 고정점으로 번지게 되어 겹쳐지게 된다 (그림 3-4). 이것을 시각적 지속(visible persistence)이라고 부르며 읽기를 매우 방해할 수도 있다. 이것이 일어나지 않는 이유는 단속성의 시작으로 발생된 일시적 체계의 자극이 이전의 시각 고정으로 부터 시각적 지속을 억제(진압)하기 때문이다 (Solan, 1998). 이들 두 체계 중 어느 체계의 시간조절에 영향을 주는 소실이 일어난다면, 두 번째 시각적 고정의 처리과정이 방해를 받게 되어 연속적인 입력의 겹침 현상이 일어나게 될 것이다 (Solan, 1994). 읽기가 어려운 아동들에게는 이러한 것이 자주 일어난다. 사실, 읽기의 어려움을 지닌 아동의 75% 이상이 일시적 체계의 명백한 결함을 지니고 있다 (Lovegrove, 1990). 연속적인 시각적 고정으로 부터의 입력이 겹쳐지기 때문에 읽기의 어려움을 지닌 사람들은 눈 움직임이 필요하지 않는 읽기에서는 좀 더 나은 성과를 보이게 된다.

일시적 체계의 결함은 다음과 같은 문제의 원인이 된다.

1. 단어의 일부분만을 본다.
2. 시각 고정을 잘하지 못한 상태에서 정보가 제시되면, 공간적 배열에 대해 알지 못하여 잘못 읽거나 단어 또는 문자를 거꾸로 쓰는 현상을 야기하게 된다.
3. 글자 형태가 다소 불안정하면 음소(소리) 규칙에 따라 체계적으로 문자를 학습하는 데에 어려움을 보일지도 모른다.
4. 읽기에 어려워 보이는 사람들은 같은 단어를 다르게 읽는 어류를 반복해서 범하게 될 수도 있다.
5. 읽기를 잘 하지 못하는 사람은 지각적 배치(perceptual grouping)에 결손을 경험하게 될 수도 있다.
6. 선택적 집중(selective)에 어려움을 겪게 될 수도 있다.
7. 정확한 시제 판단을 위해 더 오랜 시간 간격을 필요로 할 수도 있다.
8. 눈 움직임 없이 시각적 공간전역에 집중을 유지하는데 더 많은 시간이 필요할 수도 있다.
9. 읽는 동안 줄을 생략하기도 한다.
10. 읽는 동안 자신이 읽고 있는 곳을 놓치지 않기 위해 손가락을 사용할 수도 있다.
11. 읽고 있는 페이지의 단어가 움직이는 것 같다고 하소연 할지도 모른다.

지속적 체계와 일시적 체계 사이의 관계성을 이해하는 것이 중요하다. 이것은 우리가 왜 이러한 활동을 해야 하는지 를 이해하는데 도움이 된다. 이를 명확히 인지하기 위해 뇌의 두 가지 체계의 경로를 알아보자. 이것을 설명하는 동안, 나는 지속적 체계를 설명하기 위해 P 세포를, 일시적 체계를 설명하기 위해 M 세포라는 용어를 이용할 것이다. 이 두 나란한 시각 체계 내의 처리과정 경로는 비교적 독립적이다. 이 경로들은 망막으로부터의 정보를 시각 피질로 전달하기 위해 배쪽 외측 슬상체 (dorsal lateral geniculate nucleus)로 전달하게 되며 이후 상위 피질 수준에서는 이들 사이의 혼선은 거의 또는 전혀 사라지게 된다 (Steinman, 1996). 비록 외측 슬상체핵의 주기능이 시각 피질로 신경절 세포 정보를 전달하는 것이지만, 외측슬상체의 연접성 입력의 20% 이하만이 망막에서 시작된 것이다. 대부분의 구심성 신경원은 망막외, 중뇌, 그리고 뇌간으로부터 온 것이며 : 그러므로 M과 P 신경절 세포 정보는 비시각적 정보에 의해 영향을 받게 된다 (Solan, 1994). 이것이 우리가 운동 활동과 같은 하위 뇌 영역의 비시각적 활동을 많이 시행하는 이유이다.

정보는 크고, 수초화가 잘된 축삭을 따라 더 빨리 전달되 기 때문에 M 신경로로부터의 정보가 P 신경로로부터의 정보보다 더 빨리 시각피질에 도달하게 된다 (Steinman, 1996). M체계로부터 먼저 정보를 받고, 그 다음 P체계로부터 정보를 입수하게 되므로 시각체계는 먼저 물체의 위치를 빠르게 파악하고, 그 다음 그것을 인지 하게 된다 (S teinman, 1996).

앞서 일시적 체계의 고유한 기능에 대해 살펴보았듯이 정상적인 읽기 기술을 위해서는 이 체계의 기능이 매우 중요하다. 일시적 체계를 증진시키는 것이 읽기의 유익을 가져올 수 있는 방법이다. 일시적 체계에 관한 연구에서는 이 체계가 짧은 파장에 예민하며(파랑 등) (Solan, 1994) 이러한 파장에 의해 자극되어질 때, 좀 더 효과적인 읽기가 이루어진다. 한 연구에서는 파란색을 겹쳐서 보는 것이 읽기 장애를 지닌 아동의 70%에서 읽기 이해에 유의한 증진을 보였다고 한다 (Solan, 1998). 회색의 오버레이가 긍정적인 결과를 보였지만 파란색만큼 효과적이지는 못했다 (Solan, 1998). 또한 파란색은 일시적 체계의 기능을 향상시킨 반면 빨간색은 기능을 감소시켰다 (Richman, 1992). 이것은 암순응 민감성 증후군(Scotopic Sensitivity Syndrome)이 존재한다는 것을 의미하는 것일까? Irlen 증후군이라고도 불리는 이것은 전체 스펙트럼의 빛 효율 처리과정에 어려움을 보이며 어느 정도 착색된 담색배경에서는 읽기 효율성이 증진된다. 이 증후군은 눈의 피로감, 광선공포증(어두한 곳에서 책 읽기를 좋아함), 시각적 분석의 문제(흐릿한 인쇄, 불안정한 문서), 집중 시간의 제한(단지 인쇄물의 작은 부분만 봄), 지속적인 집중의 어려움(명확함을 유지하기 위해 많은 노력을 기울이지 않으면 인쇄체가 흐릿하게 보임), 깊이 지각의 어려움(거리 판단의 어려움), 그리고 쓰기의 문제를 지니고 있다(Garzia, 1990). 암순응 민감성 증후군의 이러한 문제가 과학적으로 증명된 것은 아니다. 위에서 언급한 이 증후군의 모든 증상이 대개 안구운동, 수렴(convergence) 또는 수정체의 원근조절(accominodation)과 같은 시각적 문제로 인해 야기된 것이다. 일부 아동들에게는 반드시 다른 배경이 아닌 파란색 배경이 읽기의 증진을 가져올 수 있다는 것을 명심해야 한다.

이 장은 눈의 움직임과 읽기에 대해 설명하였다. 눈의 움직임과 읽기, 그리고 지속적 체계와 일시적 체계에 대해 이해하는 것이 매우 중요하다. 이것은 아동의 전반적인 읽기 효율을 증진시키는 시각적 과정이 어떻게 일어나는지를 이해하는 기초가 되기 때문이다.

성공적이 활동 프로그램을 위한 조언

일시적 체계의 향상을 위한 인증된 운동은 없다. 이 때문에 나는 우리가 일시적 체계의 기능에 영향을 미칠 수 있는 운동을 하도록 권고하고, 이것을 행함으로 인해 일시적 체계가 증진되어지기를 희망한다. 그러므로 나는 다음에 대해 권고 한다.

1. 말초 시각계통을 활성화 시킬 수 있는 활동을 실시하라.
2. 많은 시각 훑어보기(visual scanning) 활동을 시행하라.
3. 숨은 그림찾기와 같은 전경—배경 구분 활동을 시행하라.
4. 투명한 파란색 필터(light blue filter)를 사용해보고 아동의 읽기 수행에 도움이 되는지 관찰하라. 이것은 사무용품점에서 구입할 수 있으며 주로 인덱스지나 파일커버로 사용된다.
5. 많은 안구운동활동을 실시하라.

참고문헌

Bassi, C. J. (1990). Clinical implications of parallel visual path ways. Journal of the American Optometric Association, 61(2), 98-109.

Ciuffreda, K. J. (1995). Eye movement basics for the clinician. New York: C.V. Mosby.

Edelman, G. M. (1998). Building a picture of the brain. Daedalas, 127(2), 37-69.

Evans, B. J. W. (1990). Review of ophthalmic factors in dyslexia. Ophthall Physiol Opt, 10, 123-132.

Fischer, B. (1993). Saccadic eye movements of dyslexic adult subjects. Neuropsychologia, 31(9), 887-906.

Garzia, R. P. (1994). Vision and reading II: Eye movements. Journal of Optometric Vision Development, 25, 4-26.

Garzia, R. P. n(1993). Vision and reading I: Neuroanatomy and electrophysiology. Journal of Vision Development, 24, 4-51.

Garzia, R. P. (1990). Visual function and reading disability: An Optometric viewpoint. Journal of the American Optometric Association, 61(2), 88-97.

Hoffman, J. E. (1995). The role of attention in saccadic eye movements. Perception and Psychophysics, 5, 787-795.

Krueger, L. E. (1993). Detection of letter repetition in words and nonwords: The effect of prior knowledge of repetition location. American Journal of Psychology, 106(1), 81.

Lovegrove, W. J. (1990). Experimental evidence for a transient system deficit in specific reading disability. Journal of the Optometric Association, 61(2), 137-146.

Moore, T. (1999). Shape representations and visual guidance of saccadic eye movements. Science, 285, 5435.

Morris, H. F. (1973). Manual for the edl/biometrics reading eye II. New York: McGraw-Hill, Inc.

Rayner, K. (1983). Eye movements in reading. New York: Academic Press.

Richman, J. (1992). Annual review of the literature 1991. Journal of Optometric Vision Development, 23, 3-37.

Smith, F. (1994). Understanding reading. Mahwah, NJ: Lawrence Erlbaum Associates.

Solan, H. A. (2001). Role of visual attention in cognitive control of oculomotor readiness in students with reading disabilities. Journal of Learning Disabilities, 34(2), 107.

Solan, H. A. (1998). Eye movement efficiency in normal and reading disabled elementary school children: Effects of varying luminance and wavelength. Journal of the American Optometric Association, 69(7), 455-464.

Solan, H. A. (1994). Transient and sustained processing. Journal of Behavioral Optometry, 5(6), 149-154.

Stanovich, K. E. (1993). Understanding and teaching reading: An interactive model. American Journal of Psychology, 106(3), 456.

Steinman, B. A. (1996). Vision and reading III: Visual attention. Journal of Optometric Vision Development, 27, 4-28.

Vogel, G. L. (1995). Saccadic eye Movements: Theory testing and therapy. Journal of Behavioral Optometry, 6(1), 3-12.

Williams, M. C. (1990). Perceptual consequences of a temporal processing deficit in reading disabled children. Journal of the American Optometric Association, 61(2), 111-121.

Ygge, J. (1994). Eye movements in reading. Oxford, England: Elsevier Science, Inc.

제4장

안구운동(OCULAR MOTOR)

눈의 움직임(eye movements)은 능숙한 시각 기능을 넘어
상위수준인 뇌 처리과정의 기능을 반영한다.(Gauthier, 1990)

성공적인 활동 프로그램을 위해 가장 중요한 부분 중 하나가 안구운동이다. 이는 시각체계 중 가장 훈련하기 쉬운 영역 중 하나이며, 교과수행 특히 읽기에 가장 많은 영향을 미치는 부분이다. 안구운동은 눈의 움직임을 조절하는 것과 협응하는 것으로 구성된다. 안구운동의 손상은 주위 환경을 효과 적인 훑어보는 능력을 손상시키며 또한 기능적 어려움을 가져온다(Wolff, 1973). 안구운동의 기능장애는 비효율적인 읽기의 중요한 원인 중 하나이며 읽기 속도에 직접적인 영향을 미친다. 개인적 견해로는 교과 수행에 이보다 더 이상 중요한 부분은 없으며 이러한 부분이 중재되어질 때 교과수행에도 긍정적인 영향과 더불어 좋은 결과를 얻을 수 있을 것으로 생각한다.

눈의 운동은 신체에서 일어나는 움직임 중 가장 빠르고 가장 자주 일어나는 움직임이다. 안구움직임(eye movement contral syster) 조절체계는 복잡하고, 정교하며, 진보적이다. 시각 기능을 담당하는 눈의 움직임이 독자적으로 이루어지는 것은 아니다. 눈의 움직임 기능은 시각 뿐 아니라, 상위 뇌의 처리과정을 반영하는 것이다. 공간에서 물체의 위치를 파악하기 위해서는 중추신경계(CNS)가 시각(망막) 정보와 안와(orbit) 내 눈의 위치에 대한 정보를 종합해야 한다. 이러한 부분이 안구근육에 운동명령을 주는 감각과 안구근육 그 자체로부터 입력되는 고유수용성감각에 기초가 된다. 넓은 범위의 안구 편위시, 안구 근육의 고유수용성감각이 눈의 위치 감각 정보의 32%를 담당하고 있다(Gauthier, Year).

안구운동체계(ocular motor system)는 보이는 물체를 향해 양쪽 눈을 주시한다. 눈의 움직임은 3쌍의 근육 즉, 내 · 외직근(medial · lateral recti) 상 · 하경사근(superior · inferior obligues), 그리고 상 · 직근(superior · inferior recti)에 의해 조절된다. 각각 눈의 측면 움직임을 위해 상호 교대적으로 수축 한다. 상 · 하직근은 눈을 위 아래로 움직인다. 경사근은 시각적 이미지를 똑바로 유지하기 위해 눈동자를 회전시키는 역할을 한다. 안구운동체계는 6가지 분류에 움직임의 6가지 분류의 움직임에 의해 목표물에 눈을 위치시키고 유지한다: 고정(fixation), 전정(vestibular), 안운동(optokinetic), 부드러운 추적(smooth pursuit), 단속성 운동(saccadic), 이접운동(vergence).

1. 시각고정(fixation): 망막의 중심와에 정지한 물체의 이미지를 유지하는 것
2. 전정-안구 반사(vestibulo-ocular reflex): 머리가 움직이는 동안 이미지를 유지시킴
3. 안운동(optokinetic): 지속적이고 낮은 빈도로 머리를 움직이는 응시 교대(gaze shifting)동안, 망막에 이미지를 유지되는 것
4. 유연한 시각추적(smooth pursuit): 중심와에서 움직이는 이미지를 유지하는 것
5. 단속성 움직임(saccades): 중심와에 관심물체가 위치하도록 고정시점을 벗어나 목표 이미지로 눈을 빠르게 움직이는 것
6. 이접운동(vergence): 눈이 서로 반대방향으로 움직여 하나의 물체 영상이 동시에 양쪽 중심와에 도달하도록 하며 양쪽 눈의 상이 하나의 영상으로 융합되는 것

안구운동 스트레스 증상은 간헐적으로 뿌옇게 보이는 것, 복시, 시각적 피로, 안와 통증, 눈이 타는 듯한 느낌, 두통과 같은 것이다. 시각과 관련된 주관적 증상은 다음과 같다.

1. 간헐적으로/또는 지속적으로 흐릿해지는 시각
2. 간헐적으로/또는 지속적으로 복시, 시각적 영상의 흔들림, 읽기동안 시선을 따라보거나 이동하는데의 어려움
3. 눈이 타는 듯한, 찢어지는 듯한 느낌, 안와통증, 시각적 피로, 두통, 목과 어깨의 통증과/또는 오심(Oslo, 1989)

아동을 치료하는 동안 우리는 3가지 안구운동영역인 유연한 추적, 단속성 움직임, 그리고 이접운동에 관여하게 된다. 양쪽 중심와가 동시에 바라보고 있는 영상을 유지하는 것이 안구운동체계의 유일한 목적임을 기억해야한다. 이러한 것이 잘 이루어지지 않는다면, 위에서 언급한 증상들이 나타나게 된다. 이 시점에서, 눈의 해부학적 이해 특히, 망막의 중심와(fovea)에 대한 이해가 필요할 것으로 생각된다.

빛은 눈의 주요한 제조공장인 각막(cornea)을 통해 우리의 눈으로 들어온다. 불규칙적인 모양의 각막은 난시의 주원인이 된다. 각막을 지나 빛은 동공(pupil)과 수정체 (lens)를 지나게 된다. 눈의 수정체는 투명하며 양쪽이 볼록한 형태이다(맑고 깨끗함). 수정체의 색깔은 나이에 따라 변화한다. 35세 이후는 중심부위가 노랗게 착색되며 시간이 지남에 따라 점점 이런 부위가 넓어지면서 거무스름해진다. 그래서 나이가 많은 사람들은 종종 수정체가 점점 황갈색을 띄게 된다 (Wolff, 1973). 만일 수정체 안에 불투명체가 있다면, 이것을 백내장(cataract)이라고 부른다. 수정체는 직경이 9~10mm이며, 수정체의 두께(4에서 5mm)를 매우 다양하게 변화시켜 멀리 있거나 가까이 있는 물체에 초점을

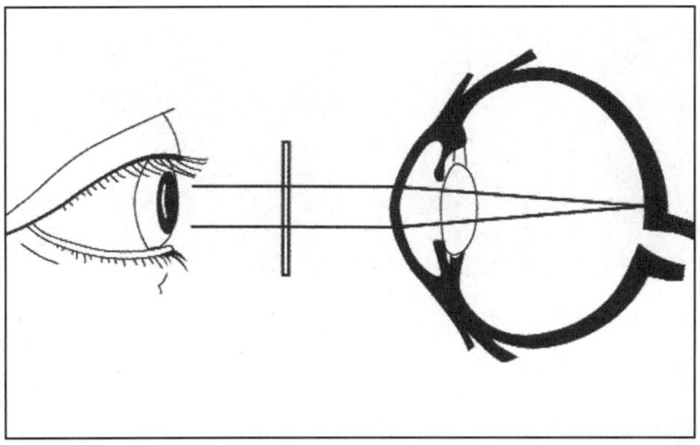

그림 4-1. 눈으로 들어가서 중심와에 초점을 맞추는 빛의 경로

맞춘다(원근조절: accommodation) (Zoltan, 1996). 수정체를 통과한 빛은 유리 같은 언덕을 통과한다.

이것은 투명하고, 색깔도 없고, 달걀보다는 굳은 형태인 젤라틴 덩어리로 공 형태의 뒤쪽 4/5를 채우고 있다 (Wolff, 1973). 이후 빛은 눈의 뒤쪽에 위치한 망막에 도달한다 (그림 4-1, 4-2). 망막에 도달한 이미지는 명확 한 이미지여야만 한다. 가능한 명확하게 상을 형성하는 것은 눈 앞쪽에 달려 있다(각막과 수정체). 이 이미지는 망막의 감각수용체를 흥분시키는 자극이 된다. 이미지의 명암차이는 광수용체(photoreceptor)가 상응하게 반응하면서 색소 분열의 수준 차를 만들어낸다. 이들은 자극 에너지로부터 신경충동으로 변화하여 시신경섬유(optic nerve fiber)를 통해 뇌에 위치한 적절한 세포 위치로 전도된다. 망막 내의 시각적 수용체는 간상체(rod)와 원뿔세포(cone)이다(Moses, 1970).

간상체(세포)는 장대처럼 생긴 외적 부분 때문에 붙여진 이름이다. 원뿔세포는 얇은 목을 가진 용기를 닮은 모양에서 이름이 유래되었다. 망막 안에는 1억2천개의 간상체와 6백만 개의 원뿔세포가 있다. 사람과 고등 포유동물에서는, 망막의 중심부 또는 황반(macula)이 망막주변과 상당히 다르다. 황반의 중심(중심와)은 원뿔세포만 존재하고 간상체는 없다. 원뿔세포의 수는 중심와에서 멀어질수록 급격히 그 수가 감소하여 말초에서는 낮은 등급으로 떨어진다. 중심와에서 멀어질수록 원뿔세포의 수가 줄어든 반면, 간상체의 수는 늘어난다. 간상체는 낮은 강도의 빛에 반응하고 말초에서 움직임의 등록을 위해 사용되는 반면, 원뿔세포는 색깔과 세밀한 구별을 위해 사용된다 (Wloff, 1973). 세밀한 구별을 위해 눈으로 들어간 빛은 반드시 중심와에 집중 되어야만

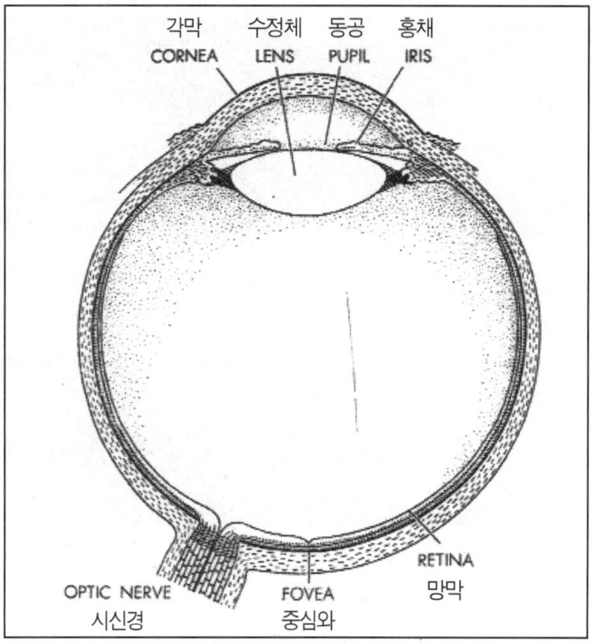

그림 4-2. 중심와의 지름은 1.5mm이다 (Eric Mose, Jr의 승인하에 재인쇄 함).

한다. 중심와의 지름은 1.5mm이다 (Shapero, 1968).

우리가 책을 읽을 때 문자를 인식하기 위해서는 시각적 이미지가 중심와에 도달해야 한다. 이미지가 중심와에 위치하지 않으면, 문자를 인식하는 원뿔세포가 거의 없게 된다. 예로, 우리가 문자에 바로 고정했을때, 문자는 마치 30×30 원뿔세포의 격자처럼 표본화되어지고 (특성검출기:feature detectors라고도 부름), 우리의 말초 신경에 있는 중심에서 멀어진 두 문자는 특성검출기의 19×19 격자로, 더 바깥쪽의 두 문자는 특성검출기 15×15 격자로 표본화 되어진다. 뇌는 충분한 특성검출기를 가지고 있지 않기 때문에 우리는 고정지점에서부터 4~6자리 이상의 문자는 인식할 수 없다. 문자들은 특성검출기를 이용하기 위해 서로 경쟁한다. 이를 "구축화(crowding)"라고 한다(Elsendoorn, 1979). 사람의 뇌는 참으로 놀라워서 노출된 모든 시각 이미지를 다루지 않는다. 유용한 것은 선택 되어져서 특성검출기의 전폭 적인 사용을 이끌어낸다. 사실, 우리가 독서를 할 때, 뇌는 시각적으로 입수된 정보의 3/4을 무시한다 (Smith, 1994). 뇌가 입수된 모든 시각 정보를 다룰 수 없기 때문에 대부분의 정보를 주는 물체 또는 단어의 한 지점으로 눈을 보낸다. 이것이 가능한 시간동안 제한된 특성검출기를 최대화 할 수 있는 방법이다. 예로, 우리는 문자의 앞부분과 단어의 시작을

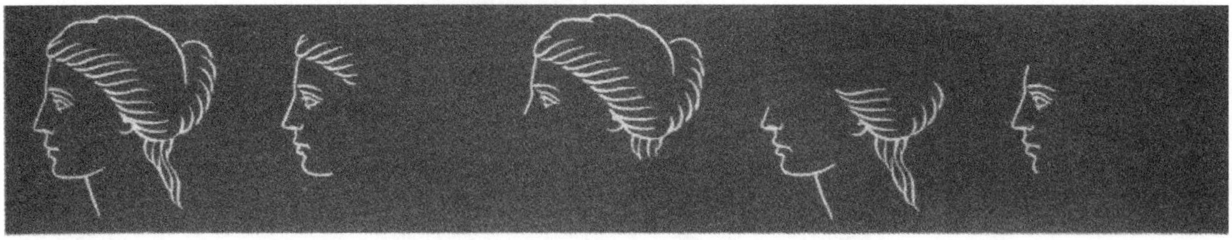

일반적으로 이미지는 삼화처럼 점차 흐려진다. 이 페이지와 다음 두 페이지의 삽화처럼 흐려진다. 눈에 띄게 시선이 머무르는 부분은 항상 머리 끝이나 얼굴 앞부분처럼 특정한 특징이 있는 부분들이다.

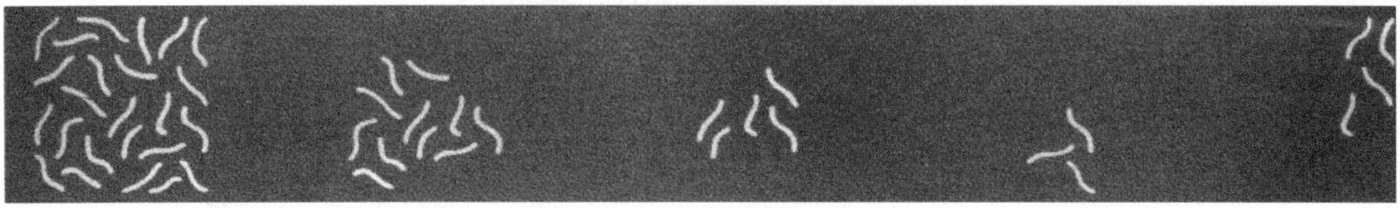

의미없는 소용돌이는 무작위 순서로 그려져 있다. 소용돌이의 소그룹이 인식할 수 있는 패턴으로 조직화된 이후에 하나의 단위로써 반응을 시작하게 된다. 이것은 이미지 그 자체가 의미있는 지각적 요소로 되어짐을 시사하는 것이다.

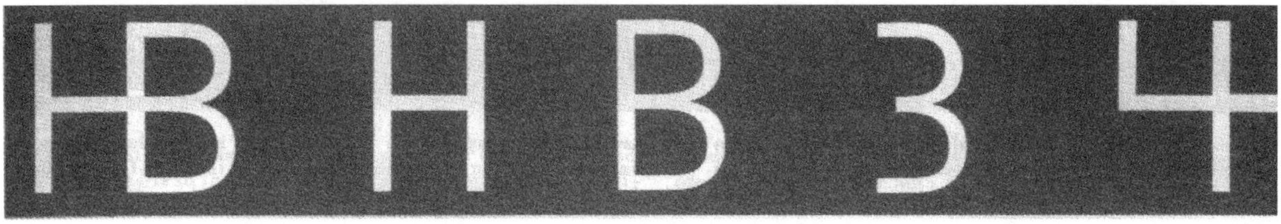

문자 H와 B로 형성된 **모노그램**으로, 모노그램에서의 H와 B가 과거 경험(지식)으로 인해 의미있는 부분으로 인식된 것이다. 또한 모노그램은 경험과 지식 안에서 알고 있는 문자와 숫자로 분해되어 보이게 된다.

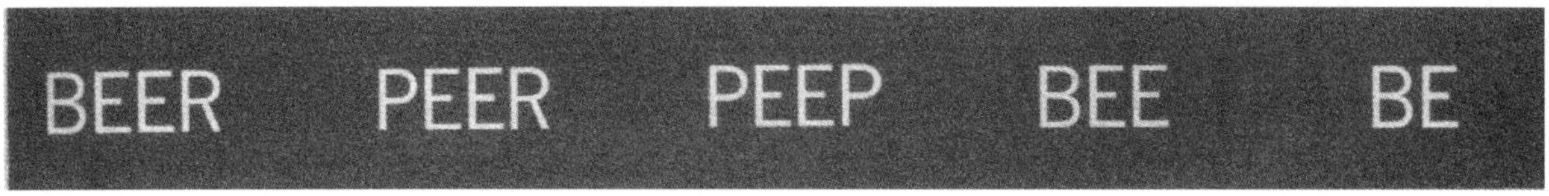

모노그램에서와 같은 방식으로 **단어** 안에는 다른 단어들이 포함되어 있다. 예를 들어, 대상자는 문자들의 조합으로, 문자의 부분들로 새로운 단어로 인식하게 된다. EER과 같은 의미없는 문자그룹은 인식되지 않는다.

그림 4-3. 마지막에 제시된 BEER이라는 단어 영상에서 볼 수 있듯이, 우리의 눈은 대부분의 정보를 주는 물체의 부분에 더 많은 시간을 할애한다. 단어를 인식하는데 대부분의 정보를 제공하는 첫 두 문자를 알기 때문에 마지막 부분은 희미하게 인식하게 된다. 희미해진 마지막 부분은 문자를 형성하는 모퉁이 부분이다 (Eric Mose Jr로부터 승인을 받음).

보면 가장 유용한 정보를 얻을 수 있다 (Pirozzolo, 1981). 이것이 우리가 대부분 단어의 앞 문자에 눈을 고정하는 이유이다. 단어 특성검출기의 제한된 양 때문에 눈은 항상 움직인다 (그림 4-3). 결코 가만히 머물러있어서는 안된다. 눈이 정지된 물체에 "고정되어져" 있을지라도, 작은 불수의적인 움직임이 지속된다. 이로 인해, 망막에서의 물체 이미지는 일정한 운동을 유지하게 된다. 눈에서 하나의 움직임은 중심와의 중앙으로 부터 천천히 멀어지게 하는 것이다. 이러한 밀어내기 움직임 (drifting motion)은 영상을 중심와의 중앙 쪽에서 뒤 쪽으로 가져가는 갑작스런 움직임으로 끝난다.

밀어내기 움직임의 겹침은 1/2 원뿔세포에 대해 초당 150 사이클 이상의 진동수와 진폭으로 진동한다 (Pritchard, 1961). 눈이 대부분의 정보를 주는 물체 또는 글자 부분에 좀 더 많은 시간을 보냄을 증명하기 위해 1950년부터 눈의 움직임에 대한 연구에 착수했다. 연구가들은 눈이 움직이지 않을 때, 눈의 영상이 천천히 사라지는 것을 발견했다. 그렇지만 마지막에 흐릿해지는 이미지는 대부분의 정보를 주는 부분이 었다. 다시 말해, 눈은 제한된 양의 특성검출기를 지니고 있기 때문에 대부분의 정보를 공급하는 부분에서 좀 더 많은 시간을 할애하게 된다는 것이다.

우리가 사물을 볼 때, 뇌는 화상경로(scan paths)를 수립한다. 이것이 뇌가 물체를 보고 그 다음번에 물체를 인식 하는 것을 조력 하는데 필요한 기억 흔적(memory trace)이다. 우리가 물체를 스캔하는 방법은 우리의 기억 속에 저장한 화상경로에서 중요하다고 한 것에 따라 차이가 있다. 우리는 화상경로를 산출하기 위해 눈을 물리적으로 움직이지는 않지만, 인쇄된 문자를 쳐다볼 때는 내적 스캐닝을 하게 된다. 따라서 우리가 다음번에 물체나 문자를 다음에 볼 때, 그것을 같은 경로로 훑어보게 된다. 이것이 문자나 단어에 대한 적절한 시각 훑어보기(visual scanning)가 왜 그토록 중요한지에 대한 답이다.

물체의 재인과 관련된 세 가지 결론은 다음과 같다. 첫째, 물체에 대한 내적 표상이나 기억은 특성의 조립 또는 특성에 대한 정밀한 기억 흔적의 조각으로 이루어진 것이다. 둘째, 물체의 특성은 대부분의 정보를 산출하는 것의 물체의 일부분이다(각과 선의 굴곡 같은). 셋째, 특성을 기록 하는 기억 흔적은 눈의 움직임 또는 집중의 내부적 이동을 의해 특성에서 다른 특성으로 집중을 이동시키면서 기록하는 것으로 또 다른 기억 흔적에 의해 연결되어지면서 내적 표상으로 완성해 나가는 것이다 (Noton, 1971).

외안근(extraocalar muscles)의 유일한 기능은 중심와에 시각영상을 고정하는 것이다. 와안근은 동시에 양쪽 중심와에 시각영상을 형성하기 위해 협응된 방식으로 움직인다. 양쪽 눈으로부터 들어온 빛이 동시에 모두 중심 와에 도달하지 않는다면, 아동은 희미하게 보이거나 두개로 보이는 것을 경험하게 될 것이다. 성공적인 학교생활을 위해 서는 효율적인 시각 기술은 반드시 획득해야 한다. 우리가 다루게 될 3가지 안구 운동 영역은 유연한 시각 추적(smooth pursuit), 단속성 시각 고정(saccadic fixation), 그리고 이접운동(vergence)이다. 이 책에서는 유연한 추적과 단속성 고정에 관한 활동을 다루고 있다.

눈의 유연한 추적 움직임은 움직이는 물체를 지속적으로 또렷이 볼 수 있도록 한다. 이러한 시각의 추적 반사(visual following reflex)는 공간 내에서 움직이는 물체에 지속적으로 중심와를 고정하는 눈 움직임을 만들어낸다. 최대 추적 속도는 대략 초당 60초 정도이다. 눈의 추적 움직임은 단지 목표물이 움직일 때만 일어난다 (Scheiman, 1994). 추적 움직임은 영상의 이동과 관련된 시각적 입력을 이용하며(눈의 측면에서는 목표물 이동으로 정의함), 작고 움직이는 목표물에 눈을 유지하며 부드러운 눈의 움직임을 조절한다 (Krauzlis, 1991). 만일 아동이 의자에 앉아 있는 상태에서 끈에 매달려 흔들거리는 공을 따라보거나, 야구를 할 때 공을 잡기 전에 날아오는 공을 따라보는 것, 이것이 유연한 눈의 추적 움직임으로 인해 가능한 것들이다. 이러한 추적 체계는 출생 후 7주 부터 뚜렷한 기능을 보이나 (Bennett, 1996), 16세에서 18세가 되어야 완전히 발달하게 된다 (Sna shall, 1983). 3가지 다른 시각적 신호는 유연한 눈의 가속을 위한 명령을 준다. 3가지 신호는 이미지 속도, 이미지 이동의 돌발적인 시작, 그리고 이미지 속도의 변화와 관련되 어있다 (Krauzlis, 1991). 비록 추적 움직임은 책을 읽을 때는 사용되지는 않지만, 읽기 장애와의 관련성이 연구되었다. 시각추적에 손실이 있다면, 손실이 읽기 어려움을 지닌 아동에게 안구운동 소실이 존재할 수도 있다는 것이다 (Garzia, 1994). 유연한 시각 추적의 기능장애는 실독증과 유의한 관련성이 있었다 (Grinberg, 1978). 정상 대상자의 경우, 8%만이 비정상적인 시각 추적 움직임을 지닌 반면 (Levin, 1982); 실독증 아동에서는 더 높은 %를 보였다. 실독증을 가진 아동은 정상아동에 비해 불규칙한 움직임을 보였다. 이것은 안구운동조절체계의 기능장애 또는 순서화에 대한 전반적인 문제를 의미하는 것이다(Punnett, 1984). 시각추적이 부족하면, 책을 읽을 때 과도하게 머리를 움직이거나 운동(스포츠) 능력이 떨어지는 증상을 보인다 (Scheiman, 1994). 우리가 아동을 관찰할 때 발견되는 증상으로는 중앙을 가로질러 따라볼 때, 중앙부위에서 눈의 떨림이나 급격한 움직임이 관찰되는 것이다. 유연한 눈 추적 움직임은 평가하기 쉬우나 몇 번의 연습이 필요하다. 아동을 평가하기 위해서는 먼저 팔 길이 보다 조금 더 멀리 떨어져 마주보고 앉는다. 다음으로 눈 가리개로 한쪽 눈을 가린다. 연필 같은 고정 물체를 아동의 정면에 유지한 후 천천히 왼쪽에서 오른쪽으로, 그 다음 오른쪽에서 왼쪽으로 수평 방향으로 천천히 움직인다. 아동의 몸과 머리는 움직이지 않고 눈만 따라보도록 한다. 아동의 중앙에서 최소 2 피트 정도 벗어나도록 왼쪽과 오른쪽으로 움직인다. 필요하다면 안경을 착용하도록 하며 안경 테두리 때문에 목표물을 잃어버릴 만큼 주변으로 진행하지는 않도록 한다. 검사자는 시각 고정을 놓치지는 않는지, 중앙부위에서 심한 떨림이 나타나지는 않는지를 관찰한다. 또한 아동이 목표물을 잃어버리는 것이 집중력의 부족 때문이라고 여겨지는지를 기록하도록 한다. 같은 방법으로 다른쪽 눈도 반복하여 실시한다. 또한, 눈 움직임에서 어떠한 제한이 있는지 알아보기 위해서는 이를 양안으로도 실시한다; 그렇지만 안구운동 부족에 대한 추적검사는 한쪽 눈씩 검사해야한다.

두 번째 안구운동 움직임으로 논의할 것은 단속성 시각 고정(saccadic fixation)이다. 유연한 시각 추적은 공간 내에서 움직이는 물체에 지속적인 함요 상태를 유지하기 위한 눈의 부드러운 움직임으로 언급했던 것을 기억할 것이다 (Leig ht, 1983). 단속성 시각 고정은 책을 읽을 때, 줄을 따라 우리의 눈을 옮기는 것처럼 고정된 물체에서 대한 빠른 눈의 움직임 이다. 단속성은 우리의 홍미지점이 중심와를 자극하도록 보이는 부분을 빠르게 재수선할 수 있는 눈 움직임이다. 단속성은 프랑스 단어로 "갑작스런 움직임"이라는 용어이다 (Smith, 1994). 이는 초당 700도 정도의 속도로 움직이는 가장 빠른 눈의 움직임이다(초당 1/ 25에서 1/50) (Griffin, 1974). 단속성은 두 가지 경우에 부정확성을 지니게 된다. 대부분 약간의 과소(undershot)로 인한 것이며, 일반적이지는 않지만 과대(overshot)에 의해 발생하기도 한다 (Scheiman, 1994). 그렇지만 정상적인 컨디션에서는 몇 십분의 1도 이내의 정확성 을 보인다 (Collewijn, 1988). 뇌는 pulse-step process로 단속성 안구 움직임이 프로그램되어 있다. 펄스(pulse)는 안와조직은 둘러쌓여 있기 때문에 눈에 유래한 방해물을 극복할 수 있도록 하는 속도명령(velocity commond)이다. 단계명령(step commond)은 안와조직의 유연성과는 반대로 눈이 정확한 위치를 잡게 하는 명령으로, 중앙 위치를 눈 뒤쪽으로 잡아 당기는 경향이 있다. 이것은 왼쪽 눈이 코 방향 으로 회전했을 때 측두방향으로 회전했을 때 보다 11% 더 경직 된 것으로 보아 알 수 있다 (Collewijn, 1988). 뇌는 눈의 위치를 지속적으로 감독함으로써 단속성을 위한 명령을 이끌어낸다. 이를 위해 뇌는 시각적 입력과 눈의 위치를 모두 감독한다. 소뇌는 규칙적인 움직임(pulse) 뿐만 아니라 단속성의 진폭도 조정한다. 이후 지시가 속도에 대한 정보 뿐 아니라, 방향과 마지막 위치에 대한 정보를 지니게 되므로 단속성은 정 확하게 이루어진다 (Downey, Year).

단속성 과정은 목표물에 정확하게 동시에 도달하기 위한 양쪽 눈의 협응이 이루어져야하기 때문에 매우 복잡하다. 양안 단속성(pinoculer saccocles)은 외전-내전 비대칭성으로 보여질 수 있다. 외전(abduction)은 중앙으로부터 멀어지는 또는 측두로 향하는 것을 의미하는 반면, 내전(adduction)은 중앙쪽으로 또는 코쪽으로 향하는 것을 의미한다. 외전하는 눈의 단속성은 동반되는 눈의 내전하는 단속성 보다 일관되게 큰 범위로, 좀 더 고도의 속도로, 짧은 기간 동안 이루어진다. 결과적으로 외전하는 눈은 수평적 단속운동 동안 약 3도 정도 더 빗나가게 된다. 또한 목표물쪽으로 각 눈의 중심와가 가이드 되어지기 때문에 단속 후 밀림 (postsaccadic drift)이 나타나게 된다 (Collewijn, 1988). 이러한 밀림의 목적은 양쪽 눈의 중심와에 정확한 이미지를 놓기 위함이다.

우리가 공간내 한 지점에서 다른 지점으로 눈을 옮기는 동안에는 시지각(visual perception)은 일어나지 않는다. 이것은 1898년 처음 언급된 것이다 (Martin, 1974). 다시 말해, 단속성 운동 동안 시각적 이미지는 희미해지지 않는다. 시각적 정보를 받아들이는 역치는 단속성 움직임 동안 상승하게되고 우리의 시력은 20/1000으로 떨어지게되어 (Ciuffreda, 1995) 시각적 영상을 인식하지 못하게 된다. 이것을 단속성 억제(saccadic suppression)라고 부르는데 단속성 전에는 20msec로 시작하여, 단속성 후에는 75msec 정도이다. 만일 이것이 있지 않다면, 눈이 움직일 때 시각적 영상은 희미하게 인식된다. 단속성 억압의 원인은 눈의 움직임에 의해 발생되는 망막의 자극 때문이다 (Martin, 1974). 이것은 확인하기 쉽다. 거울 앞에 서서 여러분의 눈을 앞 · 뒤로 빠르게 움직여본다. 눈의 움직임을 볼 수 없을 것이다.

단속성 눈 움직임은 생후 2개월~5개월에 발달이 이루어진다 (Matsuzawa, 2001). 그러나 7세 미만의 아동은 종종 부적절한 눈의 움직임을 가지게 된다. 대부분의 5세 아동은 정확한 단속성 눈 움직임을 수행하기 어렵다. 일반적으로 7세까지 주목 할 만한 증진을 보인다. 이 연령 이 후로는 증진이 상당히 느려진다. 이러한 사실은 단속성 순 서체계의 순서적 조절을 책임지고 있는 뇌가 성숙하는 것이 읽기와 같은 과제를 순서적으로 정확하게 실행하기 위한 선행조건임을 의미하는 것이다 (Pavlidis, 1985).

단속성 장애의 주 증상은 읽기와 관련되어 있다. 머리를 움직이거나 자주 읽는 곳을 잃어버리거나, 단어를 생략하거나, 줄을 건너뛰거나, 읽는 속도가 느리고 이해력이 부족하다. 이러한 증상을 지닌 아동들은 칠판의 필서를 공책에 베껴쓰지 못하고 여러 행에 걸쳐있는 산수문제를 잘 풀지 못한다 (Scheiman, 1994). 대부분의 실독증 아동은 이러한 증상을 가지고 있으며 이들 대부분이 단속성 운동의 부족을 지니고 있다. 아동의 눈 움직임의 증진을 통해 읽기 속도와 효율성 증진, 그리고 학교 수업에 의한 삶의 질 향상을 꾀할 수 있으며 무엇보다 스스로가 느끼기에 읽기가 쉬워질 것이다.

성공적인 안구운동치료프로그램을 위한 조언

1. 유연한 시각 추적 훈련(smooth pursuit training)부터 시작하라.
2. 항상 한쪽 눈부터 시작하라. 여러분이 각 눈이 비슷한 수준으로 수행할 수 있다고 느낄 때, 양안으로 진행하라.
3. 아동의 신체나 머리가 움직여서는 안됨을 명심하라. 만일 아동이 머리나 몸을 움직인다면 이것을 기록하고, 대운동기술과 소운동기술의 분리 미성숙으로 간주하라.
4. 폐쇄된 종이가 아닌 열린 공간에서 단속성 시각 고정 훈련을 시작하라. 예를 들어, 양 손에 연필을 쥐고 단속성 시각 고정을 시도하라. 아동이 이것을 충분히 잘 한다고 느껴질 때, 책의 페이지를 따라보는 "종이에서" 단속성 고정으로 진행하라.

참고문헌

Bennett, B. (1996). Origins and early development of perception, action and representation. Annual Review of Psychology, 47, 431(29).

Ciuffreda, K. J. (1995). Eye movement basics for the clinician. New York: C.V. Mosby.

Collewijn, H. (1998). Binocular co-ordination of human horizontal saccadic eye movements. Journal of Physiology, 404, 157-182.

Downey, D. L. Eye movements: Pathophysiology, examination and clinical importance. Journal of Neuroscience Nursing, 30(1), 15(10).

Elsendoorn, G. (1979). Toward the use of eye movements in the study of language processing. Technical Report No. 134, COVD Paper, No. 174968.

Garzia, R. P. (1994). Vision and reading II. Journal of Optometric Vision Development, 25, 4-26.

Gauthier, G. M. (1990). The role of ocular muscle proprioception in visual localization of targets. Science, 249(4964), 58(4).

Griffin, D. D. (1974). Saccades as related to reading disorders. Journal of Learning Disabilities, 7(5).

Grinberg, D. A. (1978). Eye movements, scan paths and dyslexia. American Journal of Optometry, 55(8), 557-570.

Krauzlis, R. J. (1991). Visual motion commands for pursuit eye movements in the cerebellum. Science, 253(5019), 568.

Leigh, J. R. (1983). The neurology of eye movement. Philadelphia: F. A. Davis Company.

Levin, S. (1982). Identification of abnormal patterns in eye movements of schizophrenic patients. Archives of General Psychiatry, 39, 1125-1130.

Martin, E. (1974). Saccadic suppression. Psychological Bulletin, 81(12), 899-917.

Matsuzawa, M. (2001). Development of saccade target selection in infants. Perceptual and Motor Skills, 93, 115-123.

Moses, R. A. (1970). Adler's physiology of the eye. St. Louis, MO: C.V. Mosby Co.

Norton, D. (1971). Eye movements and visual perception. Scientific American, Perception: Mechanisms and Models; 219-227.

Oslo, I. L. (1989). Visual anomalies, visually related programs and reading difficulty. Optometrie, 4.

Pavlidis, G. T. (1985). Eye movement differences between dyslexics, normal, and retarded readers while sequentially fixating digits. American Journal of Optometry and Physiological Optics, 62(12), 820-832.

Pirozolo, F. (1981). Neuropsychological and cognitive processes in reading. New York: Academic Press.

Pritchard, R. M. (1961). Stabilized images on the retina. Scientific America, Perception: Mechanisms and Models, 176-182,

Punnett, A. F. (1984). Relationship between reinforcement and eye movements during ocular motor training with learning disabled children. Journal of Learning Disabilities, 17(1), 16-19.

Rayner, K. (1983). Eye movements in reading. New York: Academic Press.

Scheiman, M. (1994). Clinical management of binocular vision. Philadelphia: J. B. Lippincott Co.

Shapero, M. (1968). Dicionary of visual science. Seattle, WA: Chilton Book Company.

Snashall, S. E. (1983). Vestibular function tests in children. Journal of the Royal Society of Medicine, 76(7), 555-559.

Smith, F. (1994). Understanding reading. Mahwah, NJ: Lawrence Erlbaum Associates.

Wolff, E. (1973). Anatomy of the eye orbit. Philadelphia: W. B. Saunders Co.

Zoltan, B. (1996). Vision, perception, and cognition. Thorofare, NJ: SLACK Incorporated.

Form OM-1
색깔 겹치기 (COLORED OVERLAYS)

목적 : 일시적 체계 자극

준비물 : 투명한 파란색 필름. 사무용품점에서 화일바인더의 투명인덱스지로 구입할 수 있다.

방법 : 아동이 다음과 같은 활동을 하도록 한다.

레벨 2~5 : 아동이 읽고 있는 것 위에 투명한 파란색 필름 덮개를 올려놓는다. 아동에게 이 필름이 읽는데 도움이 되고 더 쉽게 읽게 되었는지를 물어본다. 도움이 된다면, 이를 읽기과제 동안 지속적으로 사용하도록 하며, 도움이 되지 않는다면, 사용하지 않도록 한다.

Form OM-2
전경-배경구분 (FIGURE GROUND)

목적 : 일시적 체계(transient system) 자극

준비물 : 숨은그림 찾기나 '윌리를 찾아라' 와 같은 숨은그림찾기 책자, 일반서적

방법 : 아동과 함께 다음의 활동을 실시한다.

레벨 1~2 : '윌리 찾기' 와 같은 책 종류의 숨은그림찾기 책자를 이용한다.

레벨 3~5 : 일반 서적을 이용한다. 특정 자음 또는 모음(예를 들어 'ㄱ')를 표시하고 아동에게 그 페이지에서 해당하는 자음을 가능한 많이 찾아 동그라미 치도록 한다. 다양한 자음을 이러한 방법으로 찾도록 할 수 있으며, 특정 자음을 찾는 시간을 측정하여 최대한 빨리 찾도록 한다. 이러한 방식으로 다양하게 활용할 수 있으며 특정 음절(예: 가, 다)을 찾도록 할 수도 있다.

Form OM-3
정적 시각 고정 (STATIC FIXATION)

목적 : 시각 집중(viusal attention)

준비물 : 없음

방법 : 시각 고정 기술을 증진시키기 위해 다음 활동을 실시하도록 한다.

레벨 1~3 :

1. 등이 바닥에 닿도록 아동을 눕힌다. 벽 위쪽에 점을 찍고 그것을 쳐다보도록 한다. 아동에게 일어나 앉는 동안 벽의 점에서 눈을 떼지 않도록 한다.
2. 아동을 앉혀 앞 뒤로 흔들어 주며 이때도 벽에서 눈을 떼지 않도록 한다.
3. 아동이 서있는 상태에서 벽의 점에서 눈을 떼지 않고 주위를 걸어다니도록 한다.
4. 벽에 점을 쳐다보고 선 상태에서는, 위로 뛰어오르며 완전히 획 돌아 반대쪽 벽에 점을 쳐다보도록 한다.

Form OM-4
선 세기 (LINE COUNTING)

목적 : 안구운동

준비물 : 종이, 연필

방법 : 종이에 여러 개의 선을 그린다. 이 활동이 익숙해지면 선을 흩어 놓은 상태에서 실시한다.

레벨 1, 2 :

1. 왼쪽에서 오른쪽의 순으로 각 선을 지목하며 세도록 한다. 정확한 수를 세는데 소요된 시간을 측정한다.
2. 연필로 선을 지목하여 선의 개수를 세도록 한다. 정확한 수를 세는데 소요된 시간을 측정한다.

Form OM-5
시각 고정 활동 (FIXATION ACTIVITIES)

목적 : 안구운동(ocular motor)

준비물 : 마커보드(칠판), 메트로놈(박자기)

방법 : 아동은 활동을 실시하는 동안 머리나 몸은 움직이지 않고 눈만 움직이도록 한다. 한번에 한쪽 눈씩 번갈아가면서 실시한다(다른 눈은 가림). 한 번에 한 눈씩 하는 것이 익숙해지면 두 눈을 함께 사용하도록 한다.

레벨 1 :

1. 앉은 상태에서 팔을 앞으로 뻗고 엄지를 올리도록 한다. 치료사의 지시에 따라 한쪽 엄지에서 다른 쪽 엄지로 재빨리 눈을 옮기도록 한다. 이때 엄지 사이는 앞뒤로 계속 움직인다. 머리나 몸은 움직이지 않도록 주의한다.
2. 아동을 테이블 앞에 앉히고 주먹쥔 손에서 엄지를 올리도록 한다. 아동에게 왼쪽 엄지의 왼쪽에 있는 물체, 왼쪽 엄지, 오른쪽 엄지, 오른쪽 엄지의 오른쪽 방향에 있는 물체의 순으로 쳐다보도록 한다. 항상 왼쪽에서 오른쪽 방향으로 진행한다.
3. 마커보드에 아동의 눈높이 맞춰 두 개의 X를 3 피트 간격으로 그린다. 아동을 보드로부터 약 2 피트 정도 떨어진 곳의 두 X 표시 중앙에 세운다. 메트로놈을 틀고 박자에 맞추어 눈을 빠르게 움직이도록 한다.

레벨 2, 3 :

1. 아동을 테이블 앞에 앉힌다. 메트로놈 박자에 맞춰 테이블 왼쪽에 있는 벽의 물체, 테이블 위의 물체, 테이블 오른쪽의 벽에 있는 물체를 빠르게 번갈아가며 보도록 한다. 테이블은 벽으로부터 약 15 내지 20 피트 정도 떨어진 곳에 있어야한다. 물체의 수를 다양하게 조정한다. 아동이 머리나 신체는 고정한 채, 눈만 움직이는지를 확인 한다.

Form OM-6
4개의 모서리에 시각 고정하기 (FOUR CORNER FIXATION)

목적 : 안구운동(ocular motor)

준비물 : 마커보드(또는 칠판), 메트로놈(박자기)

방법 : 마커보드에 아동의 눈높이에 맞춰 X를 그리고 마커보드로부터 5 피트 정도 떨어진 곳에 서도록 한다. 메트로놈은 1분의 60 비트의 속도로 맞춘다. 아동이 눈만 움직이고 머리나 신체는 움직이지 않도록 한다.

레벨 1 : 메트로놈 없이 치료사가 지적하는 보드의 모서리를 쳐다보도록 한다. 예를 들어 치료사가 오른쪽 윗모서리를 지 적하면 아동의 눈은 재빨리, 그리고 정확하게 오른쪽 모서리를 쳐다보도록 한다. 이후 X로 눈을 돌리도록 하고 다음 지시를 기다리도록 한다.

레벨 2, 3 :

1. 4비트 동안 X 지점을 쳐다보고 난 후, 4비트동안 마커보드의 한쪽 모서리를 쳐다보도록 하며, 다음 4비트 동안 그 다음 모서리를 쳐다보도록 한다. 이 활동은 네 개의 모서리를 다 쳐다 볼 때까지 시행한다. 오른쪽 위 모서리에서 시작 하여, 오른쪽 아래모서리, 왼쪽 아래모서리, 왼쪽 위 모서리로 진행한다.
2. 1번의 방법을 반복하되 쳐다보고 있는 모서리의 위치를 큰 소리로 외치도록 한다. 예를 들어, "오른쪽 위", "오른쪽 아래" 등

레벨 4, 5 :

1. 박자기를 일분당 30비트로 조정한 후, 첫번째 비트에서 그의 눈동자를 이동시키기 위해 방향을 큰 소리로 외치도록 한다. 예를 들어, 첫번째 비트에서 오른쪽 위를 쳐다보게 한 후, 두번째 비트에서 모서리를 쳐다보라고 지적한다. 세번째 비트에서 그의 팔을 아래쪽으로 두게 한 후, 네번째 비트에서 X지점의 중심을 주의 깊게 보라고 한다.

Form OM-7
연필을 이용한 시각 추적 (PENCIL PURSUITS)

목적 : 안구운동(ocular motor)

준비물 : 연필, 손가락 인형

방법 : 한번에 한쪽 눈(다른 쪽 눈은 가림)씩 실시하는 것으로 시작하고 이후 동시에 양쪽 눈을 사용하도록 한다. 어린 아동은 손가락 인형을 사용하며 고학년 아동은 연필을 사용한다. 치료사는 아동으로부터 36인치 떨어진 곳에 마주 앉아 천천히 연필을 움직인다. 아동은 단지 눈만 움직이며 연필을 따라보도록 한다. 머리나 신체를 움직이지 않도록 한다. 어려움 없이 개별적인 눈의 움직임이 가능해질 때까지 양쪽 눈을 함께 사용하지 않도록 한다.

레벨 1 : 눈으로 연필을 따라보도록 한다. 치료사는 왼쪽에서 오른쪽으로, 수직방향으로 또는 대각선 방향으로 연필을 움 직인다. 다음으로 다양한 패턴을 실시한다.

레벨 2 : 눈으로 연필을 따라보도록 한다. 레벨 1의 활동을 실시한 다음 연필을 원 패턴(원, 8자 모양)으로 움직인다.

레벨 3~5 : 레벨 2에서의 활동을 실시한 다음, 아동에게 주변시각(peripheral vision)에 대한 질문을 한다. 예를 들어 "그 연필에서 눈을 떼지 않고 따라 보았을 때, 테이블 주위에 몇 개의 의자가 있었니?" 라고 질문한다.

Form OM-8
숫자에 대한 시각 추적 (NUMBER PURSUITS)

목적 : 안구운동(ocular motor)

준비물 : 메트로놈(박자기), 12개의 숫자가 적힌 큰 카드

방법 : 한 번에 한쪽 눈(다른 쪽 눈은 가림)씩 실시한다. 이후 한쪽 눈으로 하는 것이 익숙해지면 동시에 양쪽 눈을 사용하도록 한다. 숫자는 왼쪽에서 오른쪽의 순서로 읽도록 한다. 머리나 몸은 움직이지 않도록 한다. 아동으로부터 3 피트 떨어진 곳에 카드를 위치시킨다.

레벨 2 :

1. 왼쪽에서 오른쪽 순으로 카드의 숫자를 외치도록 한다.
2. 해당순서의 카드를 원 형태로 천천히 움직인다.

레벨 3 :

1. 왼쪽에서 오른쪽의 순으로 카드의 숫자를 외치도록 한다. 1분에 60비트의 속도로 메트로놈을 맞춘다. 각 비트에 맞춰 숫자를 읽도록 한다.
2. 1에서와 같은 방법으로 실시하되, 해당하는 카드를 원을 그리며 천천히 움직인다.

Form OM-9
전반적 훑어보기 (GLOBAL SCANNING)

목적 : 일시적 체계(transient system) 훈련

준비물 : 특정 문자 형태의 플레쉬 카드. 가능한 다양한 것을 만들어 사용하도록 한다.

방법 : 다음과 같은 활동을 실시한다.

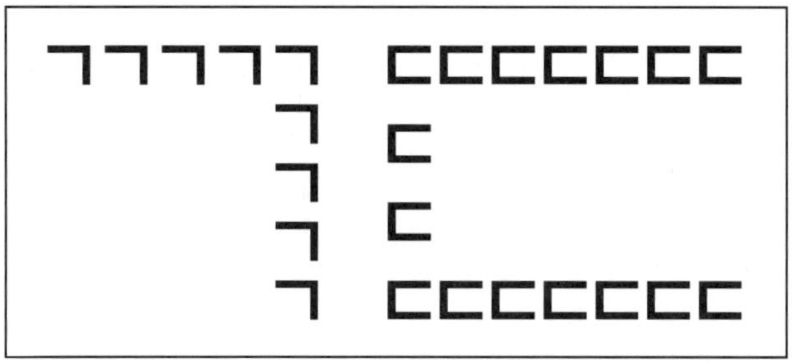
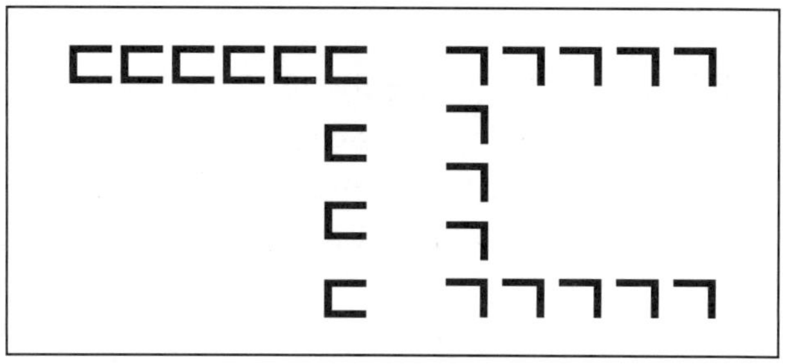

레벨 1, 2 : "a"그룹의 카드를 이용한다(큰 문자와 낱개의 문자가 같은 것). 아동에게 카드를 보여주고(2초간 보여줌), 큰 문자가 무엇이었는지 이야기하도록 한다. 또한, 작은 문자가 무엇이었는지 질문할 수 있다.

레벨 3, 4 : "b"그룹의 카드를 이용한다(큰 문자와 낱개의 문자가 다른 것). 아동에게 카드를 잠깐 보여준 후, 방금 보았던 큰 문자가 무엇이었는지 이야기 해보도록 한다. 2초 이상 보여주지 않아야하며 카드를 휙 지나치도록 한다.예를 들어 :

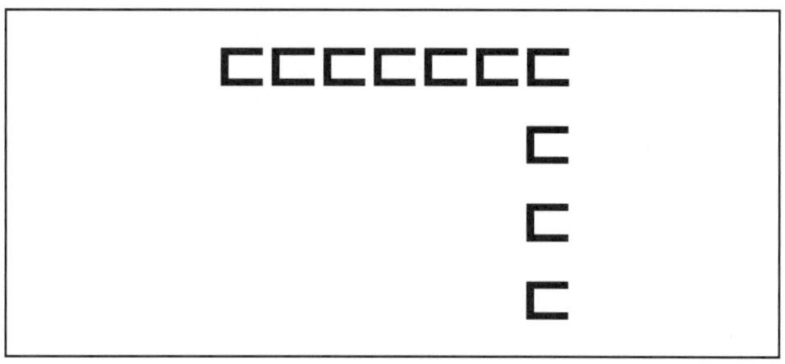

위 예문에서는 큰 문자는 'ㄱ' 이다. 또한 작은 문자가 무엇이었는지도 질문한다.

레벨 5 :

1. 다음과 같은 모양을 이용한다.

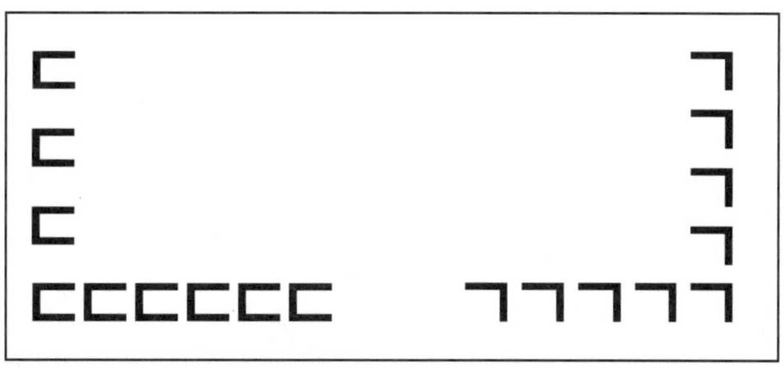

레벨 3과 4에서와 같은 방법으로 실시한다.

Form OM-10
문자 찾기 (LETTER SEARCH)

목적 : 전반적 처리능력(global processing) 훈련

준비물 : 일반적인 읽을거리(책, 잡지, 신문 등)

방법 : 다음과 같은 활동을 아동과 함께 실시한다.

레벨 2~5 : 같은 글자(자음 또는 모음)가 두 번 나오는 단어가 어디 있는지 모든 찾아 동그라미 표시하도록 한다(예: 봅니다의 "봅", 국수의 "국"). 세번 자음이 반복된 단어(닫는다.) 또는 한번 이상 반복되지 않은 단어나 문자를 찾는 등으로 다양하게 시도해 본다. 어린 아동의 경우 활자가 큰 책을 이용한다. 각 줄의 왼쪽에서 오른쪽으로 훑어보도록 한다. 무작위로 찾거나 읽는 곳을 손가락을 짚지 않도록 한다.

Form OM-11
단어 안의 단어 (WORDS IN WORDS)

목적 : 전체에서 세부적인 시각 처리과정으로 일시적 체계(transient system)를 훈련함

준비물 : 읽을거리

방법 : 다음의 활동을 아동과 함께 실시한다.

레벨 3~5 : 단어 안에 있는 단어를 가능한 많이 찾도록 한다. 예를 들어 "바가지"에서 "가지"; "그림책"에서 "그림", "책"

Form OM-12
시각적 훑어보기 (VISUAL SCANNING)

목적 : 일시적 체계(transient system) 훈련

준비물 : 아래 지문을 이용함

방법 : 아동은 지면 아래에 제시된 문자(숫자) 또는 문자들을 순서대로 찾아 동그라미 치도록 한다. 지면 아래에 소요시간을 기록한다. 레벨 1에서 3은 전체 지면을 이용한 활동이며 레벨 4와 5는 지면이 반으로 나누어져 있다. 하지만 모든 아동은 처음 활동(레벨 1)부터 시작해야한다. 이 지면을 한번 이상 사용하기 위해서는 지면 위에 투명 OHP 필름을 덮어 사용하도록 한다.

6 36 28

12

49 45 27 47

35

40 7 9 37 29 46

30

11 43 20

26 50

4 8 16 19 25

15

39

41 32 21

10

1

18

24

48 34 38 3

14 23

33

42

5 13

찾을 숫자 : 6,7,8,9,10 **소요시간 : ____ 분 ____ 초**

Form OM-12 (계속)
시각 훑어보기 (VISUAL SCANNING)

6 36 28 12

49 45

27 35 7

40

9

37

29

46

30

11 43

50

20 26

4

19

8

16

25

39 41

10

21

32

1

24 48

18 34

38 14

3

23

42 5

33

13

17

찾을 숫자 : 36,37,38,39,40 소요시간 : ____ 분 ____ 초

Form OM-12 (계속)
시각 훑어보기 (VISUAL SCANNING)

1 85 51 100 55 18
83 64
19
21
94 36 30 46
25 63 95 54

2 88 80

4 84
75 89 52 90 48
91
47 74 81
73
20 37
35 99
53
37 94
96 86 3 59 5
39 31
60 67 32 97
61 10
33 45 24 72 44
68 62 11 65
69 28 23
76
43 70 16 66
77
34
29 71 78 17

15 79 38 56
12
40 26 8 9

15 22 14 58 41 13 7

찾을 숫자 : 4,77,35,2,94,37,80,31,19,62 소요시간 : ____분 ____초

Form OM-12 (계속)
시각 훑어보기 (VISUAL SCANNING)

51 6 83 79 22
14 30 63
43 81 31
85
25 72 2
41 62
99 64 82 66 48
44 7 50 29 65
21 80
23 84 67 1
28 24 42 8
98
45 71 20 86 46
26 100 73 69
87 3 47 97
27 19 61
88
39 4 70 49 16 36
92 51 74
93 18 89 96
5 9 38
52 17
91
95 37 90 78
53 76 77
54 35 94
34 10 11 58
32 59 60 13

찾을 숫자 : 32,99,71,50,1,3,6,48,9,13　　　　소요시간 : ____분 ____초

Form OM-12 (계속)
시각 훑어보기 (VISUAL SCANNING)

12 22 33 ㄹ 26 ㅅ 15 ㄷ

ㅋ 41 1 2

46 ㅁ 32 ㅌ 39 30

ㅍ 50 21

3 49 1 25 14 ㅇ

13 29 40

ㅎ 38

11 48 20 45

ㄹ ㅊ ㄸ ㄱ

23 47

42 28 37

ㄸ 4 ㄴ ㅉ 16 1 19

31 5 6

43 ㅇ ㄷ ㅁ 36

44

7 8 24 9 35 10

17 34

ㅃ ㅎ 27 18 ㅂ ㅆ

찾을 숫자와 문자 : 28, 38, 48, ㄱ, ㄷ, ㅂ, 14, 24, 34, 44 소요시간 : ____ 분 ____ 초

50 ㄱ 49 48 ㅉ

ㅃ 47 46 ㄹ

45 44 ㄴ 43 42

41 1 ㄸ 40

ㄹ ㅈ 39 ㅁ

38 37 ㅅ 36 35

34 33 ㄷ

32 ㅇ ㅎ 31

ㄲ 30 29 28 27 ㅌ

ㅍ 26 25

ㅂ 24 23 22 ㄱ

ㅈ 21 20 19 ㄹ

18 ㅋ ㅅ 17 ㅊ

16 15 14 13 12 11

10 9 8

6 5 4 3

2 ㅁ ㅋ

찾을 숫자와 문자 : 33, 44, 22, 11, ㄷ, ㅂ, ㅋ, ㅅ, ㅊ, 10 소요시간 : ____ 분 ____ 초

Form OM-12 (계속)
시각 훑어보기 (VISUAL SCANNING)

ㄴ 34 3 29 19 ㄸ ㅁ

4 23 44 ㄹ

0 39

43 5 ㄷ ㅅ

18 ㄷ 42 6 ㅋ

28 20 35 ㄹ 41

11 ㅁ ㄱ 30 7

8 24 33 38

40 10 17 21

ㄹ 27 ㅂ ㄲ 1

32 ㅎ 50

12 49 ㅆ 16 36 48 ㅈ

31 13 ㄴ 47 15

ㅋ 46 ㅍ 25

14 ㅂ ㅊ 22 45 ㅇ 2

1 26 37 ㅉ

찾을 숫자와 문자 : ㄱ, 4, 7, ㄸ, 18, 29, ㅅ, ㅂ, 43, ㅍ　　　**소요시간 :** ____ 분 ____ 초

ㄴ 26 ㄹ 1 16 3 ㄸ 37

ㅇ 36 44 15 ㅈ ㅎ

2 35 25 ㅋ 6 ㅌ

20 50 ㄷ 24 ㅆ 14 43 ㅊ

39 17 45 ㄱ ㅁ 79

7 ㅉ 8 ㄸ

38 27 ㅂ 4

34 19 28 13 40 18

ㄱ 1 42 ㄲ 48

ㅃ 31 ㅅ 41 29

23 12

5 ㅈ 30 46 21 32 ㅎ

9 ㅁ 10 33 47

ㅋ ㄹ 11 22

찾을 숫자와 문자 : 17, ㄴ, 5, ㅃ, 31, 42, ㅂ, 0, 6, 0　　　**소요시간 :** ____ 분 ____ 초

Form OM-12 (계속)
시각 훑어보기 (VISUAL SCANNING)

타 마 쿠 치 푸
샤 고 너
미 로
주 야 소 러
니 츄 스 로 뉴
머 래 너 가 우 다
토 라 어 이 시
무 러
거
규 두 여
노 벼 모 고 치
로 사
리 쿠 보 터 쓰
띠 느 라 치 며

찾을 음절 : 보, 타, 마, 이, 노 **소요시간 : ____ 분 ____ 초**

자
미 로 나 소
주 야 러
니 래 타 너
포 머 너 가 우
우
토 라 이
러 기 벼
무 거
쓰 바 규 여 미
프 모 고
치 하 수 으 보
로 사 히 므 치
리 쿠 이 저 추 데
느 라 패

찾을 음절 : 소, 벼, 로, 이, 추 **소요시간 : ____ 분 ____ 초**

Form OM-12 (계속)
시각 훑어보기 (VISUAL SCANNING)

쵸 자 캬

차 처

치 그 저

추 초 쥬

져 죠 차 지

카 가 쟈

커 조

챠 져 주

켜 츠

찾을 음절 : 조, 져, 주, 차, 켜 **소요시간 : ____ 분 ____ 초**

마 브 먀 뿌

비 무

바

뻐 므

뼈 미

보

며 모 뽀

무 빠 뱌

부

머 벼 쁘

빠 버 먀

찾을 음절 : 머, 며, 뿌, 쁘, 보 **소요시간 : ____ 분 ____ 초**

Form OM-12 (계속)
시각 훑어보기 (VISUAL SCANNING)

qq pp
qp dd
qp qd
bd dd
bp bb
pp bq
bb
qq dd dp
pp dq
qd db qb
dd
bp pq dd
pb pp
bq pd dd
pp pb

찾을 음절 : bq, dp, pq, pd, qd 소요시간 : _____ 분 _____ 초

pp qq pp bb
dd qp
dp
pq qb
pp dq
bp
db
dd dp bd
dd
qd
pq
qb pp
pb
pq
pd qq
dd dp pp

찾을 음절 : pd, qd, dq, bb, pb 소요시간 : _____ 분 _____ 초

Form OM-12 (계속)
시각 훑어보기 (VISUAL SCANNING)

bd bp dd dq bb

bq dd bb pq

dp dp dq db

bb dd db pq db

db pq dd pq

pb pq dp bb

pd pp qb dq bq

pb qb qd qp

qq db pq bb

찾을 음절 : qq, qp, pp, pd, bd 소요시간 : ____ 분 ____ 초

qq qd pp db

qd

qb pd pp

qp qq pq

qq dd db pp

pq

dp dq dp

pq bq

dp bb pod db

pq dp pd pp

qb

qq qp bd bp

bp pp db qd pb

찾을 음절 : bd, bb, dq, dd, pb 소요시간 : ____ 분 ____ 초

Form OM-13
막대에 시각 고정하기 (YARDSTICK FIXATIONS)

목적 : 안구운동(ocular motor), 단속성 시각고정(saccadic fixations)

준비물 : 나무막대, 칼라 압정핀

방법 : 아동과 치료사는 마주보고 앉는다. 아동으로부터 2 피트 떨어진 곳에 막대를 고정시키고 아동의 정면에 18인치 표시가 보이도록 한다. 막대의 여러 곳에 색깔이 있는 압정핀을 꼽아둔다. 예를 들어, 다음과 같이 꼽아둔다.

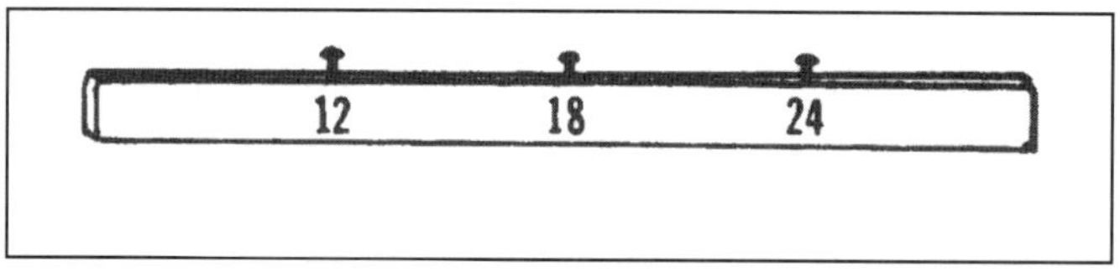

아동이 왼쪽에 있는 핀에서 오른쪽의 순으로 빠르게 눈을 움직이도록 한다. 머리와 신체는 고정한채 눈만 움직이도록 해야 한다. 한번에 한쪽 눈(다른 쪽 눈은 가림)씩 하는 것으로 시작한다. 이후 어려움 없이 한쪽 눈으로 시행할 수 있다면, 동시에 양쪽 눈을 사용하도록 한다.

레벨 1, 2 :

1. 12인치와 24인치에 각각 핀을 꼽는다. 아동의 눈이 빠르고 정확하게 왼쪽에 위치한 핀에서 오른쪽의 핀으로 옮겨 가도록 한다.
2. 핀을 다양한 위치에 꼽는다. 메트로놈(박자기)를 이용하여 박자에 맞추어 눈을 움직이도록 한다.

레벨 3, 5 :

1. 막대의 다양한 위치에 핀을 꼽는다. 메트로놈 박자에 맞추어 한쪽 핀에서 다른 핀으로 빠르고 정확하게 눈을 옮기도록 한다.
2. 막대의 위치를 다양하게 한다. 예를 들어, 중앙으로부터 약간 왼쪽 또는 오른쪽으로 치우쳐서 놓거나 약간 위로 또는 아래로 놓는다. 이때도 역시 머리는 고정한 채 눈만 움직이도록 한다.

Form OM-14
숫자가 적힌 연필 (PENCILS WITH NUMBERS)

목적 : 안구운동(ocular motor), 단속성 시각 고정(saccadic fixations)

준비물 : 하얀 종이에 세로로 1에서 9까지의 숫자를 적는다. 같은 숫자를 두 개의 칸으로 나누어서 적는다. 이 숫자를 두 개의 연필에 각각 붙힌다. 일부 활동은 메트로놈을 이용할 수 있다.

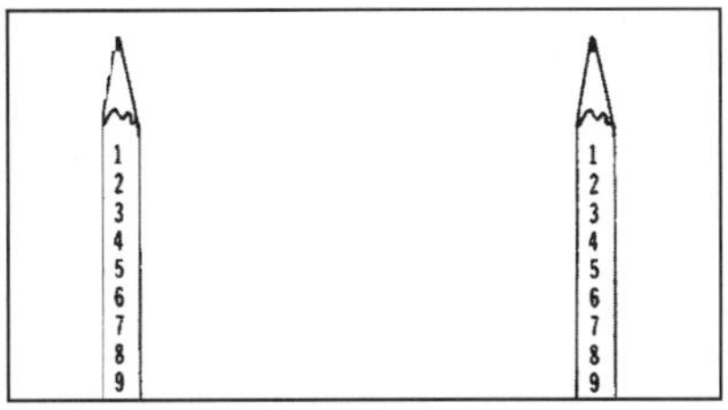

방법 : 아동의 손에 연필을 쥐게 하고 한쪽 연필에서 다른 연필로 빠르고 정확하게 눈길을 옮기도록 한다. 머리는 똑바로 하고 눈만 움직이도록 한다. 한번에 한쪽 눈만 실시하도록 한다(다른 눈은 가림). 한쪽 눈의 움직임이 잘 수행될 때, 동일 레벨의 활동을 양쪽 눈으로 시행하도록 한다.

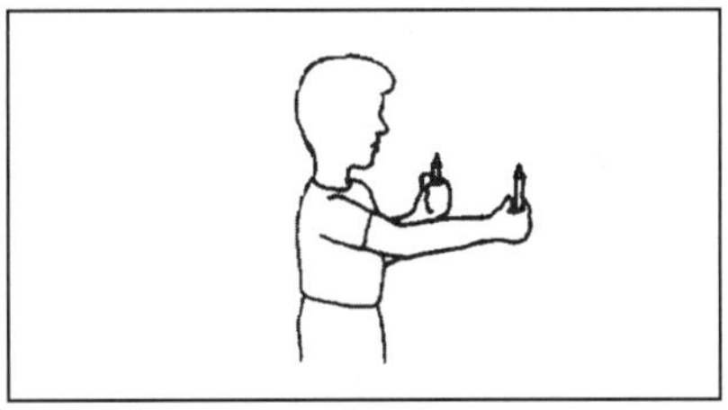

레벨 1 :

1. 치료사의 지시에 따라 한쪽 연필의 끝에서 다른 연필의 끝으로 빠르게 눈을 옮기도록 한다.
2. 연필의 위치를 다양하게 한다. 예를 들어, 한쪽 연필은 아동의 앞에서 6인치 떨어지게 하고, 다른 연필은 팔을 구부려 3인치의 거리에 위치시킨다.

레벨 2 :

1. 지시에 따라 두 개의 연필에 적힌 숫자를 번갈아가며 위에서부터 아래의 순으로 크게 소리 내어 읽도록 한다. 예를 들어, 왼쪽 연필의 1, 다음으로 오른쪽 연필의 1, 왼쪽 연필의 2, 오른쪽 연필의 2.
2. 다양한 위치에서 위의 활동을 반복한다. 예를 들어 한쪽 연필은 아동으로부터 6인치 또는 3인치 앞에 위치시킨다. 자신의 팔 길이를 조절하여 한 연필은 1피트 앞, 다른 연필은 팔 길이만큼 최대한 멀리 위치시키도록 한다.
3. 위의 1, 2, 활동을 반복 시행하되 메트로놈의 박자에 맞춰 숫자를 외치도록 한다.

레벨 3 : 레벨 2의 활동을 시행한 후, 이 레벨을 시행하도록 한다.

1. 연필을 번갈아가며 서로 다른 숫자를 외치도록 한다. 예를 들어, 왼쪽 연필의 1, 오른쪽 연필의 2, 왼쪽 연필의 3, 오른쪽 연필의 4.
2. 위의 활동을 반복하되 연필의 위치를 다양하게 조정한다.
3. 1과 2의 활동을 반복하되, 메트로놈을 이용한다. 박자에 맞춰 하나씩 숫자를 외치도록 한다.

Form OM-14 (계속)
숫자가 적힌 연필 (PENCILS WITH NUMBERS)

레벨 4, 5 : 레벨 2와 3의 활동을 수행한 아동에게 실시한다.

1. 한쪽 연필은 위, 다른 연필은 아래에서부터 시작하여 순서대로 숫자를 크게 읽도록 한다. 예를 들어, 왼쪽 연필의 1, 오른쪽 연필의 9, 왼쪽 연필의 2, 오른쪽 연필의 8.
2. 위의 활동을 반복 시행하되, 연필의 위치를 다양하게 하며 메트로놈의 박자에 맞춰 숫자를 외치도록 한다.

Form OM-15
줄 따라 읽기 (STRING READING)

목적 : 왼쪽에서 오른쪽으로 진행하면서 단속성 시각고정(saccadic fixations)을 발달시킴.

준비물 : 문자열이 적힌 종이. 예를 들어: 가가 나 다다 가 라라 사사 자.

방법 : 왼쪽에서 오른쪽으로 하나씩 큰 소리로 읽도록 한다. 손가락으로 집으면서 읽지 않도록 한다.

레벨 1 : 문자열 사이에 어느 정도의 공간이 띄워져 있음.
가가 나 다 라라 마

레벨 2 : 1과 같으나 문자 사이의 공간이 가까워짐
가가 나 다 라라 마

레벨 3 : 2와 동일하나 문자 사이의 공간이 다양하게 조절됨
가가 사 라라 다 마마 가가

문자와 문자열(줄) 사이의 공간은 일반 책의 거리와 동일하게 한다.

Form OM-16
가까운-멀리 있는 문자 읽기 (NEAR-FAR LETTER NAMING)

목적 : 안구운동(ocular motor)

준비물 : 인덱스 카드, 마커보드

방법 : 여러 줄이 있는 인덱스 카드에 숫자나 문자를 쓴다. 마커보드에도 여러 줄의 문자 또는 숫자를 쓴다. 한 번에 한쪽 눈만을 사용하도록 한다(한쪽 눈은 가림). 한번에 한쪽 눈씩 사용하는 것이 어렵지 않다면 동시에 두 눈을 사용하도록 한다. 아동을 보드로부터 15피트 떨어진 곳에 앉거나 서도록 한다. 레벨1과 2은 숫자를 이용하고 공간을 충분히 띄우도록 한다. 레벨 3에서 5는 문자를 이용하고 문자 사이의 공간을 근접하게 한다.

레벨 1~5 :

1. 아동의 눈앞에서 36인치 떨어진 곳에 인덱스 카드를 둔다. 천천히 아동의 눈앞으로 카드를 움직이는 동안, 아동은 왼쪽에서 오른쪽의 순으로 문자를 크게 소리내어 읽도록 한다. 움직이던 카드를 아동의 눈으로부터 6인치 떨어진 곳에서 멈추고 빠르게 카드를 제거하며, 왼쪽에서 오른쪽으로 칠판(마커보드)의 문자를 읽도록 한다. 문자의 열은 다양하게 조정한다.
2. 1에서 제시한 카드의 읽지 않은 부분을 읽게 하거나 문자가 적힌 다른 카드를 크게 읽도록 한다.

Form OM-17
시각고정 야구놀이 (BASEBALL FIXATIONS)

목적 : 단속성 시각고정(Saccadic fixation)

준비물 : 마커보드

방법 : 아동을 보드로부터 5피트 떨어진 곳에 세운다. 눈높이에 X를 그린다. 그 주변에 네 개의 숫자를 무작위로 쓴다. 예를 들어:

2

3

X

4

1

레벨 2~4 :

1. 아동이 보드의 숫자를 보는데 가리지 않도록 마주보고 앉아 아동의 눈을 관찰한다.
2. 아동은 보드에 그려진 X 바로 앞에서 X를 바라보며 활동을 시작한다. 아동은 X를 주시하면서 그 주위에 필서된 다른 숫자를 알아볼 수 있어야 한다. 머리를 움직이거나 눈을 X에서 떼지 않도록 한다.
3. 하나의 숫자를 불러주고 아동이 빠르고 정확하게 눈을 움직이도록 한다. 아동이 다른 숫자를 쳐다보지 않았다면, 정확히 알아맞춘 것에 대해 칭찬을 해주고 첫번째 베이스를 밟은 것이라고 간주한다.
4. 아동의 눈을 계속해서 주시하도록 한다. 아동의 숫자에서 눈을 떼거나 치료사를 쳐다본다면, "아웃"이라고 외친다.
5. 이번에는 다른 숫자를 불러주고 아동이 빠르고 정확하게 눈을 움직이도록 한다. 다른 숫자를 보지 않고 과제를 수행했다면, 아동을 격려 해주고 두번째 베이스(2주)를 밟은 것으로 한다.
6. 치료사는 계속해서 아동의 눈을 주시하도록 한다. 아동이 숫자에서 눈을 떼면, "아웃"을 외친다.
7. 아동이 삼진 아웃을 당하지 않고 모든 홈(여기서는 4개의 숫자)을 거쳐 갈 수 있도록 한다. 치료사는 무작위로 숫자를 부르도록 하며 숫자 대신 문자를 이용할 수도 있다.
8. 아동이 치료사가 지칭한 숫자를 곧바로 보지 못하거나, 다음 숫자를 부르기 전에 숫자에서 눈을 떼었다면, "아웃"임을 기억하도록 한다.

Form OM-18
공간적 시각집중 (SPATIAL ATTENTION)

목적 : 일시적 체계(transient system)와 정확한 단속성 시각고정 훈련

준비물 : 마커보드

방법 : 다음과 같은 활동을 아동과 함께 시행하도록 한다.

레벨 2~5 : 아동은 보드로부터 약 6피트 떨어진 곳에 선다. X를 바라보도록 하며 X 주위의 문자를 볼 수 있어야 한다. 치 료사가 문자를 말할 때 까지 X에서 눈을 떼서는 안된다. 치료사가 문자를 외치면 그 문자로 빠르게 눈을 움직이도록 한다. 아동은 정확하게 빠른 시각적 고정을 할 수 있어야하며 아래 또는 위의 다른 문자를 주시해서는 안된다. 아동의 빠른 시각 고정이 완수되었을 때 다시 X로 눈길을 돌리도록 한다. 치료사는 아동의 눈을 관찰하면서 다양한 문자를 불러주도록 한다. 눈을 처음 X로 돌아오지 않고 진행할 수도 있다. X로부터 시작해서 다른 새로운 문자를 부르도록 한다. 다음은 마커보드에 적힌 문자의 한 예이다.

ㄱ

ㄷ

ㄹ

X

ㅎ

ㅌ

ㅂ

문자 간에는 어느 정도의 공간을 두도록 하며 너무 가까이 쓰지 않도록 한다. 레벨 2와 3에서는 몇 개의 문자만을 이용하도록 한다.

Form OM-19
주변에 대한 인식 훈련 (PERIPHERAL TRAINING)

목적 : 일시적 체계(transient system) 훈련

준비물 : 재인 범위(span of recognition) 연습문제지, 문자가 적힌 종이와 투명한 OHP 필름

방법 : 이 활동은 주변에 대한 인식을 훈련하는 것이다. 주변인식(peripheral awareness)은 모든 치료활동에서 강조되어야 하는 부분이다. 아동이 주변 시야에 대해 인식할 수 있도록 항상 주의해야한다. 이러한 모든 활동에서 아동은 반드시 머리를 유지하고 눈은 직선으로 전방만을 주시해야한다.

레벨 1~2 : 치료사는 아동 가까운 곳에 서서 아동이 전방을 주시하도록 한다. 치료사의 손에 아동에게 익숙한 물건 (연필, 열쇠 등)을 쥐고, 아동이 그 물건을 볼 수 있을 때까지 천천히 시야 안으로 움직인다.

레벨 3 :

1. 책을 펴서 손가락을 책 페이지의 중앙에 두도록 한다. 아동에게 그 손가락만을 바라보도록 하고 오른쪽으로, 왼쪽으로 몇 개의 단어 또는 문자를 인식할 수 있는지 물어본다. 평균적으로, 고정지점으로부터 왼쪽으로 최소 2개의 문자, 오른쪽으로 4개 또는 5개의 문자를 인식할 수 있어야한다.
2. 공책 한장 크기의 투명 필름을 준비한다. 중앙에 점을 찍고 중앙점 주위의 다양하게 위치에, 다양한 크기의 문자를 잘라 놓는다. 종이 위에 투명 필름을 올려놓고, 치료사는 아동의 눈을 주시하도록 한다. 아동에게 중앙점에 서 눈을 떼지 않은 상태에서 고정점 주위에 어떠한 문자가 있는지 집거나 찾아달라고 말한다. 아동이 자음을 완전히 할 수 있으면, 음소 형태로 된 것을 시도한다. 아동으로부터 16인치 떨어진 곳에 투명필름을 놓도록 한다.

레벨 4~5 : '재인범위' 연습용지를 사용한다. 아동에게 X를 응시하도록 하고, X의 왼쪽과 오른쪽으로 몇 개의 숫자가 보이는지 이야기하도록 한다. 2, 3장의 용지를 연습하도록 한다. 이때 눈은 X에서 움직이면 안된다. 아동은 X 옆의 숫자를 보기 위해 주변 시야를 이용하도록 한다.

Form OM-19 (계속)
주변에 대한 인식 훈련 (PERIPHERAL TRAINING)

재인 범위 1

7320 X 2549	4832 X 8754
9508 X 3026	7203 X 8402
8674 X 0463	065 X 7013
3658 X 2093	1057 X 2015
9579 X 4802	1098 X 4597
3645 X 8012	3048 X 9734
4026 X 3489	5830 X 8754
7468 X 1804	1574 X 0196
2435 X 9087	8543 X 8590
7539 X 1912	2904 X 1568
1048 X 6371	4872 X 9156
4845 X 9501	380 X 5739
6842 X 5608	1498 X 6903
2465 X 1065	9375 X 0289
3208 X 4960	3412 X 5321
2032 X 8756	087 X 1870
1085 X 7601	4182 X 2308
1208 X 6730	6907 X 4638
9804 X 1645	4902 X 1497

Form OM-19 (계속)
주변에 대한 인식 훈련 (PERIPHERAL TRAINING)

재인 범위 2

8032 X 6408	8046 X 2308
8146 X 7145	1024 X 4512
1921 X 7539	2084 X 3902
7849 X 5402	6804 X 4068
3860 X 2076	1024 X 8901
4976 X 9794	5648 X 2012
3738 X 9701	7019 X 3852
7102 X 4856	8046 X 0342
1574 X 5982	9013 X 2304
6790 X 1426	3468 X 8421
1036 X 9753	8651 X 3012
9702 X 7407	7654 X 3718
3862 X 7390	7031 X 2987
9074 X 4574	3857 X 9482
3802 X 5015	8352 X 2476
8765 X 6842	2450 X 8632
8042 X 2671	4321 X 8704
3571 X 0932	6453 X 2467
0421 X 7654	9016 X 7430

Form OM-19 (계속)
주변에 대한 인식 훈련 (PERIPHERAL TRAINING)

재인 범위 3

8759 X 4302	2103 X 6517
2867 X 3402	4902 X 1415
3210 X 3890	1617 X 8010
4902 X 8634	5012 X 0932
0214 X 3905	8472 X 9012
9135 X 2356	0648 X 1045
1047 X 2487	1243 X 3482
1032 X 2913	2163 X 4010
2450 X 1456	6830 X 1912
1041 X 1312	0249 X 6502
4078 X 5890	5863 X 2059
3158 X 6820	1375 X 0492
4921 X 0132	9068 X 3187
6132 X 9856	8146 X 4902
1065 X 2486	1516 X 9101
1097 X 1505	4182 X 4081
3922 X 4721	5976 X 3521
0156 X 3803	0428 X 7632
9568 X 1715	2860 X 5073

Form OM-19 (계속)
주변에 대한 인식 훈련 (PERIPHERAL TRAINING)

ㄱ ㄹ ㅆ

ㅅ ㅂ

ㅍ ㅎ

ㅈ ㄷ ㅇ · ㅈ ㅋ ㅃ

ㄲ ㅁ

ㄴ ㅌ

ㄹ ㄸ

ㅊ ㅉ ㅍ

Form OM-20
줄 달린 공 (MARSDEN BALL)

목적 : 안구운동(oculor motor), 유연한 시각 추적(pursuit) 훈련

준비물 : 마스덴 공(Marsden ball): 줄 달린 공, 문자 차트, 눈 가리개

방법 : 공을 피하는 과정을 제외하고는 계속해서 공을 주시하도록 한다. 레벨 1과 2에서는 머리를 움직이지 않고 눈만 움직이도록 한다. 레벨 1과 2를 제외하고는 공을 천장에 매달아 아동의 어깨 높이에 오도록 하여 약 1 피트 정도의 거리를 두고 서도록 한다. 고학년 아동일지라도 레벨 1과 2에서 시작하도록 한다.

레벨 1, 2 :

1. 아동의 얼굴 정면에서 약 2 피트 떨어진 곳에 공을 둔다. 공을 왼쪽에서 오른쪽으로 흔든다. 머리와 몸은 움직이지 않도 록 한 채 눈으로 공을 주시하도록 한다. 공은 너무 빠르거나 멀지 않게 흔든다. 이 활동 초기에는 아동의 한쪽 눈을 가리도록 한다. 아동이 각각의 눈으로 과제를 잘 수행할 있을 때, 양쪽 눈으로 동시에 수행하도록 한다.
2. 왼쪽에서 오른쪽으로, 원을 그리며, 대각선 방향으로, 머리에서 발쪽으로 공을 흔든다.

레벨 3 : 아동이 서있는 동안 손으로 공을 치도록 한다. 양손을 번갈아가면서 치도록 하고 공을 치고 있는 손의 이름을 외치 도록 한다.

레벨 4 :

1. 공 피하기: 아동의 어깨높이 정도에 공을 매단다. 아동은 천장에 매달린 공 바로 밑에서 문자차트를 마주 보고 선다. 아동의 중앙에서 앞, 뒤로 매단 공을 흔든다. 아동은 공이 앞에서 뒤로 흔들릴 때, 뒤에서 앞으로 흔들릴 때, 머리를 옆으로 기울려 공을 피하도록 한다. 예로:

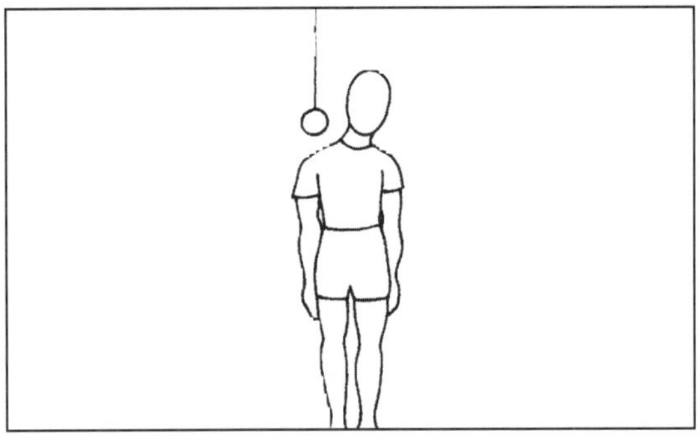

   아동은 공이 귀를 지나갈 때마다 문자를 읽도록 한다. 공의 흔들림이 잘 유지되면, 공의 방향을 점진적으로 변화시켜 양 옆으로 흔들리도록 한다. 공을 멈추거나 방향을 바꾸어서는 안된다. 아동은 공에 부딪히지 않고 가능한 많은 문자를 읽도록 한다.
2. 순서대로 공치기: 공은 아동의 어깨가 닿일 정도의 높이로 매달아둔다. 두 어깨, 팔꿈치, 그리고 손을 이용하여 공을 치도록 한다. 순서를 정하고 큰소리로 외치며 순서에 맞춰 신체 부위를 이용하여 공을 치도록 한다. 예를 들어 "오른쪽 어깨", "왼쪽 손". 아동이 할 수 있다면, 6까지 지시를 증가시킨다.

레벨 5 : 손으로 공을 치면서 공과 같은 쪽 발을 쾅쾅 구르도록 한다. 아동은 자신이 사용하고 있는 쪽에 따라 "오른쪽" 또는 "왼쪽"을 크게 외친다. 이 활동을 잘 수행 할 수 있으면, 한 손으로 공을 치며 반대쪽 발로 발을 구르도록 한다. 그 다음 손과 발의 방향을 외친다. 예로 "오른쪽 손, 왼쪽 발".

Form OM-20 (계속)
줄에 매달린 공 (MARSDEN BALL)

문자 차트

<table>
<tr><td>ㄱ</td><td>ㄷ</td><td>ㄹ</td><td>ㅂ</td><td>ㅅ</td><td>ㅇ</td><td>ㅈ</td><td>ㅋ</td></tr>
<tr><td>ㅍ</td><td>ㅁ</td><td>ㄴ</td><td>ㄹ</td><td>ㅎ</td><td>ㄱ</td><td>ㅊ</td><td>ㅁ</td></tr>
<tr><td>ㅈ</td><td>ㄱ</td><td>ㄷ</td><td>ㅂ</td><td>ㅇ</td><td>ㅋ</td><td>ㅁ</td><td>ㄴ</td></tr>
<tr><td>ㄹ</td><td>ㅎ</td><td>ㄱ</td><td>ㅊ</td><td>ㄹ</td><td>ㅂ</td><td>ㅅ</td><td>ㅇ</td></tr>
<tr><td>ㅈ</td><td>ㄷ</td><td>ㅇ</td><td>ㅁ</td><td>ㄴ</td><td>ㄹ</td><td>ㅊ</td><td>ㅁ</td></tr>
<tr><td>ㄱ</td><td>ㅌ</td><td>ㅂ</td><td>ㅇ</td><td>ㅋ</td><td>ㅁ</td><td>ㄴ</td><td>e</td></tr>
<tr><td>ㄹ</td><td>ㅎ</td><td>ㄱ</td><td>ㅊ</td><td>ㄹ</td><td>ㅂ</td><td>ㅅ</td><td>ㅇ</td></tr>
<tr><td>ㅁ</td><td>ㄷ</td><td>ㄹ</td><td>ㅎ</td><td>ㄱ</td><td>ㅊ</td><td>ㅁ</td><td>c</td></tr>
<tr><td>ㅈ</td><td>ㄱ</td><td>ㄷ</td><td>ㅂ</td><td>ㅅ</td><td>ㅋ</td><td>ㄹ</td><td>ㄴ</td></tr>
<tr><td>ㄹ</td><td>ㅎ</td><td>ㄱ</td><td>ㅊ</td><td>ㅁ</td><td>ㅂ</td><td>ㅅ</td><td>ㅇ</td></tr>
</table>

Form OM-21
시각운동조절 방망이 (VMC BAT)

목적 : 안구운동(ocular motor)

준비물 : 시각운동조절 막대(VMC bat), 끈 달린 공. 막대는 지름 1인치, 길이 3 피트 정도의 원형 장대이다. 이 막대는 다양한 색깔 부분으로 나뉘어져 있다. 예를 들어:

빨간색	파란색	초록색	초록색	파란색	빨간색

방법 : 끈달린 공을 아동의 가슴 높이에 매단다. 아동은 막대를 양 손으로 수평하게 쥔다. 다음과 같이:

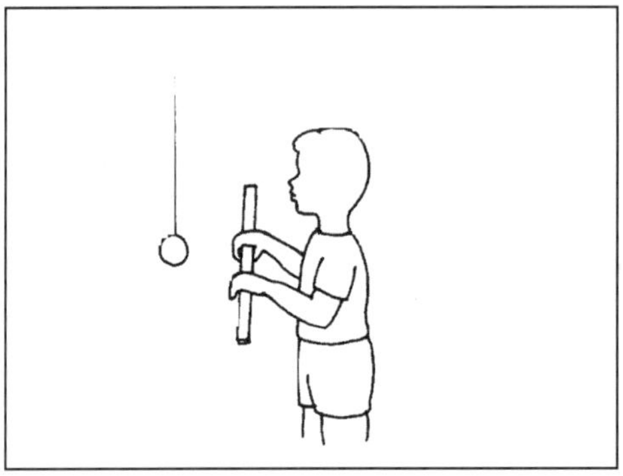

레벨 1, 2 :

1. 막대로 공을 치도록 한다. 아동이 얼마나 길게(두 손 사이의 거리) 할 수 있는지 관찰한다. 아동이 공을 놓치지 않고 칠 수 있는 양 팔의 거리를 기록한다.
2. 막대에 다양한 색을 부르고 아동이 그 색깔에 해당하는 부분으로 공을 치도록 한다.

레벨 3~5 :

1. 1, 2 레벨을 수행한다.
2. 방향과 색깔을 외치며 공을 치도록 한다. 예로 "오른쪽 빨강" "왼쪽 파랑"
3. 정해진 순서에 따라 다양한 색깔에 맞추도록 한다. 예로 "오른쪽 빨강", "왼쪽 파랑", 그리고 "오른쪽 초록"
4. 하나의 색깔로 여러번 치도록 하고 다른 색깔로 또다른 횟수로 치도록 한다. 예를 들어 " 오른쪽 빨강 10회", "왼쪽 파랑 3번". 아동이 공을 칠 수 없다면 야구공으로 실시한다. 위 그림에서 보여주듯이 아동이 시각운동조절 막대를 쥐고 있도록 한다.

Form OM-22
실에 꿰맨 구슬 (BROCK STRING)

목적 : 단속성 시각고정(saccadic fixations)

준비물 : 줄에 꿴 구슬 또는 설압자, 메트로놈(박자기)

방법 : 레벨 1과 2에서는 3 피트 길이의 거칠거칠한 끈에 3개의 큰 색깔 구슬을 끼운다. 레벨 3에서 5에서는 두 개의 설압자 사이의 길이가 18인치 정도가 되도록 끈을 준비한다. 설압자의 위쪽 끝에 구멍을 뚫고 세개의 작은 색구슬을 끼운다. 끈의 양 끝은 매듭을 묶는다. 예를 들어 다음과 같다.

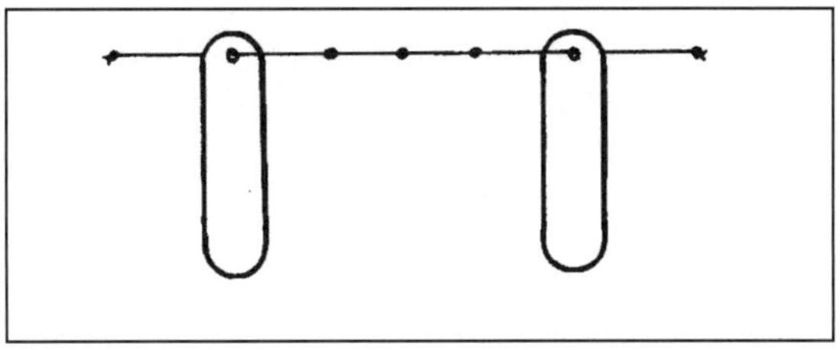

레벨 1, 2 : 의자 위에 끈의 한쪽 끝을 묶는다. 아동이 다른쪽 끝을 잡고 자신의 코쪽으로 당겨 팽팽하게 유지한다. 치료사의 지시나 메트로놈의 박자에 맞추어 하나의 구슬에서 다른 구슬로 빠르게 그리고 정확하게 쳐다보도록 한다. 첫번째 구슬은 아동의 코에서 5 인치 이상 떨어지도록하여 너무 가까이 위치하지 않도록 한다. 하나의 구슬에서 다른 구슬로 눈을 옮겨가면서 구슬의 색깔을 외치도록 한다. 예를 들어:

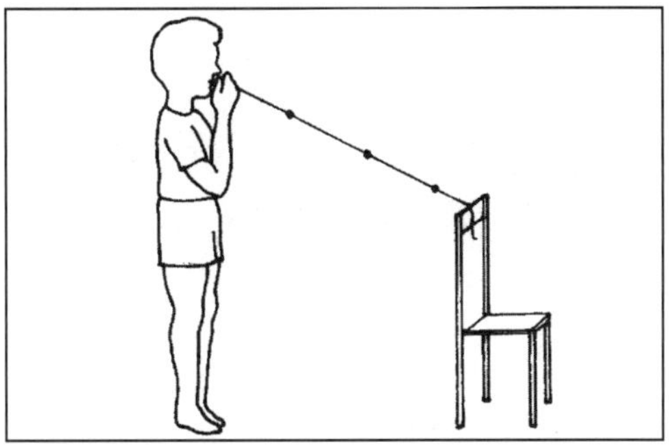

레벨 3~5 :

1. 레벨 1, 2의 활동을 수행한다.
2. 아동의 한손은 코 앞에서 설입자를 쥐고 다른 손은 줄이 팽팽해지도록 멀리 당겨 잡는다. 치료사의 지시에 따라 하나의 구슬에서 다른 구슬로 눈을 옮기도록 한다. 구슬의 위치와 거리는 다양하게 조절하도록 하며 첫번째 구슬은 아동의 코에서 5인치 이내로 가까워지지 않도록 한다. 예를 들어:

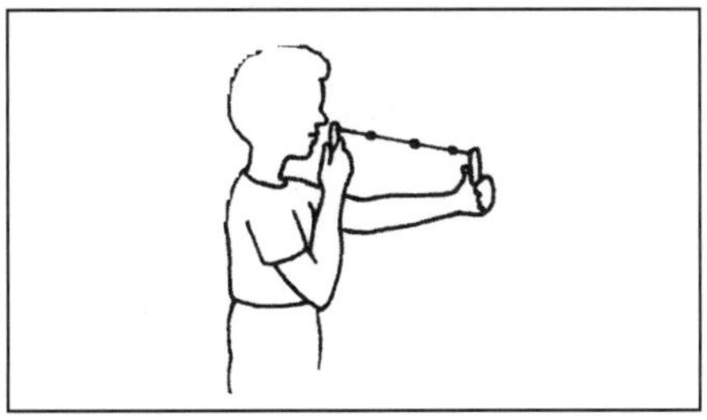

Form OM-22 (계속)
실에 꿰맨 구슬 (BROCK STRING)

3. 1과 같은 방법으로 시행하되, 코로부터 멀어지도록 다양한 방향으로 위치시킨다. 예를 들어 오른쪽 아래, 왼쪽 위에 둔다. 메트로놈을 이용하여 박자에 맞춰 빠르게 눈을 움직인다.

Form OM-23
시각적 추적을 이용한 읽기 (PURSUIT READING)

목적 : 단속성 시각고정(saccadic fixations)

준비물 : 이해가 쉬운 읽을거리, 워킹레일, 균형대

방법 : 아동에게 책을 큰 소리로 읽도록 한다. 만일 아동이 책을 읽지 못한다면 숫자를 읽도록 한다. 항상 왼쪽에서 오른쪽의 순으로 읽도록 한다.

레벨 2 : 양손으로 책이나 읽을거리를 들고 선다. 다양한 크기의 원을 그리거나 또는 "안과 밖", "오른쪽과 왼쪽", "위와 아래", "대각선"과 같은 패턴에서 책을 움직이도록 한다.

레벨 3~5 : 양 손으로 책이나 읽을거리를 들고 선다. 균형대 또는 워킹레일에 서서 원을 그리거나 안 · 밖, 오른쪽 · 왼쪽, 위 · 아래, 대각선으로 책을 움직이면서 읽도록 한다.

Form OM-24
사전을 이용한 훈련 (DICTIONARY TRAINING)

목적 : 단속성 시각고정(saccadic fixations)

준비물 : 국어사전

방법 : 아동에게 사전에서 단어를 찾는 방법을 설명한다. 아동이 사전검색 방법을 이해했다면 다음의 활동을 진행하도록 한다.

레벨 3 : 아동에게 매일 5개의 단어를 찾도록 한다. 단어를 찾는데 소요된 시간을 측정하고 기록한다.

레벨 4~5 : 아동에게 중간의 철자가 빠진 단어를 제시한다. 사전을 이용하여 빈 공간을 채우도록 한다. 예를 들어, 전기. 이것은 '전화기' 도 될 수 있고 '전산기' 도 될 수 있다. 가능한 많은 단어를 찾아 공간을 채우도록 한다.

Form OM-25
칠판-책 번갈아 읽기 (BOARD-BOOK READING)

목적 : 단속성 시각고정(saccadic fixations)

준비물 : 마커보드(칠판), 책(유인물)

방법 : 칠판에 아동의 읽기 과제로부터 한 문단을 필서한다. 레벨 1, 2에서는 칠판과 아동의 유인물에 문단 대신 음절을 적도록 한다.

레벨 1, 2 : 아동이 칠판에 있는 음절과 유인물에 있는 음절을 순서에 맞춰 번갈아가며 읽도록 한다. 칠판과 유인물의 음절은 동일한 순서로 나열되어 있어야 한다. 즉, 칠판에 적힌 첫 번째 음절, 유인물의 두 번째 음절, 칠판의 세 번째 음절, 유인물의 네 번째 음절 등의 순으로 읽도록 한다.

레벨 3~5 : 치료사는 칠판에 아동의 책과 동일한 문단을 필서 해둔다. 칠판과 책을 큰 소리 내어 번갈아 읽게 한다. 예를 들어 책의 첫 번째 단어, 칠판의 두 번째 단어 등의 순으로 읽는다.

Form OM-26
철자와 관련된 활동 (ORTHOGRAPHY ACTIVITIES)

목적 : 안구운동(ocular motor)

준비물 : 사전

방법 : 국어에서서는 특정 문자가 다른 문자에 비해 단어의 특정 위치에 더 자주 위치하게 된다. 이 활동은 아동에게 단어의 문자 위치에 대한 집중을 향상시키고 익숙하게 하기 위한 것이다. 예를 들어, 국어의 모든 단어에서 "ㄴ"은 다른 자음에 비해 자주 첫 번째 자음으로 사용된다. 다음은 단어의 앞, 뒤에게 가상 많이 사용되는 문자를 나열한 것이다. 아동이 이러한 순서를 학습하도록 하며 다음 활동을 진행한다.

첫 번째 자음으로 가장 많이 사용되는 문자

가장 많이 사용되는 자음	ㄴ
두 번째로 많이 사용되는 자음	ㄱ
세번째로 많이 사용되는 자음	ㄷ
네번째로 많이 사용되는 자음	ㄹ
다섯번째로 많이 사용되는 자음	ㅁ

단어 마지막에 가장 많이 사용되는 음절

가장 많이 사용되는 음절	이
두 번째로 많이 사용되는 음절	다
세 번째로 많이 사용되는 음절	는
네 번째로 많이 사용되는 음절	을

* 국어에서 많이 사용되는 끝문자와 음절에 대한 자료는 찾을 수 없으므로 그대로 응용하기 어렵습니다.

레벨 3 : 일반적으로 첫 자음으로 가장 많이 사용되는 자음으로 시작하는 단어 10개를 찾아 기입하시오.

1.	6.
2.	7.
3.	8.
4.	9.
5.	10.

Form OM-26 (계속)
철자와 관련된 활동 (ORTHOGRAPHY ACTIVITIES)

레벨 4 : 일반적으로 끝음절로 가장 많이 사용되는 음절로 끝나는 단어 5개를 찾아 기입하시오.

1.
2.
3.
4.
5.

레벨 5 :

1. 신문을 보고 첫 음절로 가장 많이 사용되는 음절을 지닌 단어를 찾아 동그라미 치도록 한다. 아래에 기입해야 하는 것은 아니다.
2. 신문을 보고 끝 음절로 가장 많이 사용되는 음절을 지닌 단어를 찾아 동그라미 치도록 한다. 아래에 기입하지 않아도 된다.

제5장

대근육 운동

"모든 인지적 매카니즘은 운동활동에 근거한다"

(Dequiros, 1979)

"우리는 움직임 순서에 따라 느끼지만, 느끼는 것에 의해 움직인다"

(Piaget, 1948)

대근육 운동과 읽기

학습장애 분야에서 가장 논쟁의 여지가 되고 잘못 알고 있는 것들 중의 한 영역이 실독증 아동에 대한 대근육 운동 기술(gross motor skills-걷기, 달리기, 던지기 등)의 역할이다. 대부분의 사람들은 읽을 때 발성상의 연구가 중요하다고 인식한다. 그러나 아동들이 왜 일련의 균형 활동들의 전 과정을 거쳐야 하는지 필요성을 이해하는 것은 더 어려운 일이다. 실독증 아동과 함께 지내는 사람이라면 이런 아동의 대다수가 대운동의 어려움을 가지고 있다고 말할 것이다. 실제로, 한 연구에 따르면, 실독증 아동의 95%가 불안정한 운동(motor in stability)을 보인다고 한다(Moretti, 2002). 그렇다면 왜 이런 아동들의 대운동 기술이 다른 아동들보다 더 열 악한 것일까?

아동은 정상 발달 과정을 거치게 된다. 심지어 출생 전부터, 아동은 기술(skills)이 발달한다. 임신 5개월 초 기부터, 전정계의 영향으로 눈의 움직임이 시작된다. 출생 후 2개월 초기에서 3개월까지 사물에 대해 쳐다보고, 초점을 맞추고, 양쪽 눈을 정렬시키는 능력은 발달하게 된다 (Dequiros, 1979). 5개월까지 아이의 눈은 움직이는 사물에 대한 시각 추적이 서서히 발달한다. 6개월이 되면, 주위 소리를 듣고 그 사물을 바로 직시할 수 있게 된다. 그 사물이 눈에 들어오면, 아이는 그것을 입으로 가져가기 위해 움켜잡기(grasp)를 시도한다. 8개월 때에는, 스스로 앉고, 양손과 양 무릎으로 기게 되었다가(creep) 12개월에는 서게 된다(Dover, 1979). 1년이 되면, 기고(craw ling), 서고 걸으면서 자각적 요인들의 상호작용 발달로 아동의 주위 환경에 대해 깨닫기 시작한다. 2세가 되는 동안, 중력의 영향으로 걷고, 넘어지고, 사물을 만지는 경험을 통해 이런 기능들은 더 강화되어 신체 도식 (Body schemes)이 발달하게 된다. 이런 과정에서 아동은 또한 신체 인식(body awar eness)이 발달하고, 자신의 신체 부위에 대해 더욱 알게 된다. 그리고 3~4세 동안 아동은 신체의 한쪽 부위로 더 숙련된 움직임을 할 수 있는 능력을 가지게 된다. 5~6세까지 아동은 오른쪽과 왼쪽 중 우세하게 사용 하는 부위가 형성된다(Dequiros, 1979). 이것은 운동 기술이 발달하고 있는 초기 아동의 치료가 중요한 이유이다.

운동 활동(motor activity)과 발달이 학습에 어떻게 필수적인 것이 되는지 이해하기 위해서 여러분은 뇌 발달에 대한 약간의 지식이 필요하다.

계통발생학적으로 피질하 수준에서 피질 수준으로 이행되면서 기능적 활동을 위한 뇌의 피질화가 진행되게 된다 (Ayres, 1972). 신경계가 더 발달하고 확장될 필요가 있게 됨으로써, 이전의 기능을 수정하기 보다는 이전의 오래된 구조와 기능을 복사하여 개선시키고, 더 새로운 구조로 발달하게 되었다. 따라서 같은 종류의 기능을 가진 뇌와 여러 수준(level)으로 반복되게 된다. 뇌가 발달하면서, 더 상위 수준의 뇌는 하위 수준의 구조에 의존한 채로 남게 되었다. 대뇌 반구(상위수준)가 더해질 때 하위 수준의 영역의 기능을 대체하지는 않았지만, 더 복잡한 수준의 문제를 다룰 수 있는 능력을 가지게 되었다. 만약 전성계, 뇌간, 소뇌와 같은 하위 영역의 처리와 정보 전환이 없었다면, 읽기와 같은 고위 인지기능의 대뇌 피질은 환경으로부터 이동되어 온 정보를 해석할 수 없었을 것이다. 아이들의 경우 뇌전체로 사고를 하게 된다. 많은 교육자들은 사고와 같은 모든 인지 기술들은 오직 피질에서 이루어진다는 실수를 하게 되고, 그 결과 더 낮은 수준의 뇌 기능은 이런 과정에서 중대한 역할을 할 수 있다는 가능성을 간과하게 된다(Ayres, 1972). 뇌 전체의 상호작용은 뇌 발달 과정에서 환경적 요구에 대한 적절한 반응을 조직화하면서 이루어진다. 운동 기술이 적절하게 발달되지 못한 아동은 학교생활에 실패할 가능성이 크다. 각 발달 단계가 이전의 단계 발달 정도에 의존되어진다는 사실을 이해한다면, 읽기와 언어가 더 낮은 수준의 뇌 영역 발달에 의한 것임을 알게 될 것이다. 앞서 언급한 것처럼 아이들은 뇌 전체로 독서를 한다.

뇌 전체가 고위 뇌 기능과 관련된 것처럼, 자세와 평형과 같은 더 기본적인 기능도 또한 관련되어 있다. 그러나 고위 뇌 영역으로 일을 효과적으로 하기 위해서는 더 낮은 수준의 뇌 기능이 자동적으로 되어야한다. 만약 그들이 자동적이지 못하면 고위 영역에서 보조를 해주어야한다. 이것은 읽기와 같은 고위 기능이 덜 효율적이 되게 된다. 그 결과, 하위 영역에서 부적절한 것을 수정하는 동안, 고위 뇌 영역은 신체 정보를 과도하게 받아들이게 된다(Dequiros, 1976). 학습을 위한 신체 정보 처리 과정은 신체적 잠재성 (Corporal potentiality)이라고 부른다. 앞에서 말한 것처럼, 아동은 2살이 되는 동안 신체를 인식(body awa reness)하는 것이 발달하게 된다. 정상 발달에서 다음 단 계로 신체적 잠재성에 의해 자세 관련 시스템(postural system)이 통합한다. 4세와 6세 사이에 좌반구의 우세로 상징적 사고(symbolic thought)를 시작하게 된다. 자세와 운동 활동들이 이 시기에 자동화되지 못한 채, 이런 활동에서 대뇌 피질이 사용되도록 강요받는다면, 정신 활동이 감소된다(Dequiros, 1976). Jackson의 법칙에 따르면, "중추신경계가 손상을 받게 되면, 발달 과정에서 마지막으로 나타난 기능을 첫 번째로 잃게 된다" 고 하였다(Dequiros, 1976). 예를 들어, 뇌를 다친 경우, 뇌는 자세나 균형과 같은 첫 번째로 가장 주요한 기능을 보호할 것이고, 읽기와 언어 같은 새로운 기능들을 잃게 될 것이다. 이런 새로운 기능들은 더 중요하고 기본적인 기능으로 뇌는 간주하지 못한다.

유명한 심리학자인 피아제는 운동 경험들은 정신 발달의 기초가 되고, 모든 인지적 메카니즘들은 운동 활동의 기본 이 된다고 믿었다(Ginsburg, 1969). 삶의 초기에는 운동 활동은 정신 활동 전에 발달하고, 그런 다음 두 가지 활동이 공존하고, 마지막으로 정신 활동이 운동 활동보다 우위에 있게 된다. 적절한 운동 기술의 발달도 학습에 중요하다는 전제가 깔린다. 안구 운동 기술은 아동이 글을 읽을 때 적절하게 글자를 보는데 필요하며, 눈—손 협응 기술(eye-hand coordination skill)은 글자를 쓸 때 필요하다. 운동 기술은 자동화될 때까지 발달되어야 한다. 이것이 정상발달과정이 된다. 아동이 성장하면서 적절한 균형과 대운동 기술이 발달해간다. 대운동에 따른다는 것은 걷고 서는데 사용되는 대근육을 의미한다. 발달은 대운동부터 소운동으로 진행된다. 소운동은 글을 쓰는데 사용되는 작은 근육들을 포함한다. 대근육들은 몸의 중심을 향해 놓여있고, 소근육들은 사지 쪽을 향해 발달한다. 따라서 팔에서 팔꿈치, 손목, 손가락 부위로 발달해간다(Kephart, 1960). 이것이 학습장애를 가진 아동들이 왜 협응 장애와 균형 및 운동 기술(motor skill) 장애를 보이는 지에 대한 이유이다. 이것은 대근육뿐만 아니라 시각운동(눈—손 협 응) 및 안구 운동(눈의 움직임)과 같은 소근육 운동이 연관되어 있다는 것을 보여준다. 아동은 공간상에서 신체를 사용하고 움직이면서 뇌 전체를 훈련한다. 우리가 아동을 컴퓨터 앞에 앉도록 하고, 발이나 손목을 잡고, 왼쪽과 오른쪽을 가르쳐준다면, 아동은 고위 뇌 영역을 주되게 사용하게 된다. 그러나 만약 아동이 몸 전체를 움직여, 균형을 통해 신체 양쪽을 함께 사용하게 한다면, 하위 영역을 포함해 뇌 전체를 훈련시키게 된다.

학습을 하는데 중요한 두 가지 시스템을 설명하기 위해, 전정계부터 살펴볼 것이다. 내이는 청각 기관과 비청각 기관을 가진다. 달팽이관은 듣기 위한 청각기관을 가르키고, 반면 전정기관은(일명, 미로) 자세, 평형, 근긴장도, 공간 지남력을 위한 비청각 기관이다. 전정기관은 눈의 움직임(vestibular-oculomotor 경로를 통해)을 조절할 뿐만 아니라, 의도적이고 협응된 움직임과 여러 기능들을 연결해준다(Dequiros, 1979). 이 시스템의 중요성을 강조하기 위해, 전정신경은 수초화된 모든 감각 신경들 중에 서 첫 번째 신경이 된다. 각각의 전정기관 내에 있는 내림 프액이 채워진 세반고리관은 공간상의 3개의 면(plane) 에 정확히 반응하기 위해 각 방향으로 각이 향해 있다. 반 고리관에 가장 효과적인 자극은 매 초마다 최소한 2도씩 머리를 움직이는 것이다(빠르게 각을 이동시킴). 머리가 느린 속도로 움직이면 내림프액과 평형소모(cupula), 섬모세포가 머리와 같은 속도로 함께 움직이게 된다(Fisher , 1991). 치료는 머리 자세나 머리의 움직임이 전정 감각 수용기 세포와 결합된 자극의 결과가 될 것이다. 그러므로 1)몸 전체(머리)자세에서 2)정지 상태에서 빠른 속도로의 변화로 3)선과 각 범위를 통해 4)이동하고 유지하는 자극들을 제공하는 활동을 고려하여 계획해야 한다(Fisher, 1991).

균형과 공간 지남력은 시각계(ocular system)와 전정계, 고유수용기관(근육, 관절, 근막, 피부)에 의해 일어나 는 구심성 자극을 통해 유지된다. 고유 수용성 감각은 근육 과 건, 특히 목 관절로의 자극이 매우 중요하다. 컴퓨터처럼 작동하는 뇌와 척수신경 구조들의 규칙적인 시스템은 눈과 귀, 고유수용성감각으로부터 오는 자극으로 일정하게 유지되고, 정상자세에서 균형을 유지하기 위해 끊임없이 신체를 각성시킨다. 따라서 이런 감각 기관들은 평형과 공간 지남력 모두를 유지시키고 통합된 패턴을 수집하는 중추신경계로부터 내외적 환경과 상호보완적으로 작용한다(Levinson, 1980). 전정계만의 기능 장애나 소뇌와 같이 통합되어 기능하는 기관의 기능 장애는 운동 불균형과 공간적 불협응으로 인한 실독증 뿐만 아니라 시각, 청각, 고유수용성, 방향적 비협응을 보이게 된다(Levinson, 1980).

이런 기능장애를 가진 아동을 검사하는 방법으로 Rhom berg test가 있다. 이 검사는 아동이 눈을 감아 전정감각과 고유수용성 감각만으로 균형을 유지할 수 있는지 보는 것이다. 아동이 양발로 서 있으면서 양쪽 팔을 벌리고 눈을 감게 한다. 만약 이때 아동이 발을 움직였다면, 소뇌의 기능 손상이나 미성숙된 것일 수 있다. 또한 아동이 이리저리 마구 흔들린다면, 이것은 고유수용성의 감각 입력의 어려움을 뜻할 수도 있다(Dequiros, 1976).

우리가 무언가를 볼 때, 빛은 동공을 통해 들어가서 눈의

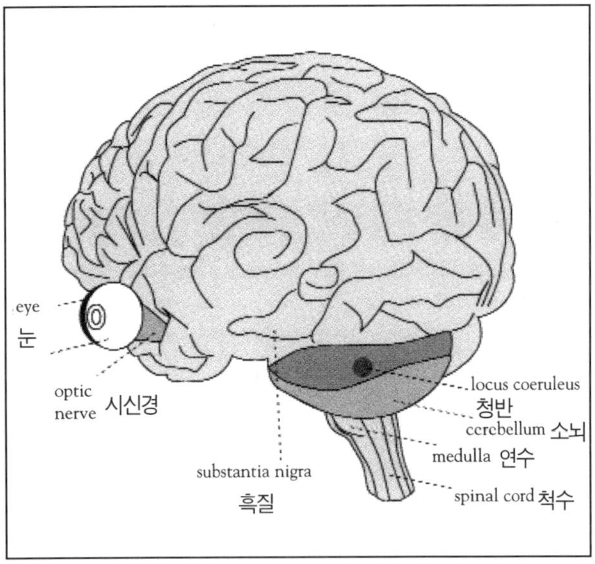

그림 5-1. 사람 뇌의 측면에서 소뇌의 위치를 보여주고 있다.

뒷쪽(망막)에 초점을 맺게 된다. 그리고 정확히 보기 위해서 빛은 중심와라고 불리는 작은 홈에 빛이 초점을 맞추어야한다. 이곳은 단지 1.5mm의 지름으로 되어있고, 상이 가장 잘 맺히는 중심부위에 원추 세포가 있다. 만약 빛이 이 부위에 초점을 맞추지 못한다면, 시야는 흐릿하게 보이게 된다. 눈을 움직이는 6개의 외안근(extraocular muscles) -4개의 직근과 2개의 사근- 이 있다. 여러분이 눈을 움직이려고 할 때, 그것들은 매우 빠른 속도로 움직이게 된다. 이런 복잡한 구조들은 양쪽 눈이 동시에 같은 사물에 초점을 맞출 수 있도록 한다. 한쪽 눈이 1초라도 어긋나게 되면, 시야는 흐릿하거나 사물이 두개로 보이게 된다. 그러므로 여러분이 한쪽으로 머리를 돌린다면, 한쪽 눈은 다른 쪽 눈보다 더 멀리 움직여야 할 것이다. 이것은 더 정확하게 보기위해서 필요하다. 여러분은 외안근들이 정확하게 협응이 되어지는지 알기 위해서는 다른 근육들의 협응에 대한 검사도 실시해 보아야 한다. 수 년 전부터 연구가들은 10명의 운동선수들에게 3m 떨어진 곳에서 공을 칠 수 있도록 공을 던지게 하여 시간이 얼마나 걸리는지 조사 하였다. 고리로 선수들의 손가락, 손, 팔을 감아 공이 던져 지는 순간 세 번째 손가락으로 당겨지도록 하여 컴퓨터로 관절들의 자세를 기록하였다. 목표물이 쳐지기 위해 공을 던지는 사람은 던지는 동작을 2msec 시간 내에 공을 놓도록 손가락을 벌려야한다. 그 결과, 목표물을 10msec 정도의 시간이 걸려 대부분 놓쳤다 (Wickelgren,1998).

이런 복잡한 움직임이 적절한 시간에 협응되기 위해선 컴퓨터처럼 움직여야 한다는 사실은 분명하다. 여러분이 책을 읽을 때는 눈을 정확하게 움직여야 하고, 글을 쓸 때는 연필에 엄마만큼의 압력을 가해야 하는지 결정해야하고, 양치질을 하기위해서는 눈이 아니라, 입으로 정확히 향해야 한다. 이러한 동작을 책임지는 부위는 소뇌이다(그림 5-1 : 사람 뇌의 측면 에서 소뇌의 위치를 보여주고 있다).

소뇌의 기능이 실독증과 관련되어 있다는 것을 지지하는 초기 인물 중의 한 명이 Harold Levinson 박사였다. 그는 Solution to the Riddle Dyslexia(1980) 라는 책을 출판했다. 실독증 환자의 75%가 과거나 현재에 균형과 협응, 리드믹한 운동의 장애를 보였다고 밝혔다. 실독증의 증상들은 :

1. 불안정한 글자체와 단어
2. 읽는 동안 단어와 음절, 글자를 부적절하게 넣음.
3. 단어, 음절, 글자들 또는 문장의 일부를 건너뛰거나 빠뜨림.
4. 완성된 글의 글자나 음절이 정기적으로 빠지거나 반복되어지고, 다른 단어(the cat을 that으로 읽음)로 읽혀짐.
5. 빠뜨려진 단어, 음절, 글자들은 같은 문장이나 문단 내의 약간 떨어진 부분에서 읽혀짐.
6. 빠뜨림, 삽입, 대체, 반복, 전위, 회전, 역방향으로 잘못 읽음.
7. 능동적이고 의식적인 단어, 글자, 문장의 움직임.
8. 난잡하고, 비조직화된 글쓰기, 실독증 아동은 편안한 자세를 찾기 위해 글을 쓰는 동안 머리, 몸, 팔들을 계속 움직임.
9. 기억의 연속적이고 단편적인 유형들은 감각, 운동, 시간적, 방향적 요인에 방해를 준다.
10. 시각 추적(Ocular motor tracking)의 어려움

Levinson은 소뇌-전정계가 실독증 아동에서 안구 운동 거리 측정 장애(ocular motor dysmetria)나 안구 진탕증(눈의 비자발적인 수직 방향으로의 빠른 움직임, nystagmus)과 관련이 있으며, 이 안구진탕증은 시각 입력의 혼동을 야기한다고 가정하고 있다. 시공간적인 시각 정보를 마구잡이로 망막으로 유입시킨다. 그의 읽기 가설에 따르면, 실독증은 소뇌-전정계의 기능 장애에 의해 야기되는 눈의 고정(Ocular fixation)과 연속적인 시각 추적(sequential tracking)장애와 관련된 무증상적 안구진탕증(subclinical nystagmus)을

가진다고 한다. 이것을 그들이 책을 읽을 때 정확한 눈의 추적의 어려움을 가지게 한다. 이 유추는 연구의 시발점이 된다. 정확하게 연구를 하기 위해서는 안정적인 가설이 있어야 한다(Levinson, 1980).

소뇌는 야구공 정도의 크기이고, 콩 모양이다. 그리고 두개골의 뒤편에 있으며, 뇌간의 위에 위치하고, 1000억 개 이상의 뉴런들로 이루어져 있다(Wickelgren, 1998). 이 것은 뇌와 결합하고도 남을 정도이다(Allen,1997). 그것은 생리학적으로 소뇌, 기저핵, 간뇌, 변연계, 뇌간과 단일 시냅스(monosynaptic) 또는 다 시냅스(multisynaptic) 경로에 의한 척수를 포함한 중추신경계로 모두 연결되어 있다. 그러므로 인간 뇌에서 거대한 연결망 중의 하나이다. 그럼에도 불구하고, 한 세기 이상 신경학자와 신경과 학자들은 인간 소뇌의 주된 기능은 협응 운동을 보조하는 것이라고 보았다(Allen, 1997).

한 세기 이상, 소뇌는 운동 기관으로써 간주되어 왔다. 최근 연구들은 소뇌가 1)움직임의 적절한 시기(timing of events)판단 2)지각적이고 공간상의 이성적인 문제 해결 과 같은 비운동 활동 기구라는 것을 보여준다(Gao, 1996). 언어와 시공간적 동화, 학습, 계획과 같은 인지 기능에서도 소뇌가 관계한다는 증거가 제시되고 있다(Silveri, 1994). 적절한 시기의 인지 처리과정에서 소뇌의 역할은 운동처리 과정에서의 역할과 유사하며 인지적 사건들을 연속적이고 일시적으로 표지하는 기전을 제시한다(Schmahmann, 1977). 이런 관점은 양전자 방사 단층 촬영법 (PET)으로 알 수 있다. 일정한 규칙 하에 글짓기를 하는 동안 소뇌의 외측 하단 영역의 활성화를 볼 수 있다(Kim, 1994). 소뇌의 외측부위는 자발적인 움직임 조절과 관련 된 부분이다(Ito, 1990).

인간 성장에서 소뇌의 중요성은 지난 100만년 만에 소뇌의 크기가 3~4배로 커진 것을 보면 알 수 있다(Levinson, 1980). 소뇌의 치상핵의 크기 증가는 소뇌로의 감각 입력에 의해 영향을 받는 대뇌의 크기도 함께 증가하게 되 었다. 소뇌 기능의 확장과 동시에 영향을 보이는 대뇌의 영역은 언어와 인지 기술과 관련된 부분이다. 치상핵들은 시상을 경유하여 대뇌 피질에 투사됨으로써 영향을 준다. 눈의 움직임과 관련된 소뇌의 영역은 대뇌 피질의 1차 운동 영역 및 전운동 영역과 연결되어 있다(Kim, 1994). 소뇌 활성화는 학습 정보를 받는 초기 단계나 비운동 및 운동 정보가 처리되는 과정에서 가장 높게 나타났다(Allen, 1997).

소뇌의 피질과 심부핵은 해부학적으로 중요한 부분이다. 소뇌에서 유일하게 나오는 퍼킨제 세포들은 다른 뇌 영역으로 나가는 소뇌 심부핵의 억제성 연결을 통해 투사된다. 소뇌로 들어오는 것들은 등반 섬유(climbing fibers)와 이끼 섬유(mossy fibers)로 전환된다. 등반 섬유들은 올리브핵(olivary nuclei)으로부터 나오고, 이끼 섬유들은 뇌간으로부터 나온다(Raymond, 1996).

앞에서 설명한 소뇌에 관한 모든 내용들은 소뇌가 운동 기술과 연관되지 않은 기능에 관한 것이다. 다시 요약해보면,

1. 움직임의 속도, 힘 리듬, 정확성의 조율(Schmahmann, 1991)
2. 운동 학습을 위한 기억 저장(Shadmehr, 1997)
3. 학습된 움직임의 적절한 시기(timing) 조절(Raymond, 1996)
4. Broca 언어 영역은 언어 획득과 연관되어진다.
5. 음운론적 기술 획득(Fisher, 1991)
6. 공간적 실독증(Spatial dysgraphia)과의 관련성 (Moretti, 2002)
7. 적절한 속도와 정확한 동작을 위한 다양한 근수축의 시기조절(timing)(Wickelgren, 1998)
8. 근육들 사이의 정확한 시간적 상호작용 조절(Silveri , 1994)
9. 공간적 학습과의 연관성
10. 시각 추적
11. 소뇌의 각 부분들은 명사의 동사화(동사의 명사화가 아닌)에 의해 활성화된다.
12. 눈의 위치와 손/팔 움직임 사이의 협응
13. 시각 운동 협응
14. 집중(attention) 보조
15. 정신적 형상화(mental imagery)
16. working memory와의 관련성
17. 언어학적 처리과정과의 관련성
18. 감정적 상태와의 연관성
19. 지각 과정의 적절한 시기(timing)조절
20. 집중의 전환(attention shifting)(Schmahmann, 1997)

소뇌-전정계의 기능 장애를 가진 아동의 증상

1. 안구 고정(ocular fixation)의 어려움
2. 시각-운동의 어려움(visual-motor difficulty)
3. 잡고, 던지고, 차기의 어려움

4. 지각과 시공간적 장애
5. 서툰 연필 잡기
6. 서투르고 미숙한 협응력
7. 소운동 협응 장애
8. 글씨 쓰기 관련 운동의 불협응 (예) 글씨체 형성과 간격 유지의 어려움(Levinson, 1980)

실독증을 일으키는 가장 흔한 이론은 음운론적 결핍 가설(Phonological Deficit Hypothesis)이다. 이것은 Sylvian 구(fissure) 주위의 언어 영역의 신경학적 비정 상이 5세 정도 때 음운론적 인식 발달에 실패를 가져온다는 내용이다. 그래서 읽기 학습에 중요하게 요구되는 음소 (phoneme)-서기소 (grapheme)와 서기소-음소 전환의 학습에 방해를 받게 된다. 그러므로 삶 전체에 걸쳐 음운론적 인식 결핍이 지속되며, 읽기 획득에 필요한 음운론적 인식 장애를 보이는 아동을 훈련시켜야 한다는 증거가 된다(Fawcett, 2001). 어느 누구도 실독증에서 음운이 중요한 요인이 된다는 것에는 논쟁의 여지가 없을 것이다. 그러나 만약 엄밀하게 보았을 때 음운상의 문제가 있다면, 왜 실독증 아동 대부분이 눈 운동과 운동 기술, 균형(Faw cett, 1999), 시각 운동(Jones, 1999) 영역에도 어려움을 보이는 것일까? 분명히 실독증 아동은 음운보다 더 중요한 것이 있다. 한 연구에 따르면, 실독증 아동의 97%가 소뇌-전정계의 장애를 보였다(Frank, 1973). 다른 연구에서도 95%의 실독증 아동이 소뇌 검사결과 자세의 안정성과 근긴장도의 손상을 보였다(Moretti, 2002). 이것은 음운론적 결핍 가설에 여러 가지 다른 이론이 추가 되는 이유이다. 추가되는 이론으로는 Magnocellar Deficit Hypothesis와 Double Deficit Hypothesis, Cerebellar Deficit Hypothesis가 있다. Double Deficit Hypothesis는 실독증 아동 대부분에서 모든 자극의 처리 속도에 어려움을 보인다는 내용으로 음운론적 장애와 명명 속도 장애(naming speed core deficit)를 모두 보이는 특징이 있다. Cerebellar Deficit Hyp othesis에서는 실독증을 가진 아동에서는 소뇌적 증상을 나타낸다. 이는 발성의 어려움(음운론적 문제점)과 느려진 중심처리 속도, 운동 기술 손상들을 포함한다. 특히 읽기가 소뇌 기능 중 새로운 기술의 학습과 그 기술의 숙련화 때문에 심각한 손상이라고 언급하고 있다 (Fawcett, 2001).

소뇌의 이 영역이 실독증을 야기한다고 주장하는 것은 아니다. 하지만, 실독증을 일으킬 수 있는 가능성에 대해 고려해야 한다. 그러므로 치료 프로그램은 전정 기능과 마찬가지로 소뇌 활성을 위한 활동들도 포함되어야 한다.

효과적인 대운동 치료 프로그램을 위한 조언

성공적인 치료 프로그램을 위해, 여러분은 아동이 감각 운동 경험을 할 수 있도록 고려해 줄 필요가 있다. 이것은 대동작과 시각, 촉각, 운동 감각인식을 자극할 수 있는 소동작이 포함되어야 한다. 특히 연구 조사에 따르면, 눈-손과 눈-발 관련 활동과 같은 시각적 방법(visual modality)을 사용하는 것이 중요하다. 부모들은 기어오르기, 걷기, 달리기, 제자리 뛰기, 발로 차기와 같은 대운동 활동들을 2 세가 되기 전에 시작해야 한다는 것을 인식할 필요가 있다. 이런 활동들은 이런 행동들의 패턴을 통합시켜주도록 도와 주기 때문이다. 대운동 활동들은 포도당과 같은 주 에너지 원과 함께 뇌에 제공되어진다. 본질적으로 이런 활동들은 뇌로의 혈류량을 증가시키고, 이런 중요한 시기에 정상적인 연결이 잘 이루어지도록 증진시킨다(Gabbard, 1993).

대운동 프로그램에 포함되어야 하는 중요한 절차를 살펴보자.

1. 대운동 치료 프로그램과 다른 프로그램에 사용되어질 수 있는 효과적인 도구는 정신적 형상화(mental im agery)이다. 정신적 형상화는 형상화와 다양한 감각으로 경험을 정신적으로 재창조하는 과정이다. 운동 기술에서 형상화 놀이의 역할이 많은 연구들에서 나타나고 있다. 자신의 신체 움직임의 형상화는 이런 움직임의 실제적 수행처럼 뇌의 같은 영역에서 활성화를 보여준다(Bracke-Tolknitt, 1989). 그것은 정신적으로 흉내냄으로써 동시에 실제 운동 활동을 하는 것과 같다는 증거를 보여준다. 이것은 중추 신경 메카니즘이 주어진 운동 활동의 수행에 따른다는 것은 같은 움직임을 흉내내는 동안에도 사용되어진다는 것을 제안한다. 정신적 형상화는 전두엽으로의 국소적, 특히 전운동 영역 (premotor cortex)과 보조적 운동 영역(supplementary motor area)에 혈류량 증가를 일으킨다(Delety, 1990). 신체적 운동과 함께 형상화를 사용한 경우가 형상화없이 신체적 운동만한 경우보다 더 효과적인 결과를 보여준다. 정신적 형상 화는 내적 요인과 외적 요인의 두 가지 기본적인 인지적 접근법이 있다. 내재적 형상화는 아동이 실제로 그것을 수행하고, 눈으로 관찰하여

기술을 시각화시키는 것이다. 반대로 외적 형상화는 외부로부터(그 장면을 스스로 관찰함으로써) 관찰하여 그 자신을 시각화 시키는 것이다. 운동 활동들은 내적 형상화로 더 잘 수용 되는 듯 하다. 그러나 내적 · 외적으로 함께 결합하는 것 이 수행 증진의 가장 효과적인 방법이라고 제시되고 있다(Moretti, 2002). 여러분들이 아동에게 정신적 형상화를 사용할 때(Pie, 1996):

a) 수행할 때, 아동이 "보고" "느껴야" 하는 것에 대해 자세하게 묘사한다.

b) 심호흡이나 다른 이완 방법들로 형상화를 시작한다.

c) 한 세션마다 3~5분 간격으로 한다.

d) 실제 신체적 운동을 할 때보다 더 보완해야 한다.

e) 점진적인 방법으로 신체적 기술을 가르치는 것처럼 하면서, 간단하고 정적인 형상으로 시작하라. 예를 들어 발로 공을 하는 것과 같은 더 복잡한 형상화를 시도하기 전에 축구공을 먼저 형상화한다.

f) 더 나아간 형상화는 사물에 대한 색깔이나 지남력을 변경하는 것들이 될 수 있다(E, 2001).

2. 소뇌와 전정계 영역의 치료 활동들 :

a) 균형잡기 활동

b) 시공간적 기술을 다루는 활동. 예를 들어, 매듭짓기나 실에 연속적으로 구슬 꿰기

c) 두 가지 활동을 같이 하기. 예를 들어, 균형을 잡으면서 시각적 활동 함께하기(선을 따라 걸으면서 벽에 걸린 판에서 글자 찾기)

d) 신체의 여러 부위와 관련되어 연속성이 요구되는 활동

e) 적절한 시간(timing)이 요구되는 활동. 예를 들어, 메트로놈(박자계)이 필요한 활동

f) 안구 운동 기술(ocular motor skill)이 사용되는 활동

g) 시각-운동 협응(visual-motor coordination) 이 요구되는 활동

참고문헌

Allen, G. (1997). Attentional activation of the cerebellum independent of motor involvement. Science, 275(5308), 1940-1943.

Ayres, J. A. (1972). Sensory integration and learning disorders. Los Angeles, CA: Western Psychological Services.

Bracke-Tolkmitt, R. (1989). The cerebellum contributes to mental skills. Behavioral Neuroscience, 103, 442-446.

Delety, J. (1990). The cerebellum participates in mental activity: Tomographic measurements of regional cerebral blood flow. Brain Research, 535, 313-317.

Dequiros, J. B. (1976). Diagnosis of vestibular disorders in the learning disabled. Journal of Learning Disabilities, U9, 50-56.

Dequiros, J. B. (1979). Neuropsychological fundamentals in learning disabilities (rev ed.). Novato, CA: Academic Therapy Publications.

Dover, W. (1979). Developmental motor responses by age. Journal of Optometric Vision Development, 10(4).

E,S. (2001). Using mental imagery to enhance children's motor performance. journal of Physical Education, Recreation and Dance, 72(2), 19-23.

Fawcett, A. J. (2001). Cerebellar tests differentiate between groups of poor readers with and without iq discrepancy. journal of Learning Disabilities, 34, 119.

Fawcett, A. J. (1999). Performance of dyslexic children on cerebellar and cognitive tests. Jorunal of Motor Behavior, 31, 68-78.

Fisher, A. G. (1991). Sensory integration theory and practice. Philadelphia: F. A. Davis Company.

Frank, J. (1973). Dysmetric dyslexia and dyspraxia. Journal of the American Academy of Child Psychiatry, 4, 690-701.

Gabbard, C. (1993). Windows of opportunity for early brain and motor development. Journal of Physical Education, Recreation and Dance, 69(8), 54-55.

Gao, J. H. (1996). Cerebellum implicated in sensory acquisition and discrimination rather than motor control. Science, 272(5261), 545-537.

Ginsburg, O. H. (1969). Piaget's theory of intellectual development. New York: Prentice-Hall.

Ito, M. (1990). A new physiological concept on cerebellum. Revue Neurologique, 146, 564-569.

Jones, J. (1999). Dyslexia may be associated with cerebellar abnormalities. British Medical Journal, 318(7195), 1372.

Kephart, N. L. (1960). The slow learner in the classroom. Columbus, OH: Charles E. Merrill Books.

Kim, S. G. (1994). Activation of a cerebellar output nucleus during cognitive processing. Science, 265(5174), 949-951.

Lane, K. A. (1998). Reversal errors, theories and therapy procedures. Santa Ana, CA: Vision Extension.

Levinson, H. (1980). A solution to the riddle dyslexia. New York: Springer-Verlag.

Moretti, R. (2002). Peculiar aspects of reading and writing performances in patients with olivopontocerebellar atrophy. Perceptual and Motor Skills, 94, 677-694.

Piaget, J. (1948). The child's conception of space. London: Routledge and Kegan Paul, Ltd.

Pie, J. (1996). Imagery orientation and vividness: Their effect on a motor skill performance. Journal of Sport Behavior, 19(1), 32-49.

Raymond, J. L. (1996). The cerebellum: A neuronal learning machine. Science, 272(5265), 1126-1131.

Shadmehr, R. (1997). Neural correlate of motor memory consolidation. Science, 277(5327), 821-825.

Schmahmann, J. D. (1991). An emerging concept: The cerebellar contribution to higher function. Archives of Neurology, 48, 1178-1210.

Schmahmann, J. D. (1997). The cerebellum and cognition. New York: Academic Press.

Silveri, M. C. (1994). The cerebellum contributes to linguistic production. Neurology, 2047-2050.

Wickelgren, I. (1998). The cerebellum: The brain's engine of agility. Science, 281(5383), 1588-1590.

Form GM-1
한 발로 뛰기 (ONE FOOT HOP)

목적 : 대운동(gross motor)

준비물 : 없음

방법 : 아동이 아래의 활동을 따라하도록 한다.

레벨 1 :

1. 아동이 한 발로 서서 앞으로 네 스텝 뛰고, 뒤로 네 스텝 뛰기, 왼쪽으로 뛰었다가 오른쪽으로 뛰기, 제자리에서 뛰고, 주위를 뛰어 되돌아오기.
2. 반대쪽 발도 반복하기.

레벨 2 :

1. 한 손으로 발목을 잡고, 다른 손은 등 뒤에 두고 뛰기
2. 몸 앞으로 구부린 다리를 양 손으로 잡고 뛰기
3. 각 발로 방안을 가로 질러 최소한 10번 뛰기

Form GM- 2
징검다리 건너기 (STEPPING STONES)

목적 : 대운동

준비물 : 4인치의 정사각형으로 잘려진 다른 색깔의 타일이나 카펫트,(정사각형 20개-10의 한 색깔과 10개의 다른 색깔), 음악(메트로놈)

방법 : 아이는 정사각형 위로 걸어간다. 그는 몸을 똑바로하고 좋은 자세로 걸어간다.

레벨 1 : 그 정사각형들을 일직선으로 놓는다. 아이가 균형을 유지하면서 그 위로 걸어간다.

레벨 2 :

1. 그 정사각형들 중 한 색깔은 중앙에서 오른쪽에, 다른 색깔은 중앙의 왼쪽에 배열한다.

   예:

   R B
   R B
   R B

   아이는 특정 정사각형 위를 밟을 때 오른쪽인지 왼쪽인지 말을 한다. 예, 파란 정사각형 위에서 걸을 때 "오른쪽"이라고 말하고, 빨간 정사각형 위로 걸을 때 "왼쪽"이라고 외친다.

2. 정사각형을 다양한 글자나 숫자로도 만들어 놓는다. 아이는 그 정사각형을 밟으면서 그 글자나 숫자가 어떤 것인지 말한다.

Form GM-3
발꿈치와 발가락 지지 (HEEL AND TOE ROCK)

목적 : 대운동

준비물 : 없음

방법 : 아동은 차렷자세로 선 상태에서 다음의 활동을 따라한다.

레벨 1 :

1. 셋을 세는 동안 발가락부분을 들고, 발뒷꿈치로 서고, 반대로 셋을 세는 동안 발가락끝으로 서서 발뒷꿈치를 들어올린다.
2. 셋을 세는 동안 앞 뒤로 균형을 유지하며 반복한다.
3. 시간을 더 늘려 각 자세에서 균형을 유지해 본다.
4. 이번에는 팔짱을 끼고 위의 활동을 해본다.

레벨 2 : 1단계와 같은 방법으로 눈을 감은채로 셋을 세는 동안만 실시한다.

Form GM-4
뛰기 패턴 (PATTERN HOPPING)

목적 : 대운동 편측성

준비물 : 없다.

방법 : 아이는 정사각형위로 걸어간다. 그는 몸을 똑바로하고 좋은 자세로 걸어간다.

레벨 1 :

1. 아이가 차렷자세로 치료사 앞쪽에 서고, 아이가 위로 뛰었다가 바로 서게 한다. 동시에 두 발로 떼었다가 동시에 두 발로 착지하게 한다.
2. 한발로 방을 가로 질러서 뛴다. 먼저 오른발로 뛰고, 그다음 왼발로 뒤로 뛴다.

레벨 2 :

1. 박수 소리에 뛰도록 한다. 예를 들어, 박수 한번, 멈추었다가 두번 빠르게 손뼉치면, 한번뛰고 멈추었다가 두 번 빠르게 뛰기. 처음엔 양발로 하고 다음 한발로 한다.
2. 1번과 같지만, 아이가 다른 곳을 보도록 하면 당신이 박수치는 것을 보지 못할 것이다.

레벨 3 :

1. 아이가 치료사와 마주보고 선다. 박수친다. 아이는 발을 교대로 뛰도록 한다. 예를 들어, 박수, 박수, 멈추고, 박수 , 박수, 박수치면 오른쪽, 왼쪽, 멈추었다가 오른쪽, 왼쪽, 오른쪽

레벨 4 :

1. 아이가 다른 쪽을 보게 하고 박수친다. 아이는 발을 교대로 뛰면서 어느쪽 발인지 말한다. 예를 들어. 박수,중지, 박수, 박수, 아이는 뛰면서 외친다. "오른쪽",멈추고 "왼쪽"" 오른쪽".

Form GM-5
연속적인 대운동 균형잡기 (GROSS MOTOR BALANCE SEQUENCING)

목적 : 대운동

준비물 : 없음

방법 : 어린이에게 동작을 따라하게 한다.

레벨 1 :

1. 네발기기 자세에서 한 쪽 손을 공중으로 들어 올리게 한다. 목표는 열을 세는 동안에 균형을 유지하는 것이다. 반대 쪽 손도 들고 똑같이한다.
2. 반복#1, 손 대신 다리를 들게한다.
3. 반복#1,같은 쪽 손과 발을 든다.
4. 반복#1, 반대쪽 손과 발을 든다.

레벨 2 :

1. 아이들은 열을 세는 동안 발 끝으로 균형을 잡는다.
2. 팔짱을 낀채로 바닥에 앉은 자세에서 부드럽게 균형을 잡으며 일어난다.
3. 무릎으로 앞으로 뒤로 걷는동안 균형을 유지한다.
4. 한 발로 서서 열을 세는 동안 균형을 유지한다.(6살이나 그 이하의 어린이는 5초동안 균형을 유지한다.)

레벨 3 :

1. 눈을 감고 한 발로 뛰는 동안 균형을 유지한다. 다른 쪽 발도 똑같이 한다.
2. 눈을 감고 양발로 점프하면서 균형을 유지한다. 점프하는 동안 1/4바퀴 또는 1/2바퀴 돌게한다.
3. 반복#2. 이때 한 쪽 발만 사용한다. 다른쪽 발도 똑같이 한다.

레벨 4~5 :

1. 아이들이 똑바로 서서 한쪽 팔과 그 쪽 다리만 움직이면서 균형을 유지한다. 한쪽 몸은 곧게 유지한 채 나머지 한쪽 다리를 축으로 하고 그 쪽 팔을 휘저어 회전한다.
2. 반복#1, 이때 반대쪽 몸과 팔, 다리를 사용한다

Form GM-6
가볍게 발 두드리기 (FOOT TAPPING)

목적 : 편측성의 연속적 운동 기술과 리듬을 훈련한다.

준비물 : 메트로놈

방법 : 아이에게 신발과 양말을 벗게 한다.

레벨 1 : 아이가 메트로놈을 들을 때마다, 아이의 오른발(당신이 발을 가르키며)을 가볍게 두드리라고 아이에게 알려준다. 메트로놈의 속도와 발에 변화를 준다.

레벨 2 : 단계1과 같지만 메트로놈의 박자에 아이의 발을 바꾼다.

레벨 3 :

1. 연속적인 행동. 예를 들어, 박자에 맞춰, 다음 순서에 따른다.: 오른발을 3번 그리고 왼발을3번, 앞뒤로 바꾸는 것을 계속하라.

2. 3가지를 지시를한다. 예를 들어, 오른발 3번, 왼발2번 그리고 함께 3번. 발을 가볍게 두드리게 한다.

레벨 4 : 4가지를 지시한다. 예를 들어, 오른발을 3번, 왼발 2번, 함께2번, 오른발을 4번 두드리게 한다.

레벨 5 : 메트로놈 대신에 당신이 박수를 친다. 4가지 지시를 한다. 그러나 이때 아이는 치료사의 박수소리를 들을 때까지 발을 두드리지 않는다.

Form GM-7
콩주머니 농구 (BEAN BAG BASKETBALL)

목적 : 대운동

준비물 : 콩주머니, 양동이, 균형선

방법 : 쓰레기통 또는 양동이를 아이로부터 다양한 거리에 놓는다.

레벨 1 : 아이가 콩주머니를 통 안으로 던지게 한다. 먼저 아이에게 한 손을 사용하게 하고, 그 다음 함께 사용하게 한다. 아이는 머리 위나 아래로 던질 수 있다

레벨 2 :

1. 아이를 heel to toe 자세로 보행선 모서리 위에 서게 한다. 아이가 균형을 유지하면서 콩주머니를 통 안으로 던지게 한다. 아이는 머리 위쪽이나 아래쪽으로 어디로도 던질 수 있다. 아이는 처음은 오른손, 다음은 왼손, 그리고 마지막은 양손으로 똑같이 던진다. 아이가 얼마나 많은 콩주머니를 통 안에 넣었는지 점수를 기록한다.

2. 쓰레기통 10피트 앞에 아이를 서게 한다. 아이의 눈을 감게 하고 콩주머니를 통안에 던지게 한다. 점수를 기록한다.

Form GM-8
배밀이 활동 (CRAWLING ACTIVITIES)

목적 : 대운동

준비물 : 없다.

방법 : 아이의 배나 등을 바닥에 대고 눕게 하여 이 활동을 실시한다. 아이가 머리를 들고 정면을 똑바로 보도록 한다.

레벨 1, 2 : 아이가 팔을 바닥에 대고 몸을 당겨 다리를 끌리게 하거나 반대로 어깨와 다리만 사용하여 팔을 끌리게 한다. 예를 들어,

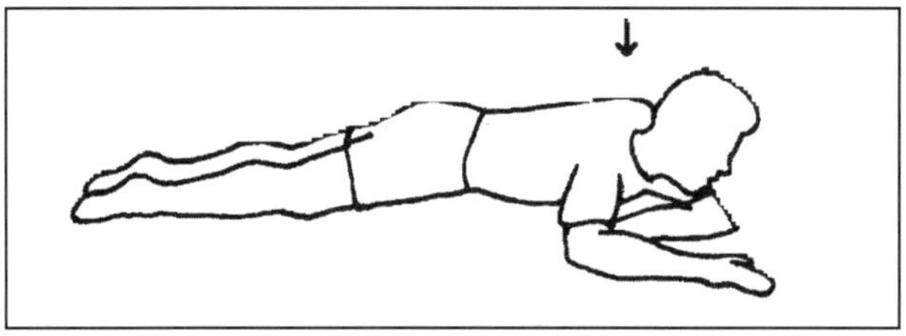

아이가 엉덩이와 어깨동작만으로 팔과 다리를 끌리게 한다. 예를 들어,

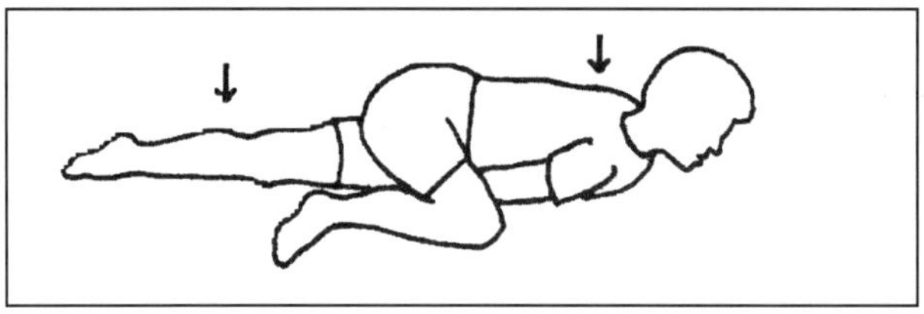

Form GM-9
바닥 기어가기 (MARINE CRAWL)

목적 : 대운동

준비물 : 없음

방법 : 아이가 배를 바닥에 대고 엎드려 방을 가로질러 목표물을 바라보게 한다. 아이가 그 목표물 향하여 눈을 떼지 않고 엎드려 기어가도록(crawl) 지시한다. 아이가 한쪽 팔로 몸을 끌어당기고, 다른쪽 다리로 몸을 밀어서 기어가는 방법으로 실시한다. 목표물은 의자 또는 장난감 등 아무거나 할 수 있다.

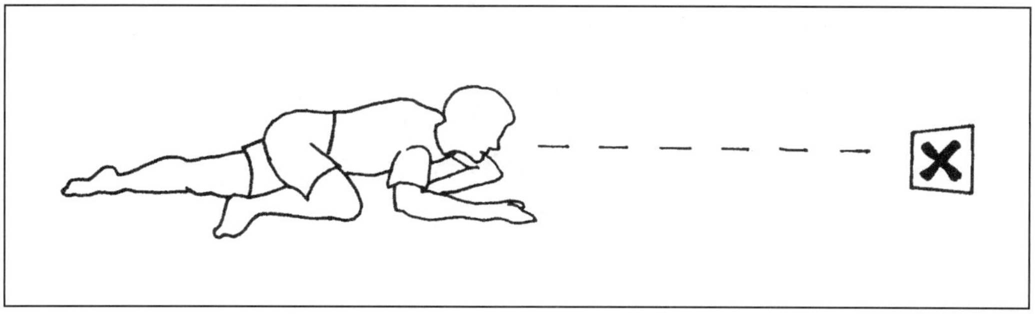

관찰 : 아이가 목표물을 향해 눈을 떼지 않고 있는지 관찰한다.

레벨 1, 2 : 아이가 목표물을 향해 기어가도록 한다. 그 때 아이가 한 쪽 팔로 몸을 끌어당기고, 다른 쪽 다리로 몸을 밀면 서 기어가는 올바른 동작이 되도록 한다.

레벨 3~5 : 단계1과 같은 방법으로 목표물로부터 뒷 방향으로 기어가도록 한다. 이것은 아이의 한쪽 팔로 몸을 밀고, 반대로 다리로 끌어 당기는 자세가 된다.

Form GM-10
네발 기기 활동 (CREEPING ACTIVITIES)

목적 : 대운동

준비물 : 메트로놈

방법 : 모든 순서는 손과 무릎 자세인 네발기기 자세로 실시한다. 예를 들어,

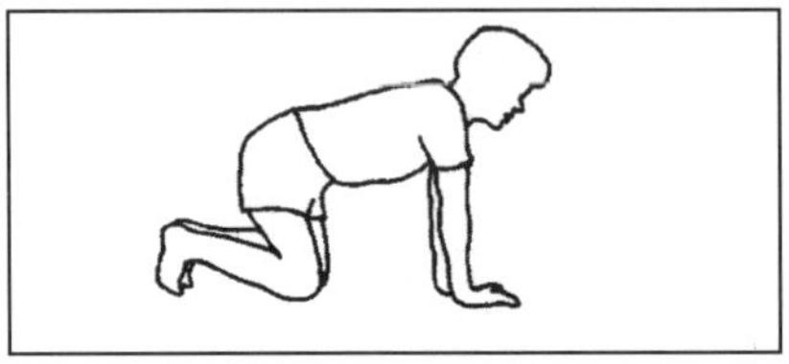

앞으로 나아가거나 뒷방향으로 뒷걸음질 하게 할 수 있다. 그리고 각각 활동에서 손과 무릎을 여러가지 순서나 패턴으로 바닥에서 떼거나 닿게 하여 변화를 줄 수도 있다. 패턴에 다음의 부호를 사용한다 : LG =바닥에서 뗀다, TG=바닥에 내려 놓는다, H=손, K=무릎

각 패턴들을 부호를 사용해라:
A. 동측의 손과 무릎 움직이기.예를 들어: 오른쪽 손 그 다음 오른쪽 무릎

첫 번째 동작	두 번째 동작	세 번째 동작	네 번째 동작
1.HLG	2.KLG	3.HTG	4.KTG
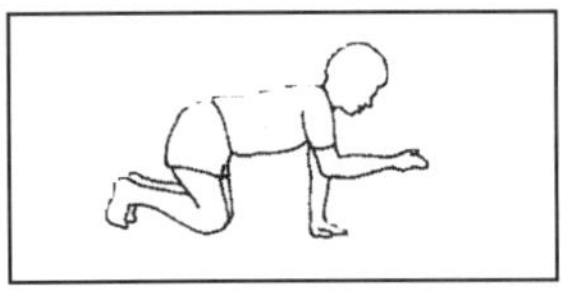	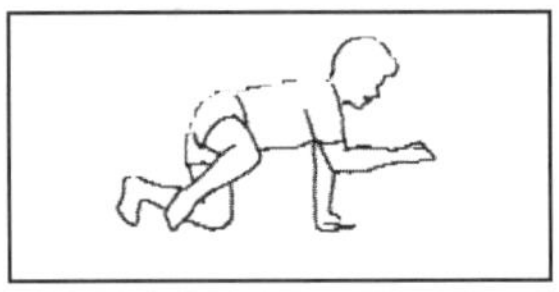	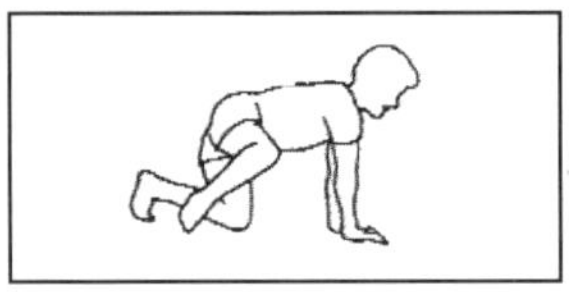	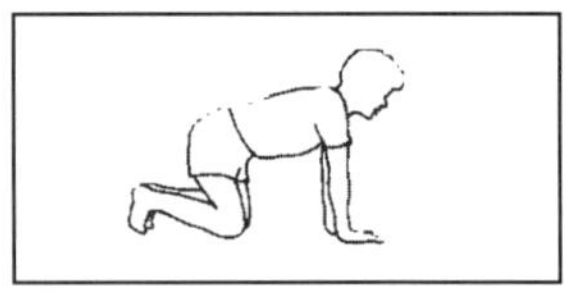
2.KLG	HLG	KTG	HTG
3.H&K	LG	H&K	TG

B. 반대쪽 손과 무릎 움직이기 예를 들어 왼쪽 무릎을 움직이고 그 다음 오른 손 움직이기.

1. HLG	KLG	HTG	KTG
2. KLG	HLG	KTG	HTG
3. H&K	LG	H&K	TG

레벨 1 : 아이가 앞에서 서술한 A와B를 순서대로 앞으로 움직이며 천천히 연습하게 한다.

레벨 2 : 아이가 앞에서 서술한 A와B를 순서대로 앞, 뒤로 움직이며 천천히 연습하게 한다.

레벨 3 : 메트로놈 박자에 맞추어 아이가 A와 B를 앞, 뒤로 움직이며 순서대로 수행하도록 한다. 메트로놈이 한번 칠때마다 한 동작을 하도록 한다.

레벨 4, 5 : 메트로놈 박자에 맞추어 아이가 A와 B를 앞, 뒤로 움직이며 순서대로 수행하도록 한다. 그리고 아이가 손이나 무릎을 바닥에서 들어올릴 때 마다," 오른손" 또는 "왼쪽 무릎"이라고 외치게 한다.

Form GM-11
유색 사각형 (COLORED SQUARES)

목적 : 편측성, 대운동

준비물 : 카펫 또는 사각타일, 사각 플라스틱, 메트로놈

방법 : 색이 칠해진 사각의 큰 무늬를 바닥에 배열한다. 예를 들어,

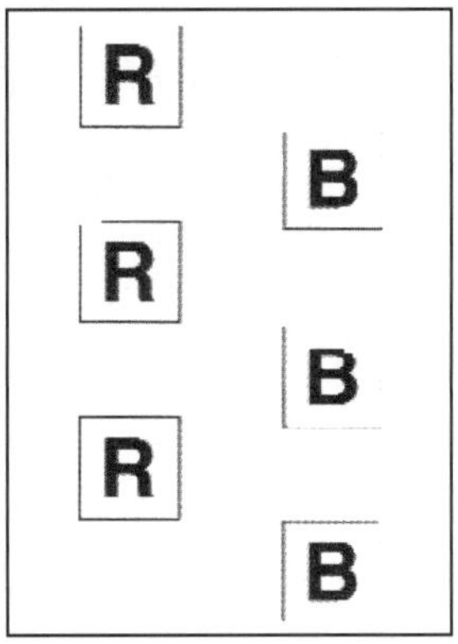

아이의 각각의 발에 특정색을 지정한다. 예를 들어, 아동의 오른발은 빨간색으로 지정하고 왼발은 파란색으로 지정한다

레벨 2 : 아이의 발에 지정된 색깔에 맞춰 색칠한 사각형 무늬 위를 밟게 한다. 예를 들어, 아이의 오른발이 파란색이고, 왼발이 빨간색이라고 말해준다.

레벨 3 :

1. 아이의 발에 지정된 색과 같은 색으로 칠해진 사각형 모형 위를 한발로 뛰어 밟게 한다. 예를 들어, 왼발을 파란색으로 지정했다면, 왼발로 뛰어 파란색 사각형을 밟고 서게한다.
2. 각 발에 지정한 색에 맞춰 다른 발도 맞는 색 위에 딛게 한다.
3. 메트로놈을 사용한다. 아이가 메트로놈의 소리를 들을 때마다, 다른 사각형으로 색에 맞는 발로 뛰어 발을 바꿔 놓 아본다. 당신은 아이의 발에 지정했던 색의 사각형위에 서 있는지 확인한다.

레벨 4, 5

1. 아이에게 다양한 순서로 건너뛰기 하도록 지시한다. 예를 들어, 오른발로 3번 뛰고 왼발로 2번 뛰도록 지시한다. 아이가 메트로놈 소리를 들을 때마다 발에 지정된 색과 같은 색의 사각형 위로 뛰도록 한다.
2. 발의 색과 순서를 다양한게 바꿔본다. 예를 들어,

R	G	R	G
R	G	R	
G	R	G	R
G	R	G	

Form GM-12
머리 기울이기 (HEAD TILT)

목적 : 전정 자극

준비물 : 없다.

방법 : 목표물을 향해 시선을 유지하면서, 아이는 머리를 기울인다.

레벨 1 : 아이를 목표물을 바라보게 한다. 아이의 목표물에서 시선을 떼지 않고 방 주위를 걷거나 무릎을 꿇게 한다.

레벨 2 :

1. 아이가 눈을 감은 채로 당신이 말한 자세로 머리를 숙이게 한다. 예를 들어, 오른쪽 어깨, 왼쪽 어깨라고 말을 하면, 머리를 그 쪽으로 기울이게 한다. 기전에 다시 시작할 위치로 머리를 가지고 오게 한다.
2. 이번에는 아이가 눈을 뜬 채로 같은 행동을 하게 한다.

레벨 3 : 단계2와 같은 방법으로 하되 아이의 자세를 변화시킨다. 예를 들어, 앉은 자세, 선자세, 네발기기 자세에서 실시한다.

레벨 4 : 단계 2.3과 같다.

1. 아이가 당신을 보고 따라하게 한다. 당신이 오른쪽 어깨를 향해 당신의 머리를 기울일 때 아이는 왼쪽으로 머리를 숙이게 한다.
2. 아이가 그것을 하기 전에 다양한 자세에서 해본다. 아이가 이 자세들을 기억해서 그대로 따라하게 한다.

레벨 5 : 단계 4와 같다. 다만, 당신이 하는 대로 똑같은 어깨를 향해 머리를 기울인다. 예를 들어, 당신이 당신의 오른쪽을 향해 머리를 기울이면 아동도 오른쪽 어깨를 향해 머리를 기울인다.

Form GM-13
8개 사각형에 공 던져 튕기기 (EIGHT SQUARE BOUNCING)

목적 : 대운동 기술 발달 시키기

준비물 : 색칠된 사각형

방법 : 아동은 차렷자세로 선 상태에서 다음의 활동을 따라한다.

Yellow	Red	Green
Black	Space	White
Purple	Blue	Orange

아이는 "space" 사각형에 서서 공을 튕기게 한다. 빨간 사각형을 보게 한다.

레벨 1 : 빨간 사각형에서 시작해서, 공을 시계 방향으로 사각형 안으로 공을 5번 튀긴다. 아이는 양손 모두를 사용할 수 있다. 이것을 가능한 멈추지 않고 연속적으로 하게한다.

레벨 2 : 단계1과 같은 방법으로 하되 아이는 한 손만 사용한다.

레벨 3 : 단계1.2와 같은 방법으로 하되 아이는 비우세 손을 사용한다.

레벨 4, 5 :

1. 오른손과 왼손을 교대로 단계 2.3과 같은 방법으로 한다.
2. 아이가 다양한 개수로 공을 튀기도록 지시한다
3. 당신을 사각형과 손을 다양하게 하여 말한다. 예를 들어, 왼손으로 빨간 사각형에 공을 4번 튀기게 해라. 그리고 오른손으로 오렌지색 사각형 위에서 공을 3번 튀겨라.

Form GM-14
글자를 따라가며 공 튕기기 (LETTER TRACKING AND BOUNCING A BALL)

목적 : 대운동, 편측성

준비물 : 글자판, 공

방법 : 아이로부터 약 15피트(4.5m) 떨어진 벽에 아이의 눈높이에 걸린 글자판을 향해 천천히 걷게 한다.

레벨 1 : 아이가 글자판을 향해 걸어가면서 가는 각 걸음에 맞춰 글자를 읽게 한다.아이가 왼쪽에서 오른쪽 순서대로 글자를 읽는다. 아이가 아직 글자를 알지 못한다면, 아이가 한 걸음씩 갈 때마다 당신이 글자를 지적하면서 읽는다.

레벨 2 :

1. 아이가 글자판을 향해 걸어가면서, 글자를 읽기 전에 앞으로 뻗는 다리가 어느 쪽 다리인지 말하게 한다. 예: "오른발" 그리고 글자.
2. 한 걸음 걸을 때마다 글자를 읽으면서, 공을 친다. 글자판의 왼쪽에서 오른쪽 방향으로 글자를 읽는다. 먼저 오른손으로 공을 치고 다음에 왼손을 사용하여 공을 친다. 이때, 각 글자를 읽을 때마다 공을 치도록 한다.
3. 오른손과 왼손을 번갈아 가면서 공을 튀기고, 글자를 읽기 전에 어떤 손이 공을 치는지 말한다.

레벨 3, 4 : 아이가 걸음을 떼고, 공을 치면서 글자를 큰소리로 읽는다. 글자판의 왼쪽에서 오른쪽의 순서로 읽는다. 공치는 횟수를 다양하게 하여 공을 치는쪽 손을 말하고 글자를 읽는다. 예를 들어, 아이의 오른쪽 발로 나가면서 오른손으로 공을 쳤다면, "오른쪽"이라고 외치고, 글자를 읽는다. 그런 다음 왼발로 나가면서 왼손으로 두 번째 공을 쳤다면, "왼쪽"이라고 외치고 글자를 읽는다. 이런 방법으로 당신이 멈추라고 할 때까지 계속한다.

글자판

바	가	라	다	바	나	아	하
나	카	마	타	카	하	가	아
바	마	파	카	나	자	바	다
차	나	가	파	마	라	바	라
가	라	차	마	나	다	마	라
나	파	하	나	다	마	가	하
라	다	카	나	마	라	나	사
차	바	가	라	다	마	파	나
파	바	마	사	가	나	차	아
가	아	바	사	카	하	다	마

Form Gm-15
공 튕기기 활동 (ACTIVITIES FOR BALL BOUNCING)

목적 : 대운동, 편측성

준비물 : 공(직경이 약 4~5인치 되는 잘 튀는 공) 색 테잎, 메트로놈

방법 : 아이에게 활동을 따라하게 한다.

레벨 1 : 아이가 한 손이든 양손이든 편한 손을 사용하게 한다. 아이는 앉은 자세로 시작한다. 아이의 다리 사이로 공을 튀기게 한다. 작고 부드럽게 튀기기를 시작해 점차 힘을 증가시키게 한다.

레벨 2 : 선 자세로 손을 번갈아 실시한다.

1. 먼저 오른손으로 공을 튕기기 시작한다. 발 앞쪽 가까이에 공을 튕긴다. 공이 되튕길 때 왼손으로 다시 친다. 가능한 오래 교대로 손을 바꾸면서 실시한다.
2. 공 되튀김의 방법을 다른 리듬으로 시작한다. 예를 들어, 왼손 먼저 시작한다. 바닥에서 되 튕길 때 다음과 같은 패턴을 사용하라; 두 번 오른손 튕기고, 한 번 양손으로, 두 번 왼손으로, 한 번 양손으로, 두 번 오른손으로. 다른 방법으로 할 수도 있다; 두 번 양손으로 튕기고 , 한 번 왼손으로, 세 번 오른손으로, 세 번 왼손으로 또는 한 번 오른손으로, 두 번 양손으로, 두 번 왼손으로, 한번 오른손으로, 두 번 양손으로.
3. 1과 2를 걸으면서 해본다
4. 서 있거나 움직이는 동안 힘의 정도를 다르게 사용하게 해본다.
5. 걷는 패턴을 다르게 해서도 해본다.

레벨 3 : 아이가 이런 활동들을 교대로 손을 사용하게 한다.

1. 바닥에 색 테잎으로 40인치 원을 3개 만든다. 예를 들어, 빨강, 초록, 파랑. 아이는 원 안에서만 공을 튕겨야 한다. 각각 원의 규칙을 정해 놓는다. 예를 들어, 파란색 원은 양손, 빨간색은 오른손, 초록색은 왼손을 이용해 활동을 하도록 한다.
2. 바닥에 색테잎으로 30인치 정사각형을 3개 만든다. 예를 들어, 흰색, 검정, 노랑. 아이는 각 색깔에 따른 규칙에 맞게 사 각형 안에서 공을 튕겨야 한다. 흰색은 손을 교대로 공을 튕기는 것을 의미한다.; 오른손, 왼손, 오른손, 왼손 . 검은색은 한번 양손, 두 번 왼손, 두 번 오른손, 한번 양손을 의미한다. 노란색은 한번 왼손, 두 번 오른손, 한번 양을 의미한다.
3. 바닥에 가로 30인치, 세로 15인치 직사각형을 15인치 정사각형 두 개로 분리한다. 안에 서서 다른 15인치 정사각형 안으로 공을 튀긴다. 간단한 패턴으로 시작하여 복잡하고 다양한 패턴으로 진행시킨다. 예를 들어,
   a. 양손으로 가능한 많이
   b. 왼손으로 가능한 많이
   c. 오른손으로 가능한 많이
   d. 왼쪽, 오른쪽, 왼쪽, 오른쪽으로 교대
   e. 양손으로 두 번 왼손, 두 번 오른손, 한번 왼손, 두 번 양손

레벨 4~5 :

1. 단계3과 같은 방법으로 하지만, 메트로놈 박자에 맞춰 공을 튕긴다. 아이는 메트로놈 박자에 맞춰 공을 튕긴다.
2. 또 다른 정사각형, 원, 선을 만든다. 아이가 공을 튕기는 대신, 한 발로 뛰게 한다. 예를 들어, 아이가 모든 삼각형 모양 안에서 공을 잡고 한 발로 제자리 뛰기를 하도록 한다. 정사각형 모양에서는 공을 잡고 양발로 뛰어 오르게 한다.

Form Gm- 16
콩 주머니 활동 (BEANBAG ACTIVITIES)

목적 : 대운동

준비물 : 콩 주머니

방법 : 아이에게 다음의 활동을 따라하게 한다.

레벨 1 :

1. 콩 주머니를 양손으로 위로 던지고 아래로 내려올 때 그것을 잡게한다. 양쪽 몸동작이 정확하게 같은 방법으로 움직이게 한다.
2. 천장에 콩 주머니가 닿게끔 던져 양손으로 잡는다.

레벨 2 :

1. 양손으로 콩 주머니를 던지고 다시 잡는다. 콩 주머니를 던져 올렸을 때, 그것이 천장으로부터 1피트 떨어진 거리, 그 다음 천장으로부터 2피트, 그 다음 3피트 떨어진 높이가 되도록 던진다. 같은 요령으로 계속한다.
2. 오른손으로 콩 주머니를 던져 잡는다. 다른 손으로도 위와 같은 요령으로 수행한다.

레벨 3 :

1. 천장에 콩 주머니가 닿게끔 던져 오른손으로 잡는다.
2. 왼손으로 콩 주머니를 던지고 다시 잡는다. 콩 주머니가 천장에 가능한한 닿지 않고 내려올 수 있도록 한다.
3. 오른손으로 콩 주머니를 던지고 다시 잡는다. 콩 주머니를 천장으로부터 1피트 떨어진 높이가 되도록 던진다. 다음은 천장으로부터 2피트내의 높이에 가게끔 던진다. 천장으로부터 3피트 내에 가게끔 던진다.

레벨 4 :

1. 양손으로 콩 주머니를 던지고 다시 잡는다. 콩 주머니를 던져 올릴 때는 가능한 한 천장에 가깝게 하고, 그것을 잡을 때는 가능한 한 바닥에 가까워졌을 때 잡는다.
2. 오른손으로 콩 주머니를 던져 올린다. 콩 주머니를 던져 올릴 때는 가능한 오른손으로 잡는다.
3. 콩 주머니를 던지고 잡는 방법을 다양하게 해본다.

레벨 5 :

1. 콩 주머니를 양손으로 던지고 다시 아래로 내려올 땐 오른손으로 잡는다.
2. 콩 주머니를 양손으로 던지고 다시 아래로 내려올땐 왼손으로 잡는다.
3. 양손의 손등에 콩 주머니를 두고 공중으로 던졌다가 잡는다.
4. 콩 주머니를 공중에 던졌다가 일정 시간이 지났을 때 눈을 감고, 콩 주머니를 잡는 시도를 한다.

Form Gm-16 (계속)
콩 주머니 활동 (BEANBAG ACTIVITIES)

5. 2개의 콩 주머니를 동시에 던지고 다시 잡는다. 오른손에는 가벼운 콩 주머니를 왼손에는 무거운 콩 주머니를 던지고 다시 잡는다.
6. 2개의 콩 주머니를 동시에 던지고 다시 잡는다. 당신의 왼손에는 무거운 콩 주머니를 오른손에는 가벼운 콩 주머니를 던지고 다시 잡는다. 할 수 있는 높이 내에게 콩 주머니를 공중으로 최대한 높이 던진다. 그것들이 천장에 닿도록 던지려고 노력한다. 그것들을 던질 때 둘 다 동일한 높이로 오르도록 노력 해본다.
7. 공중에 2개의 콩 주머니를 던지고, 콩 주머니를 잡기 전에 리듬 패턴에 맞춰 손뼉을 친다.

FORM GM-17
균형보드 위의 네발자세(BALANCE BOARD ON HANDS AND KNEES)

목적 : 대근육 운동, 전정감각

준비물 : Marsden ball, 균형보드, 메트로놈, 고정차트

방법 : 아이의 손과 무릎을 균형판에 올려 놓게 하라. 그리고 아이의 머리를 들고, 정면을 응시하게 만들어라.

레벨 1 : 아이가 앞쪽으로 바라보게 하면서 판 위에서 균형을 잡게 한다. 아이가 균형을 오래 잡을 수 있는지 본다

레벨 2 : 아이가 균형을 유지하면서 머리를 앞뒤(왼쪽에서 오른쪽)로 움직이게 한다. 아이의 앞에서 똑바로 약 24인치 떨어져 당신의 엄지를 들어라. 아이의 눈이 엄지 사이에서 빨리 움직이게 하라.

레벨 3 :

1. 네 모서리에 고정점을 두고, 아이가 앞을 바로 응시하게 한다. 메트로놈의 박자에 맞춰 아이 눈이 벽의 오른쪽 코너 위로 빨리 움직이고, 다음에 오른쪽 코너 아래쪽, 다음에 왼쪽 코너 아래쪽, 다음에 왼쪽 코너 위쪽으로 쳐다보게 하라. 아이는 메트로놈 박자에 맞춰 눈을 움직인다. 아이는 단지 눈만 움직여야 하고 머리는 움직이면 안된다.
2. 아이는 왼쪽에서 오른쪽의 방향으로 Marsden ball을 추적하게 하라. 아이의 눈높이에 공을 매단다. 아이의 눈을 제외하곤 머리는 움직여선 안된다
3. 아이의 머리 주변에서 공이 원형으로 흔들린다. 아이가 균형을 잃지 않고 머리와 눈을 유지할 수 있는지 본다

레벨 4~5 : 아이 앞쪽 벽에 숫자판을 고정한다. 아이가 균형을 유지하면서 가능한 빨리 숫자를 읽게 한다. 수직이거나 수평 방향으로든 상관없다. 아이의 머리는 움직이면 안되고, 눈만 움직여야 한다.

고정차트

1	9	2	1	3	5	4	7
3	8	3	7	6	3	2	5
4	6	5	1	8	6	1	3
5	3	7	3	2	9	4	6
6	4	8	4	1	7	8	2
7	2	9	5	9	3	9	4
8	9	2	7	5	1	6	3
9	5	1	6	3	2	7	4
8	3	5	8	2	1	3	7
5	1	6	7	8	2	4	3

FORM GM-18
균형잡으면서 VMC 방망이치기(VMC BAT WHILE BALANCING)

목적 : 대근육 운동, 전정감각, 편측성

준비물 : 시각운동조절 방망이(VMC bat), Marsden ball, 균형원판(balance disc). VMC bat는 직경이 1인치이고, 길이는 약 3피트(90cm) 정도 되는 지팡이로, 다양한 색깔로 구분되어 나눠져 있다.

방법 : 아이는 보행대(walking rail)의 끝이나 균형원판(balance disc)에 서서 이 활동들을 한다.

레벨 1 : 아이는 bat를 밀면서 공을 친다. 공을 놓치지 않고 얼마나 오래 할 수 있는지 본다.

레벨 2 : bat의 다양한 색을 당신이 부르면 아이는 그 색으로 공을 친다. 아이는 배트로 밀면서 공을 항상 친다(야구배트처럼 아님)

레벨 3~5 :

1. 아이가 불려진 쪽과 색으로 공을 치게 한다. 예를 들어, “오른쪽 빨강” 또는 “왼쪽 파랑”
2. 아이가 순서대로 다양한 색을 치게 한다. 예를 들어, “오른쪽 빨강” , “왼쪽 파랑” 그리고 “왼쪽 초록”. 아이에게 한 색을 몇 번 치게 하고, 다른 색을 몇 번 치게 한다. 예를 들어, “오른쪽 빨강”으로 10번과 “왼쪽 파랑”으로 3번 치게 한다.

FORM GM-19
테잎 위로 걷기(TAPE WALKING)

목적 : 대근육 운동, 전정감각

준비물 : Masking tape

방법 : 바닥에 적당한 폭의 테이프를 8걸음 정도 길이로 붙여놓는다. 테잎위에서 heel to toe방법으로 걸으면서 아이는 뒤에 나오는 활동을 할 것이다. 아이를 걷게 하는데 한 발의 뒤꿈치가 다른 발의 발가락을 닫게 하는 방법으로 건게 한다. 신발은 벗기고, 항상 바른 자세를 하게 하고, 아이의 머리와 눈은 앞을 바로 하게 한다.

레벨 1 : 아이에게 따라하라고 말한다.

1. 테잎 위를 따라 앞으로 걸어라 (아이는 아이 앞의 목표에 응시한다).
2. 테잎 위를 따라 앞으로 걷게 하고, 왼손에 무게를 더한다.
3. 테잎 위를 따라 앞으로 걷게 하고, 오른손에 무게를 더한다.
4. 테잎 위를 따라 앞으로 걷게 하고, 손에서 손으로 무게를 옮겨라.
5. 테잎 위를 따라 뒤로 걸어라.
6. 테잎 위를 따라 뒤로 걷게 하고 왼손을 무겁게 한다.
7. 테잎을 가로지를 수 있는 방법을 생각해 봐라.

레벨 2 : 아이에게 따라하라고 말한다.

1. 테잎을 따라 뒤로 걷게 하고, 손에서 손으로 무게를 옮겨라
2. 테잎을 따라 머리에 책을 놓고, 균형을 잡으면서 앞으로 걸어라
3. 테잎을 따라 뒤로 걷게 하면서 책을 머리에 놓고 균형을 잡아라
4. 테잎을 따라 걷게 하고, 무게를 옮기면서 당신의 머리 위에 책을 놓고 균형잡아라
5. 테잎을 따라 걷게 하고, 명령에 따라 표적에 콩주머니를 던지게 하라
6. 테잎위를 걷게 하고, 콩주머니를 잡고 뒤로 던지게 하라
7. 당신이 걸으면서 공을 튕기면서 테잎 위를 걷게 하라
8. 당신의 오른발로 먼저 테잎의 옆쪽으로 걷게 하라
9. 당신의 왼발로 먼저 테잎의 옆쪽으로 걷게 하라
10. 당신의 한 손에 무게를 더해서 테잎의 옆쪽으로 걷게 하라
11. 손에서 손으로 무게를 옮기면서 테잎의 옆쪽으로 걷게 하라
12. 당신의 머리위에 책을 놓고 균형을 잡으면서, 손에 무게를 더해서 테잎의 옆쪽으로 걷게 하라
13. 당신의 한 손에 무게를 더해서 테잎의 옆쪽으로 걷게 하라. 테잎의 중간쯤에서 한바퀴 돌고, 끝까지 뒤로 걸어라
14. 당신의 팔을 옆으로 뻗고 테잎을 따라 앞쪽으로 걸어라. 그리고 뒤로 한쪽 끝까지 갔다가, 다른 쪽으로 가게한다.
15. 당신의 팔을 앞으로, 역방향으로 뻗고 테잎을 따라 걸어라. 그리고 나서 모두 한 방향으로 그리고 모두 다른 방향으로 하라.
16. 당신의 왼쪽 발은 항상 오른쪽 앞으로 하여 앞으로 걸어라.
17. 당신의 오른쪽 발은 항상 왼쪽 앞으로 하여 앞으로 걸어라.
18. 당신의 오른쪽 발은 항상 왼쪽 앞으로 하여 뒤로 걸어라
19. 당신의 왼쪽 발은 항상 오른쪽으로 하여 뒤로 걸어라.
20. 5가지 활동을 생각하라

FORM GM-20
보행레일/균형빔(WALKING RAIL/BALANCE BEAM)

목적 : 대근육 운동, 전정감각

준비물 : 보행레일(Walking rail), 옮길 여러 가지 물건 : 책, 자, 공, 콩주머니. 8걸음 길이에 2인치×4인치보드가 필요하고, 거기에 모래가 뿌려져 있고 울뚱불퉁한 곳이 없어야 한다. 당신은 30cm 길이의 4인치×4인치크기의 나무블럭이 3개 필요하 다. 2인치×4인치 판을 나무블럭 위에 놓아 보행레일(walking rail)을 만든다.

방법 : 아이에게 다음 활동을 따라하라고 말하라. 항상 머리를 들고 눈은 앞을 똑바로 보는 좋은 자세를 하게 확실히 만들라. 그가 레일 위를 걸을 때 heel to toe 방법으로 걷게하라. 그의 뒤꿈치는 각 걸음에서 그의 발가락을 밀어야 한다. 항상 아이는 맨발로 양말을 신거나 맨발로 레일을 걷게 한다.

***주의** : 이 활동이 너무 어렵고 아이가 보드위에서 균형잡는 시간이 어려워 극단적이면, GM-19의 활동으로 바꿔줘라.*

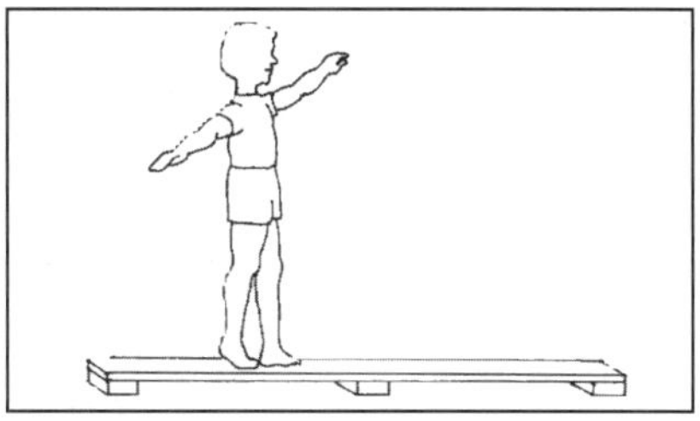

레벨 1 : 아이에게 따라하라고 말하라.

1. 보드를 가로질러 앞으로 걸어라. 아이 눈 앞의 목표물을 주시하게 하라.
2. 아이의 왼손에 무게를 더하고, 보드를 가로질러 앞으로 걸어라.
3. 아이의 오른손에 무게를 더하고 보드를 가로질러 걸어라.
4. 손에서 손으로 무게를 옮기고 보드를 가로질러 걸어라.

레벨 2 : 아이에게 따라하라고 말하라.

1. 보드를 가로질러 뒤로 걸어라.
2. 왼손에 무게를 더하고 보드를 가로질러 뒤로 걸어라.
3. 보드를 가로지르기 위한 자신만의 방법을 생각하라.
4. 손에서 손으로 무게를 옮기고 보드를 가로질러 뒤로 걸어라.
5. 아이의 머리에 책을 올려 균형을 잡으면서 보드를 가로질러 앞으로 걸어라.
6. 아이의 머리에 책을 올려 균형을 잡으면서 보드를 가로질러 뒤로 걸어라.
7. 머리위에 책을 올려 균형을 잡으면서 무게를 들고, 보드를 가로질러 앞으로 걸어라.
8. 명령에 맞춰 목적지에 콩주머니를 던지고 보드를 가로질러 걸어라.
9. 보드를 가로질러 앞으로 걷고 콩주머니를 잡고 뒤로 던지게 하라.
10. 네 팔을 양쪽으로 펴고 보드를 가로질러 걸어라; 그리고 나서 앞으로, 뒤로, 한 쪽을 보고 앞 뒤로, 그리고 나서 다른 방향은 보고, 앞뒤로 가로질러 가라.
11. 네 팔을 앞으로 뻗고, 반대편을 보고 뒤로, 그리고 한쪽을 보고 앞뒤로, 그리고 다른 쪽을 보고, 앞뒤로 보드판을 가로질러 걸어라.
12. 당신의 왼쪽발은 항상 오른쪽 앞으로 하여 뒤로 걸어라.
13. 당신의 오른쪽 발은 항상 왼쪽 앞으로 하여 뒤로 걸어라.
14. 당신의 왼쪽 발은 항상 오른쪽 앞으로 하여 뒤로 걸어라.
15. 5가지 활동을 생각하라.

FORM GM-20 (계속)
보행레일/균형빔(WALKING RAIL/BALANCE BEAM)

레벨 3 : 아이에게 따라하라고 말하라.

1. 빔의 중앙에 놓인 책을 집어 들고 앞으로 걸어라.
2. 뒤로 걸으면서 빔의 중앙에서 책을 집어들어라.
3. 빔의 중앙에 누가 12 인치 높이에 자를 들고 있다. 중앙으로 걸어가서 자를 건너라.
4. 자에 닿지 않도록 필요한 만큼 보폭의 높이를 늘려라.
5. 다양한 방법으로 빔을 가로 질러 걸어라. 누군가 보드 끝에 목표물을 들고 있고, 당신은 빔을 가로질러 갈때 목표물을 보이라.
6. 겹치지 않게 보드를 가로지르는 7개 방법을 고안해라.
7. 선생님이나 부모가 3 피트 높이로 자를 들고 있다. 앞으로 걸어가서 자 밑을 통과해라.
8. 자의 아래와 위로 가라. 선생님은 빔의 길이 내에서 자의 높이와 위치를 다양하게 두라.
9. 손바닥은 아래로 향하고, 각 손등에 책을 올려 놓은 상태에서 양 팔을 옆으로 펴고, 빔을 앞으로 걸어라.
10. 손에 책을 이용해 균형을 잡으면서 보드를 건너는 방법을 5가지 고안해라.
11. 보드를 건너는 새로운 방법 3가지를 고안해라.
12. 보드의 중앙으로 가라. 콩주머니를 쥐고 뒤에 있는 선생님이나 부모 또는 목표지점에 던져라. 보드 위에서 여러 위치에 움직이면서 콩주머니를 던져라. 선생님이나 부모는 한 장소에 있다.
13. 보드의 중앙으로 가라. 선생님이나 부모는 너를 마주보면서 빔의 곁으로 간다. 선생님이나 부모라 한 것처럼 정확하게 팔과 다리를 다양한 위치에서 움직여라(만약 아이의 자세가 정확하지 않다면, 주의를 주어라).
14. 선생님이나 부모가 빔의 끝에 둔 양동이에 당신은 콩주머니를 던져라. 양동이를 향해 가서 콩주머니를 잡고, 보지 않고 양동이에 콩주머니를 넣도록 시도해라.
15. 빔의 중앙에 책을 둔다. 비스듬히 걸어서 책을 집어들고 돌아서 빔 끝까지 걸어가라.
16. 자, 책, 콩주머니의 3가지 아이템을 사용하여 빔을 건너는 7가지 방법을 고안해라.
17. 선생님이나 부모가 빔 위에서 다양한 높이로 자를 잡는다. 너는 엉덩이에 손을 얹고 자 아래로 뒤를 향해 걸어라.
18. 팔을 잡고 비스듬히 빔의 중간까지 걸어서, 돌아서 걸어라.
19. 엉덩이에 손을 얹고 앞으로 걸어라.
20. 엉덩이에 손을 얹고 뒤로 걸어라.
21. 빔의 중앙에 책을 놓고, 중앙으로 걸어라. 네 머리 위에 책을 놓은 후 빔의 끝까지 가라.

레벨 4 : 아이에게 따르도록 말하라.

1. 선생님이나 부모가 들고 있는 자 밑을 지나 뒤로 걸어라.
2. 네 손을 몸 뒤로 잡고, 뒤로 빔을 걸어라.
3. 팔을 옆으로 하고, 손바닥을 위로 하여 각 손바닥에 책을 놓고 앞으로 빔을 걸어라.
4. 팔을 옆으로 하고, 손바닥을 위로 하여 각 손바닥에 책을 놓고 뒤로 빔을 걸어라.
5. 발볼에 체중을 두고, 오른쪽으로 빔을 비스듬히 걸어라.
6. 발볼에 체중을 두고, 왼쪽으로 빔을 비스듬히 걸어라.
7. 팔을 끌어안고, 보드를 가로질러 가라.

FORM GM-20 (계속)
보행레일/균형빔(WALKING RAIL/BALANCE BEAM)

8. 팔을 다양한 자세로 해서 보드를 건너는 7가지 다른 방법들을 고안해라.
9. 한 팔을 다른 자세로 해서 보드를 건너는 7가지 다른 방법들을 고안해라.
10. 보드의 중간으로 걸어가 오리발로 서서 균형을 잡아라.
11. 눈을 감고 5가지 활동을 고안해라.
12. 빔의 중간으로 걸어가 한 발로 균형을 잡은 다음 한 발로 돌아서 빔의 끝까지 뒤로 걸어라.
13. 빔의 중간으로 걸어가, 왼쪽으로 돌아 빔의 끝까지 걷고 오른쪽으로 간다.
14. 몸 뒤로 팔을 잡고, 앞으로 중간까지 가서 일단 돌아선다. 남은 거리는 뒤로 걷는다.

레벨 5 : 아이에게 따르도록 말한다.

1. 빔 위에 서서 한 발은 다른 발 앞에 두고, 눈을 감은 채로 가능한한 오래 균형을 유지해 초를 기록한다.
2. 오른발로 서서 눈을 감고, 가능한 오래 균형을 유지해라. 초를 기록한다.
3. 왼발로 서서 눈을 감고, 가능한 오래 균형을 유지해라. 초를 기록한다.
4. 왼쪽 눈은 감고, 빔을 옆으로 걷는다.

Form GM-21
트램펄린 (TRAMPOLINE)

목적 : 대운동, 전정감각.

준비물 : 트램펄린(작은 트램펄린이 적절하다), 메트로놈, 고정판. (Form GM-17을 보라.)

방법 : 아이를 트램펄린 위에 있게 한다.

레벨 1 : 아이를 트램펄린 위의 한곳에서만 점프하도록 한다. 아이의 발이 트램펄린에 동시에 닿을 때 가장 좋은 자세를 볼 수 있다.

레벨 2 :

1. 아이가 점프하는 동안, 아이가 콩 주머니를 잡아 당신의 등 뒤로 던지게 한다.
2. 아이가 점프하는 동안, 아이의 손에 무거운 것을 잡게 한다.(무거운 것은 작은 물건. 예: 손전등)
3. 2번과 같게 하되, 트램펄린 위에서 무거워진 손을 흔들며 다양한 동작을 하게 한다.
4. 아이가 점프를 할 때, 아이의 발을 앞뒤로 한번 번갈아 뛰게 한다.
5. 그가 왼발로 두 번 오른발로 한번 점프하게 합니다. 활동에 변화를 준다. 예를 들어, 오른발로 두 번 왼발로 세 번.

레벨 3 :

1. 아이는 점프 하면서 다양한 리듬에 맞춰 손으로 박수를 치게 한다.
2. 아이가 점프 하면서 고정차트(fixation chart)에 있는 문자(글자)들을 왼쪽에서 오른쪽 순서대로 부르게(크게 말하게) 한다. 메트로놈을 추가하여 아이에게 메트로놈의 박자에 맞춰 문자를 부르게 한다.
3. 아이는 깡총뛰기와 점핑 잭(PT체조)을 한다. 아이는 동시에 팔과 다리들을 함께 움직이고 유지 한다.
4. 아이의 두 손에 콩 주머니를 잡게 하고, 점핑 잭을 한다.
5. 아이에게 점핑 잭을 하게 하고, 그의 손이 머리 위의 위치에 왔을 때 손에서 손으로 콩 주머니를 옮겨가게 한다.
6. 아이가 점핑 잭을 할 때, 전체 행동에 방해되지 않게 그의 두 팔을 떨어뜨리라고(내리라고) 말한다.
7. 아이가 점핑 잭을 할 때, 그의 왼쪽 혹은 오른팔을 떨어뜨리라고 말한다.

레벨 4~5 :

1. 아이가 점핑 잭을 할 때, 그가 두 번 점프하는 동안 오른팔을 떨어뜨리라고 말하고, 두 번 점프하는 동안 제자리(원 위치)에 가져가라 한다. 그 다음 그가 두 번 점프하는 동안 왼팔을 떨어뜨리라고 말하고, 두 번 점프하는 동안 제자리에 가져가라 한다.
2. 아이가 엇갈리는 방법으로 점프한다. 그의 오른 팔과 왼 다리를 앞으로 왼팔과 오른 다리를 뒤로 움직이게 한다.

Form GM-22
줄넘기 활동 (JUMP ROPE ACTIVITIES)

목적 : 대운동.

준비물 : 7피트 줄넘기, 메트로놈.

방법 : 아이는 이 활동을 할 때 무릎에 힘을 빼고, 등은 곧게 펴지만 뻣뻣하지 않아야 하며, 고개는 위로 들고 있어야 한다. 아이가 스스로 줄을 돌리면서 동시에 뛰지 못하면, 줄의 한쪽 끝은 의자에 묶고 한쪽은 아이가 잡고 돌리게 한다.

레벨 1 : 바닥에 줄을 두고 이 활동을 한다.

1. 줄을 직선으로 바닥에 두고, 줄의 한쪽에 발을 두고 앞으로 점프하여 반대편 줄 끝으로 갔다가, 다시 뒤로 점프하여 시작점으로 돌아온다.
2. 줄을 원으로 만들고, 원 안과 밖에 발을 두고 함께 점프한다.
3. 줄을 원으로 만들고, 한발은 원 안에 다른 발은 원의 밖에 두고 원을 한바퀴 돈다.

레벨 2 : 줄 끝을 양손으로 잡는다.

1. 줄을 뒤에서 앞으로 몸 아래로 돌린다. 그리고 발을 굴려 줄이 몸 아래에 있을 때 뛰어야한다.
2. 1번과 같게 하되 오른발만 사용한다.
3. 1번과 같게 하되 왼발만 사용한다.
4. 줄을 머리 위에서 몸 아래로 돌리고, 줄이 몸 쪽으로 오는 순간마다 뛰어야한다. 두발로 동시에 뛴다.

레벨 3~5 : 줄 끝을 양손으로 잡는다.

1. 줄을 머리 위에서 몸 아래로 돌리고, 줄이 몸 쪽으로 오는 순간마다 뛰어야한다. 두발로 동시에 뛴다. 메트로놈의 각 박동에 맞추어 한번 뛴다. 메트로놈을 이 활동을 위해 매우 느린 박자로 맞추고, 그 후에 빠르게 한다.
2. 1번과 같게 하되 각각의 비트에 맞추어 발을 번갈아 가면서 한다.

Form Gm-23
리듬 (RHYTHM)

목적 : 소뇌의 활성화.

준비물 : 메트로놈.

방법 : 아이가 리듬을 규칙적으로 반복하게 한다. 아이를 테이블에 마주 보고 앉게 한다.

레벨 1 : 당신의 한 손을 일정한 리듬에 규칙적으로 함께 두드린다. 아이도 당신을 보고 똑같이 하게 한다. 리듬을 두 번 이상 두드리지 않는다. 예: 따–단. 따–단. 따–단.

레벨 2 :

1. 두 번 두드리는 리듬을 사용하고 당신의 한 손을 그 리듬의 규칙에 맞춰 두드린다. 아이도 당신을 보고 똑같이 하게 한다.
2. 1번과 같게 하되, 아이의 두 눈을 감게 하고 당신의 리듬 규칙과 맞게 하게 노력한다.
3. 1번,2번과 같게 하되, 세 번 두드리는 리듬을 사용한다. 예: 따–단–단. 따–단–단.
4. 손을 교대로 일정한 리듬 규칙으로 두드린다. 아이는 당신을 지켜보고 손과 함께 리듬을 반복한다. 예: 오른손–왼 손–오른손–왼손.
5. 두 번 교대 한다. 예: 오른손–오른손–왼손–왼손–오른손–오른손.
6. 세 번 교대 한다. 예: 오른손,오른손,오른손–왼손,왼손,왼손.
7. 불규칙적인 리듬으로 한다. 예: 오른손,오른손–왼손. 오른손,오른손–왼손.

레벨 3 : 당신의 손을 테이블 위에 놓고 일정한 리듬으로 두드린다. 아이의 눈을 감게 한다. 두 번 교대 한다. 예: 오른손– 오른손–왼손–왼손–오른손–오른손, 그리고 세번 교대로 오른손–오른손–오른손–왼손–왼손–왼손, 마지막으로 불규칙적인 리듬으로 오른손–오른손–오른손–왼손–왼손–오른손–오른손. 아이는 당신의 리듬을 똑같이 한다.

레벨 4 :

1. 이것은 메트로놈과 함께 해야 한다. 아이는 같은 손에 있는 손가락 중 엄지를 메트로놈의 박자에 맞추어 가볍게 두 드린다. 손가락 번호를 정한다. 원하는 메트로놈 박자에 순서를 맞추어 가볍게 두드린다. 예: 2, 3, 4 아니면 2, 3, 5.

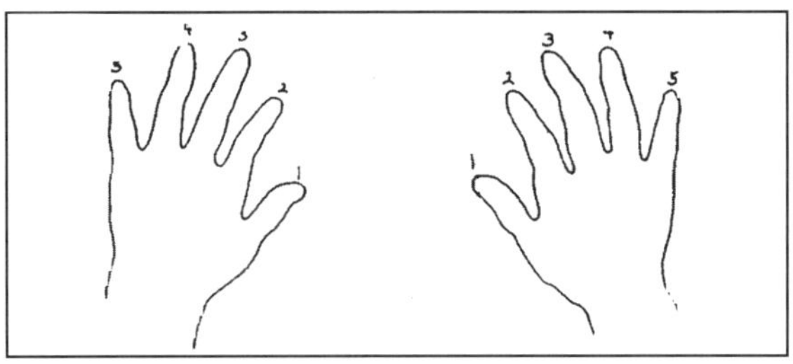

2. 두 손을 함께 사용한다. 예: 오른손으로 3, 2, 4 그리고 왼손으로 3, 2, 4.

레벨 5 :

1. 이것은 메트로놈과 눈을 감고 해야 한다. 아이에게 그의 손가락 중 엄지를 메트로놈의 박자에 맞추어 가볍게 두드린다. 손가락 번호를 정한다. 당신이 원하는 순서대로 가볍게 두드리라고 한다. 예: 2, 3, 4, 5 아니면 2, 4, 5.
2. 눈을 감게 하고, 손을 교대 한다. 예: 오른손 2, 4, 5 왼손 2, 5.
3. 1번,2번을 다시 한다. 그러나 아이의 눈을 뜨게 하고 한 손의 엄지와 다른 손가락을 가볍게 두드린다.

Form Gm-24
리듬-2 (RHYTHM-2)

목적 : 소뇌 자극.

준비물 : 단계 3에서 5동안 점들이 그려진 카드. 아래는 카드의 예이다.

방법 : 아이는 치료사의 지시를 따른다. 카드가 사용될 때, 가까운 점은 빠르게 두드리고 멀리 있는 점은 느리게(천천히) 두드리며 그리고 그사이 공간은 쉬는 것(정지)이다. 예를 들어,

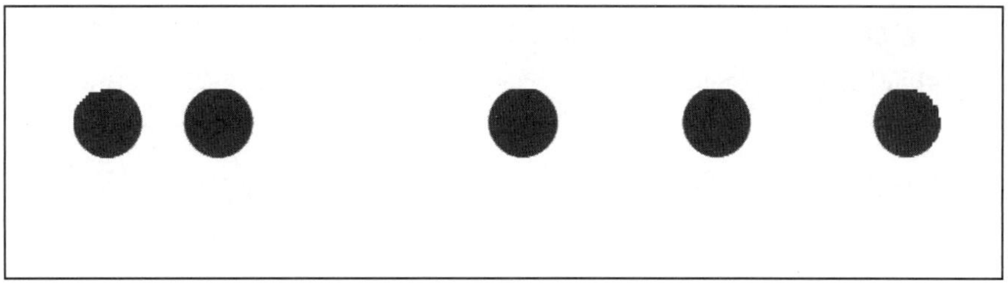

이것은 두 번은 빠르게, 쉬고(정지), 세 번은 느리게(천천히).

레벨 1 :

1. 아이에게 당신이 하는 것과 같은 방법(패턴)으로 연필을 잡고 가볍게 두드리라고 말한다.
2. 연필을 매우 빠르게 그 다음, 매우 천천히 두드리라고 아이에게 말한다. 당신이 멈추라고 말할 때까지 계속하라고 말한다.

레벨 2 :
당신은 연필을 사용하여 두드리는 방법 말고 당신의 발과 손들을 사용하여 아이들이 똑같이 따라 하도록 한다.

레벨 3 : 지금 당신이 그전에 만들었던 점 카드를 사용한다. 한 카드를 그에게 보여준다. 아이가 카드를 보게 하고 아이가 카드를 보면서, 카드의 방법에 따라 박수를 치게 한다.

레벨 4~5 :

1. 단계 3과 같은 방법이나 카드를 멀리 가져가고 아이에게 기억하게 하여 박수를 치게 한다.
2. 당신은 한 방법으로 박수를 치고, 아이에게 몇 개의 카드를 보여준다. 그에게 당신이 박수를 쳤던 방법의 카드를 지 적하라고 한다.

Form Gm- 25
엄지 맞추기(FINGER TO THUMB)

목적 : 눈과 손의 협응과 소뇌자극

준비물 : 메트로놈

방법 : 메트로놈의 박자에 아이는 한 손의 손가락 끝과 다른손의 엄지를 두드린다. 아이가 안거나 서서 시작한다.

레벨 1 : 메트로놈의 하위수준에 맞춘다. 다른 박자에 아이는 그의 오른쪽 엄지 손가락과 함께 왼손의 다른 손가락으로 두 드린다. 아이가 왼손잡이라면, 왼손을 사용하고 오른손 끝으로 두드린다.

레벨 2 : 메트로놈 박자에 아이는 엄지손가락에서 새끼손가락 순서로 한손의 손가락과 함께 다른 손의 엄지손가락 끝으로 두드린다. 그 다음 새끼손가락에서 엄지손가락 순서로 거꾸로 한다.

레벨 3 :

1. 단계 2와 동일하다. 한 손이 성공한 후 다른 손으로 바꾼다.
2. 엄지손가락 대신 다른 손가락을 사용한다. 그리고 메트로놈의 박자를 빠르게 한다.

레벨 4~5 :

1. 다른 손가락을 모두 두드린다.
2. 코끝을 두드리고, 코와 손가락과 코 사이를 교차한다. 예를 들어, 한 손의 엄지손가락에서 다른 손의 엄지손가락, 코 끝에서 엄지손가락, 집게 손가락에서 엄지손가락 등등.

Form Gm- 26
이중-과제 (DUAL-TASK)

목적 : 소뇌 그리고 전정계 자극

준비물 : 보행레일(walking rail) 또는 균형원판, marking board

방법 : 이 운동은 몇 개의 영역을 동시에 자극한다. 청각, 균형, 시각적 보조를 가능한 많이 사용한다. 아이는 보행레일(walking rail) 위에 heel to toe로 서거나 양발로 균형판 위에 선다.

레벨 3~5 :

1. 칠판에 간단한 수학문제를 써서 풀게 한다.
2. 칠판에 tic-tac-toe 놀이를 한다.
3. 아이가 어디에 X를 표시할지 말하고, 칸에 X를 그린다. 이 앞에 서서 몇 초간 보게 한다. 공간적 기억게임을 한다. 당신 이 두개의 사각형 무늬를 그린다. 아이의 사각형 안에 있는 X를 당신 것과 매치한다. X가 많아질 수록 어려워진다.
4. 단어를 부르고, 그가 말하는 단어의 운을 맞춘다.
5. 단어를 말하고, 그에게 사라진 음절과 그것을 반복하게 한다. 예를 들어 "카우"가 빠진 "카우보이."
6. 글자판을 사용하여 그가 할 수 있는 한 빠르게 연속적으로 문자를 부르게 한다.
7. 그의 앞에서 책을 든 다음 그에게 큰 소리로 읽게 한다.
8. F로 시작하는 단어를 가능한 많이 말하도록 한다. 다른 문자도 찾아본다.
9. 당신이 할 수 있는 한 많은 활동을 구상한다.

Form Gm- 27
운/음 분류 (RHYME/SOUND CATEGORIZATION)

목적 : 소뇌 기능을 훈련

준비물 : 보행레일(walking rail).

방법 : 보행레일(walking rail) 위에 천천히 걷게 한다. 균형 상실 없이 다음에 나오는 질문에 답하도록 한다.

레벨 3 : 단계3까지를 위한 질문 유형 예

1. 고양이와 같은 운을 가진 단어는?
2. 고양이(cat) 운이 지도(map)와 같은가?
3. 그런 운을 이용해 단어를 만들어보라.

레벨 4 : 단계 3질문에 아래의 질문을 더한다.

1. 지도(map)와 사람(man)은 같은 소리로 시작되는가?
2. 같은 소리로 시작하는 단어를 더 만들어라.

레벨 5 : 단계3. 4의 문제에 다음의 문제를 더한다. 아이에게 분류에 대해 말해준다. 같은 분류에 속하는 것들에 대해 아 동이 생각하게 한다. 두 단어는 같은 범주가 아니다. 예를들면, 당신이 "농업"이라고 제시한다. 아이는 "암소(cow)-쟁기 (plow)라고 대답한다. 당신이 "스포츠"를 제시하면 아이는 "공(ball)-홀(hall)" 이라고 대답한다.

Form Gm-28
정신적인 사고 회전 (MENTAL ROTATIONS)

목적 : 시공간 능력을 위한 소뇌 활동

준비물 : 작은 채색 블록

방법 : 당신이 아이에게 제시한 방법대로 블록을 디자인하도록 지시 한다.

레벨 3 : 아이에게 말한다. 내가 테이블 위에 놓은 블록들을 보고, 네가 이것과 순서가 반대로 위에서부터 블록 놓아볼래. 예를 들어 다음과 같다.

```
R   R   B   Y   G
```

반대는 이 모양이 된다

```
G   Y   B   R   R
```

더 많은 블록을 다양한 모양으로 제시하여 반대로 혹은 거꾸로 다시 디자인 해 보라고 한다.

```
R                           R
B                           B
Y                           Y
G   R   B   Y   Y   B   R   G
```

레벨 4~5 : 단계 4와5는 다음과 같이 블록들을 회전시켜(돌렸다) 아이가 어떻게 보이겠는지 보여달라고 한다. 예를 들어, 만일 블록들을 90° 시계 방향으로 돌려 회전시키면, 이 블록은 어떻게 보이겠니?

```
R               G   Y   R   R
R   ------->    B
Y               R
G   B   R       Y
```

이 블록들은 시계 방향으로 돌아 회전시키면 어떻게 보일까?

```
Y   R   B   G                    Y
            Y   ------->         R
            R                    B
            R        R   R   Y   G
```

다양한 모양을 만들어 제시한다. 예를 들어, 다음과 같이.

```
            R   G   Y
            B
            Y
R   R   G   B
```

Form Gm- 29
시각적 심상 (VISUAL IMAGERY)

목적 : 운동성과 관련된 뇌영역의 활동

준비물 : 메트로놈

방법 : 모두 단계1에서 시작한다. 아이는 눈을 감고 일어서서 한다(만약 어려워 한다면 앉아서 한다). 활동을 하기 전에 항상 심호흡을 한다.

레벨 1 :

1. 앉아서 실시한다. 아이가 테이블에 앉아 있다고 가정하고, 테이블 위에 무언가 놓여있다고 하자. 아이에게 보인다고 가정하는 것이 무엇인지 말하도록 한다.
2. 테이블에서 손을 떼고 실제로는 움직이지 않도록 하면서, 스스로 움직인다고 생각하도록 한다. 예로 "어떤 손이 움직이고 있니?" 질문을 하고, 그의 손을 만지며 "이 손이니?"하며 묻는다.
3. 다른 손도 테이블에서 손을 떼고 움직이고 있다고 가정하도록 하여, 두 손이 테이블에서 움직이고 있는 것처럼 한다.
4. 이제 테이블 위에서 두 손이 함께 움직이는 것처럼 가정한다.

레벨 2 :

1. 앉아서 실시한다. 아이에게 두 손을 곧게 뻗어 공중에 유지하고 있다고 가정한다. 당신이 "하나"라고 할 때마다 아이는 한 손은 공중에 둔 채 다른 한 손은 테이블 뒤로 가져간다고 가정한다. "둘"이라 말하면, 공중에 있는 손을 테이블 뒤로 가져가고 다른 손은 공중으로 움직인다고 가정한다.
2. 이제 당신이 손뼉을 칠 때마다, 테이블 위에 있던 손과 공중에 있는 손을 움직인다. 손뼉 소리에 맞춰 손을 바꾼다.

레벨 3 :

1. 아이는 눈을 감고 선다. 아이가 자신을 보기엔 멀어서 마치 자신을 볼 수 없지만, 실제로 그 과제를 수행하는 것처럼 자신을 보인다고 가정을 하도록 하자. 아이의 눈을 통해 보인다고 가정한다.
2. 아이가 오른 손에 공을 치고 있다고 가정하도록 한다. 공이 바닥에 닿을 때마다 매번 아이가 "쳤다"라고 말하게 한다.
3. 아이가 손을 바꿔서 공을 치도록 한다.
4. 아이에게 공을 벽을 향해 던졌다가, 다시 잡는다고 가정하도록 한다. 벽에 공이 닿을 때 아이는 "쳤다" 말하고, 공을 잡으면 "잡았다"라고 말하게 한다.

레벨 4 :

1. 단계 3 과 같고, 아이는 아이의 눈을 통해 보는 것처럼 가정한다. 아이는 눈을 감고 서있다.
2. 아이가 벽에 공을 던지는 것처럼 가정한다. 매트로놈 소리가 들릴 때마다 아이는 공을 던지고, 잡게 한다. 아이는 손을 바꾼다.
3. 아이는 팔이 그의 옆에 놓여있다고 가정한다. 매트로놈의 소리가 들릴 때마다 아이는 그의 손을 머리위에서 손뼉 친다고 가정한다.

레벨 5 :

1. 단계 3, 4와 동일하다. 아이는 눈을 통해 보고 있다고 가정한다. 아이는 눈을 감고 서 있다.
2. 아이가 PT체조를 하고 있다고 가정한다. 메트로놈 박자에 맞춰 PT체조를 한다.
3. 다른 활동들을 만들어 본다.

제6장

시운동지각

"운동요소를 포함하는 활동 없이 일어나는
지각은 없다." (Piaget, 1948)

시운동지각은 적절한 공간에 기하학적인 모양, 문자 또는 그림을 복사하는 능력이다. 이것은 공간관계, 기억, 소운동발달, 시지각, 시공간 암호화, 운동계획, 순서화, 인지(정신적 과정과 추론 포함)를 포함한다. 손으로 글쓰기는 소운동기술이지만, 시운동지각과 같은 정도의 운동계획, 인지, 지각 발달을 필요로 하지 않는다. 시운동기술은 뻗기, 쥐기, 손과 팔의 움직임의 시각적 안내를 포함하는 반면, 시운동지각은 모양과 글자들을 적절하게 재형성하는 능력을 포함한다. 대부분의 전문가들은 아이들이 읽기, 쓰기, 숫자개념에 대해 배울 수 있는 능력을 갖추기 전에 시운동지각이 어느 정도 성숙하게 된다는 것에 동의한다(Kopptiz, 1963).

형태복사 검사는 아동의 미래의 학업수행을 나타내는 훌륭한 지표이다. 아동의 학교생활을 할 준비가 되었는지 결정하기 위해 하나의 검사만을 선택해야 한다면, 의심 할 여지없이 형태복사 검사일 것이다. 이것을 상징 명명하기(symbol naming)(문자, 숫자)와 함께 결합하면, 읽기 과업의 가장 좋은 예견지표가 된다(Mati-Zissi, 2001). 형태복사 검사와 유치원에서의 준비검사의 상관성은 .50~.70의 범위이다. 이와 유사하게 형태복사와 초기 읽기 과업 사이의 상관성은 .40과 .60 사이의 범위이다(.00 은 아무 연관성이 없고, 1.00은 완벽한 관련성이 있다.)(Beery, 1982).

결함아동들이 그리기에서 경험하는 것들은 시공간지각, 계획, 단기기억의 문제에서 기인한다. 3학년 아동들의 읽기 정확성과 취학 전 아동들의 초기 그리기 묘사 사이에는 높은 양의 관계가 있는 것 같아 보인다. 공간관계, 방향지남력, 계획과 순서화뿐만 아니라, 앞의 모든 것들을 동반하는 규칙의 적용에서 가장 높은 양의 상관관계가 나타난다. 이러한 순서화 어려움은 나중에 해독 능력 결손의 원인이 될 것이다. 또한 언급할만한 가치가 있는 것은 그리기 요소와 단기 음운론적 작업기억의 저장과 회상능력 사이에 높은 상관관계가 있다는 것이다(Mati-Zissi). 우리는 아동의 그리기와 운동계획에 연관된 더욱 자세한 설명에 들어가기 전에, 아동의 공간관계와 지각적 공간의 발달에 대해 검토해 볼 필요가 있다.

공간관계의 지각발달은 3기간으로 나누어진다. 첫 번째 기간은 생후 5개월까지이고, 5개의 공간관계로 나누어진다.

1. 가장 기초적인 공간관계는 근접(proximity), 또는 사물의 가까움이다.
2. 두 번째 공간관계는 하나의 사물이 다른 하나로부터 분리되는 것과 같은 분리(separation)이다.
3. 세 번째 관계는 연속(succession)이다. 예를 들어, 두개의 이웃하고 있는 그림이 분리된 요소일지라도, 문을 여는 것과 그림이 나타나는 것과 같이 다른 하나가 어떤 것 이전에 배열되어 있는 것이다(순서 또는 공간 연속의 관계).
4. 네 번째 공간관계는 동봉(enclosure)이다. 상자속의 사물이 한 예가 될 수 있다.
5. 다섯 번째 공간관계는 연속성(continuity), 또는 계속되려는 성질이다. 예를 들어, 면 위의 끊어지지 않은 선의 경우가 있다.

공간관계의 두 번째 기간은 5개월부터 12개월까지이다. 이 기간은 감각운동발달의 결과로 발달한다. 이 기간은 시각협응과 사물로부터 아동 자신의 움직임을 구별하는 능력으로 특징지어진다. 움직임과 촉각탐험 모두가 이 발달에서 기초적인 역할을 한다. 이 기간은 멀리 있는 사물의 실제 크기를 인식하는 것과 같은 형태와 크기의 불변성 발달로 시작한다(8~10개월에). 이 단계에 아동은 자신에게 잘못된 방식으로 제시된 젖병으로 먹기를 바른 방식으로 고쳐 할 수도 있다(8~9개월).

세 번째 기간은 12개월에 시작한다. 두 번째 기간의 성취는 근본적으로 형태와 사물의 크기와 관련이 있는 반면에, 세 번째 기간은 사물 서로간의 관계를 명백히 하는 것이다. 이 단계는 정신적 상상의 시작으로 인해 그리기가 처음으로 시작되는 단계이다. 사물들의 차이점과 그것들을 분리하는데 시간이 걸리더라도, 지각과 어느 정도의 모사 적인 구조가 일반적으로 요소들을 제어한다는 것은 언급할 만한 가치가 있다(Piaget, 1948).

일단 공간관계의 개념을 습득한 후에, 아동은 이제 인식과 그리기 모두에서 지각적 공간을 이해할 수 있게 된다. 지각적 공간의 개념은 세 개의 연속적인 단계로 구성된다.

1. 4세까지: 인식되거나 그려지는 형태들은 오직 닫혀져 있고, 둥근 형태들은 열림, 닫힘, 근접, 분리와 같은 단순한 기하학적 관계에 기초한다.
2. 4~7세: 이 단계에서 직선과 굽은 선, 다른 크기의 각들, 평행선 사이의 차이, 그리고 특히 그림의 같거나 틀린 면의 관계에 기초한 유클리드의 형태(예를 들어, 다이아몬드)를 인식하거나 그리는 것의 시작하게 된다.
3. 7~8세: 이 단계에서 아동이 참고의 점을 사용할 수 있게 된다는 것을 발견한다. 예를들면, 아동이 6개의

점이 찍힌 별을 그릴 때, 별의 각 선들을 그리기 위해 중심을 참고의 점으로 사용할 것이다. 또한 이 단계에서 아동은 촉각과 운동감각적 정보를 사용함으로써 정신적 상상으로부터 유도해 그림을 그릴 수 있다(Piaget, 1948).

아동의 그리기와 학습장애의 관계에 대한 중요성을 이해하기 위해, 적절하게 그림을 그리는데 필요한 많은 요소들은 읽기와 철자쓰기와 같은 학교과제에서도 필요하다는 것을 강조할 필요가 있다. 단기기억, 시지각, 시공간 암호화, 계획, 순서화, 형태지각, 위치와 공간지남력이 포함된다(Mati-Zissi, 1998).

최근 연구결과들은 특수학습장애가 있는 아동들은 시각분석 시스템과 시각입력목록에서의 결손에 기여한다고 나타내고 있다(Ellis, 1995). 비사전적 시스템인 시각분석 시스템은 단어속의 문자 상질들의 위치를 인식하고 나타낸다 : 이 체계는 시각정보를 그것의 문자구성 요소로 분석하기 위해 단기 기억 속에 저장하고 결과적으로 시각입력목록으로 알려진 문자의 장기기억으로 넘어간다. 그러므로 상징의 형태, 모양, 위치, 지각은 읽기기전의 중요한 요소이다. 읽기과정에서 동등하게 중요한 것은 단어를 자음으로 전환하는 문자음소의 대응이다. 시각분석의 비슷한 시스템이 그리기 과정에서 일어난다. 시각분석 시스템은 그림 단위를 형성하는 점, 선, 원, 사각형과 같은 그림 상징들을 분석한다. 이러한 단위들의 결합은 그림이 형성되게 한다(Mati-Zissi, 2001). 사물의 정확한 모사를 위해 미리 필요한 것은 형태지각, 공간지남력과 위치이다. 그리기는 기억속에 저장된 친숙한 그림들을 회상함으로써 촉진된다. 학습장애 아동들은 그리기 기술의 결함을 나타낸다. 정확한 모사를 위한 그리기 기전이 이상기능을 하고 있기 때문에 그리기 전략이 어렵다(Mati-Zissi, 2001).

아동의 그리기에 눈-손 협응이 더욱 많이 관여한다는 사실은 중요하다. 그리기는 지각과 기억을 포함하는 소운동기술이다. 시운동지각기술은 좋지 않으나, 눈-손 협응이 정상인 아동들을 종종 보았다. 시운동지각기술은 발달되어야 한다. 4살된 아동이 수직의 다이아몬드를 그린다는 것은 기대할 수 없다. 아동의 그리기가 단지 소운동기술만을 요구하는 것이 아님을 강조하기 위해, 아동이 4개의 성냥개비로 그림을 그릴 때처럼 사각형을 만들기 어렵다는 연구결과를 보여주었다. 아동이 사각형 또는 삼각형을 그릴 수 있기 전까지는 성냥개비로 사각형 또는 삼각형을 만들수 없다(Piaget, 1948). 그러므로, 문제는 단지 운동 능력에만 의존하는 것이 아니라, 구성자체의 방법에 의존 한다는 것을 가정할 수 있다.

아동의 처음 그리기 시도는 18개월에서 2세 사이에 일어난다. 그것은 낙서이고 어떤 것들을 나타내려고 하는 것들은 아니다. 아동은 단지 그의 팔을 리드미컬한 움직임으로 움직인다(Thomas, 1990). 2 1/2세부터 아동은 그들의 그림을 어떤 것을 나타내기 위해 그린다(Thomas, 1990). 4세때부터 그림의 2/3에서 의미를 부여하는 것을 발견한 수 있다(Piaget, 1948). 아동은 4세 때 사각형을 그릴 수 있어야 하고, 삼각형은 4.6세~5.6세, 그리고 수직의 다이아몬드는 6세 때 그릴 수 있어야 한다. 아동이 사각형에서 다이아몬드 그리기로 진전해 발달하기까지는 2년이 걸린다.

아동들이 종종 비슷한 그리기 방법을 사용한다는 것이 알려졌다. 아동들이 그리기나 읽기를 배우기 전의 나이에 위에서부터 그리고 왼쪽부터 그리기 시작하는 것을 더 좋아하는 것처럼 보이고, 그것은 그들이 사용하는 필기체 활자에 관계없이 지속된다(영어, 아랍어, 히브리어 등) (Thomas, 1990). 행동규칙의 근본원리는 미국 아동들이 기하학적 형태를 복사하는데 비슷한 원리를 사용한다는 것을 나타낸다.

1. 맨 꼭대기부터 시작한다.
2. 맨 왼쪽부터 시작한다.
3. 그림에 꼭대기점이 있다면, 수직선으로 꼭대기부터 시작해 왼쪽 사선으로 내려온다.
4. 모든 수평선은 왼쪽부터 오른쪽으로 그린다.
5. 모든 수직선을 위에서부터 아래로 그린다.
6. 이어가기(이어진 줄)(Wann, 1991)

움직임의 속도는 실행시간이 유지되기 때문에 그것의 선형 연장성(또는 궤도의 길이)에 비례한다는 것이 알려졌다. 그러므로, 큰 지름의 원은 더 작은 지름의 원과 같은 시간 내에 그려진다(Isochrery principle)(Wann, 1991). 우리의 환경 내에 수직선과 수평선이 많기 때문에 아동들이 수직과 수평선을 가장 정확하게 그린다는 것이 발견되었다. 인식과 구별 역시 주위환경에 영향을 받을 것이다. 예를 들어, 그들이 그리는 종이(그림 틀 실마리), 사각형과 직사각형의 그림 틀 실마리는 수평선과 수직선을 구별하는데 도움을 줄 것이다 (Broderick, 1987).

우리가 해야 할 질문은 아동이 사각형에서 수직의 다이아몬드를 그릴 때까지 왜 2년이 걸리는가? 이다. 우리는 답이 단지 눈-손 협응의 발달만이 아닌 더욱 복잡한 것이라는 것을 안다. 사실, 소운동능력이 사각형 대다이아몬드 복사하기에서 큰 영향을 미치는 원인이 될 수 없다. 5세 아동은 다이아몬드를 사각형처럼 정확하게 그려진 그림 위에 따라 그릴 수 있다. 행동의 계획(운동계획) 그리고/또는 피드백 정보 생산의 관계는 두가지 그림의 복사하는데 어려움이 다른 것에 따를 것이다(Broderick, 1987: Mati- Zissi, 1998). 단순 또는 복잡한지에 상관없이 형태 그리기는 많은 결정이 따른다. 그것은 위치 정하기, 순서화하기, 운동계획하기를 포함한다. 4세 아동은 수직의 다이아몬드를 그리는데 필요한 사선과 각을 그리는 기술이 없다. 모델로부터 그림을 복사할 때, 첫 번째로 요구되는 과제는 제시된 모델 그림의 시인지 그리고/또는 구별이다. 시인지와 구별은 행동의 계획을 생산하는 것에 뒤따른다. 움직임을 시작하기 전에 움직임 계획이 준비되어야 한다. 행동계획은 시점의 선택, 움직임의 방향과 속도, 그리기에 가하는 힘의 정의와 같은 요인들을 포함하는 복사하기 과제와 관련이 있다. 특정 운동단위의 활성화, 적절한 운동 단위수의 선택, 운동단위 활성화의 일시적인 순서화는 운동계획의 매개변수들이다. 이러한 매개변수들은 움직임을 확실하게 하는 방향, 힘의 크기, 속도에 관련된다. 움직임을 실행하는 동안 시각과 운동감각적 피드백이 생산된다. 피드백의 도움으로 움직임에서의 실수가 탐지되고, 교정적인 프로그래밍이 시작된다(Broderick, 1987). 운동계획은 지각운동체계의 통합적 부분이고, 의식적인 과정이 아니다. 운동계획은 움직임에 대해 저장된 기억에 따라 형성된다. 이것이 적절한 시운동지각기술 훈련이 필요한 이유이다.

시운동지각과제를 완성하는데 필요한 많은 요소들이 읽기와 같은 학교활동을 하는데 관계된 것들과 같다는 것은 일찍이 언급했다. 그러므로 많은 난독증 아동들이 시운동지각기술이 좋지 않다는 것은 놀랄 일이 아니다. 이것은 난독증 아동들이 공간지남력의 문제, 그리기에 요구되는 적절한 행동계획의 결손을 가진다는 것을 나타낸다(Mati-Zissi, 1998). 난독증 아동에서 발달하는 자세의 지각, 그림의 그려진 부분들 사이의 경계선과 거리, 다양한 그림들의 지남력, 각각의 형태들의 순서와 개념, 이 모든 것들은 난독증 아동의 읽기와 쓰기발달에서와 같은 특유한 방식이 나타난다(Mati-Zissi, 1998). 난독증 개개인들의 쓰기 수행에서 대부분이 종종 쓰기운동과 공간적 협응에서의 어려움을 나타낸다. 연필은 종종 서투르고 너무 세게 잡는다. 그들의 쓰기는 무질서한 경향을 보상하기 위해 무질서한 난독증 읽기과정과 유사하게 느리고 소심하다. 문자와 단어들은 종종 이상하게 형성되고, 위치하며, 방향을 잡고, 문장들은 수평으로 점차 사라지는 경향이 있다(Levinson, 2980). 난독증의 다른 특징들은 단어나 문자의 생략, 리듬의 결손, 큰 너비 또는 평균의 문자크기보다 큰 크기, 정상 압력보다 더 큰 압력을 포함한다(Wann, 1991). 그러나 모든 난독증 아동들이 좋지 않은 시운동 지각기술을 가지지 않고, 단지 아동이 부주의하거나 무질서한 그리기와 쓰기 기술을 가진다고 해서 난동증이라고 하면 안된다는 것이 강조되어야 한다. 난독증이 읽기 인구의 하위 2~4%를 나타낸다면, 난서증은 쓰기인구의 제일 하위 인구를 나타낸다. 난서증은 적어도 평균의 지능과 아무런 명백한 신경학적 원인이 없는 아동에서 나타나는 쓰기장애이다. 이것은 무의식적인 쓰기기술과 관계되고, 읽기, 철자 쓰기 또는 수학과 같은 다른 학습장애와는 관련 없는 문어(written-language) 장애이다(Hamsta-Beltz, 1990). 오른손잡이보다 왼손잡이에서 더 높은 퍼센트의 난서증이 나타나는 것은 아니다(Haeland, 1992). 그리고 난서증과 난서증이 아닌 사람에서 속도의 차이는 없다(Hamsta-Beltz, 1990). 문자를 잘 쓰지 못하는 것은 복사 기술과 문자와 같은 형태를 그리는 능력과 분리할 수 있는 특수한 타입의 운동기억결핍을 나타낸다(Kapar, 1983).

난서증에 대한 대부분의 최근 이론들에 따르면, 두 개의 다른 결핍의 그룹으로 특징지어 진다. 무시와 관련된 특징을 가진 첫 번째 그룹은 페이지의 오른쪽에 쓰는 경향이 있고 수평선을 유지하기가 어렵다. 획들과 문자들의 생략과 반복은 난서증 결손의 두 번째 그룹의 특징이다(Strauss, 1979). 아래는 난서증과 관련된 증상들이다:

1. 이상한 손목, 신체, 또는 종이 위치
2. 특히 잘못된 문자형태로 인한 과도한 지우개질
3. 일관성 없는 문자형성과 편차
4. 불규칙한 문자 크기와 형태
5. 마무리가 덜 된 흘려 쓴 문자
6. 쓰기도구를 잡은 손가락의 경련
7. 위쪽과 아래쪽 문자의 부적절한 혼합
8. 인쇄체와 초서체의 혼합
9. 선과 여백의 잘못된 사용
10. 페이지의 잘못된 조직화(그림6-1)
11. 복사하기에서의 비효율적인 속도

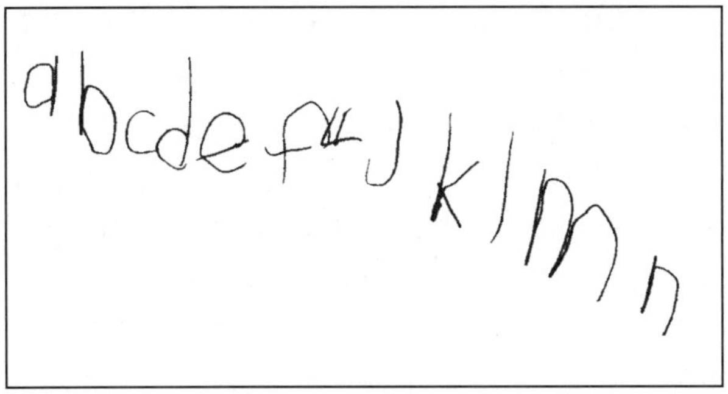

그림 6-1. 종이 위의 서투른 조직화

12. 쓰기에서의 감소 또는 증가된 속도
13. 일반적인 읽기 어려움
14. 쓰기를 할 때 세부적인 것에 대한 부주의함

운동기억에 대한 문제를 한층 악화시키는 몇몇 요인들이 있다. 처음 두가지 요인은 항상 난서증을 나타내고, 마지막 두가지 요인은 그들 자체로는 드물게 난서증을 나타낸다.

1. 좋지 않은 운동감각기억으로 인해 정확한 패턴이 저장되지 않음
2. 특히 학생이 구두로 순서적인 개념을 명백하게 표현하는 것이 더욱 효율적일 때, 문어의 개념을 명백하고 순서에 맞게 표현하는 능력이 떨어짐
3. 일반화된 기억 또는 순서화에서의 어려움
4. 시각과 운동 움직임 순서를 회상하는 능력이 약하거나 일관성이 없음
5. 시종일관 일치하는 패턴의 반복을 포함하는 연습의 부족으로 인한 미숙함
6. 집중하는 것에 대한 문제로 인한 경험의 부족(Richards, 1999)

난서증은 주의력 문제나 경험의 부족으로 인한 문제가 아니다. 조잡하고 비조직화된 손으로 글쓰기는 해가 거듭할수록 나빠지고, 구조적인 수행에서의 변화로 인해 실제적으로 읽기 어려워진다. 난서증인 사람들의 손으로 글쓰기는 시작부터 좋지 않은 구조적인 수행을 보여준다. 난서증인 사람과 그렇지 않은 사람의 손으로 글쓰기에서의 차이점은 2단계에서 가장 크다(Hamstra-Beltz, 1990). 난독증인 독자는 시작부터 서투른 읽기를 하고, 난서증인 서자는 시작부터 서투른 쓰기를 한다는 것을 명심해라. 난서증은 가르침의 부족이나 훈련의 부족으로 인한 결과가 아니다(van Galea, 1993).

서투른 손으로 글쓰기는 학교 다니는 나이의 아동들이 작업치료를 의뢰하는 가장 흔한 이유이다(Fisher, 1991). 초등학교 아동들의 10~20%에서 손으로 글쓰기에서의 기능장애를 보이고, 그 중 66%가 남자아이들이다(Karl sdottir, 1996). 손으로 글쓰기는 몇몇 단계를 거친다. 1단계~2단계 초기에서 더 높거나 낮은 필사본을 습득하기 위해 취학전과 유치원생들은 대부분의 형태들과 몇몇의 필사본 문자들을 습득한다. 2~4단계에서 초서체의 글 쓰기를 처음으로 경험시킨다(Richards, 1999). 1, 2단계의 손으로 글쓰기에서 최초로 빠른 향상을 보인다: 그러나 손으로 글쓰기의 질은 3단계이후 정체하는 경향이 있다 (Karlsdottir, 2002). 처음에는 서체의 크기가 시간이 갈수록 작아지고(특히 소년), 단어와 문자의 정렬이 향상되고, 글쓰기가 더욱 고르게 되고, 선들이 부드러워진다. 소녀들이 소년들보다 발달면에서 앞선다. 나중에 손으로 글쓰기의 형식적인 교육이 멈추면, 손으로 글쓰기가 변하고 형태면에서의 퇴화가 발달하기 시작한다(Hamstra- Beltz, 1990). 4단계부터 아동은 더 적은 노력을 요구하는 더 쉬운 움직임 패턴을 사용하기 시작한다. 게다가 더 높은 단계에서는 활자가 더욱 커지고, 문자들 사이의 연결이 종종 생략되고, 문자들이 서로 너무 가까이 놓여지게 된다(Hamstra-Beltz, 1990).

처음 세 단계에서 손으로 글쓰기의 향상이 가장 많이 나타난다. 사실, 첫 단계의 끝부분에서 기능적인 글쓰기를 하는 아동들은 더 높은 단계에서의 손으로 글쓰기에서 유의한 향상을 보이지 않는다. 좋은 서체를 쓰는 사람들은 1, 2단계 동안 글쓰기에서의 불변의 단계에 이른다. 반면에 나쁜 서체를 쓰는 사람들은 느린 속도로 배운다(Karlsdottir, 1996). 서체가 읽기 쉬우려면, 적어도 문자의 50%가 습득되어져야 하고, 이것은 1, 2단계에서 이루어진다. 아동의 서체 균일성은 1단계 동안 빨리 발달해야 하고, 그것의 영속성은 2단계 동안에 도달하게 된다. 아동의 손으로 글쓰기 속도는 초등학교 다니는 동안 대략 학년과 순차적 관계를 이루며 발달하게 된다. 기능적인 손으로 글쓰는 자와 비기능적인 손으로 글쓰는 자 사이에는 수많은 차이점이 있다. 그것은 아래의 것들을 포함한다:

1. 서투른 서자는 더 긴 움직임의 궤도로 특징지어 진다.
2. 서투른 서자는 더욱 빨리 움직이고, 그들의 움직임 궤도는 더 길다.
3. 익숙한 서자는 나이가 들수록 평균 일필이 감소하고, 반면에 서투른 서자는 나이가 들수록 점점 더 긴 궤도를 나타낸다.

아동의 손으로 글쓰기에는 어떤 요인들이 관련되어 있으며, 어떤 것이 아동의 글쓰기 결손을 야기하는 것일까? 아동이 7~9세가 되면, 경사진 움직임(ramp movements)으로 특징지어지는 불안정한 기간(낮음, 긴 기간동안의 지속적인 속도)을 가지고, 9세가 될 때까지 단계 움직임(step movements, 마지막 지점까지 많은 복합적인 하부 움직임)을 가지고, 성숙하게 되면 중간속도의 단일단계 움직임 (single-step movements)이 우세한다.

일반적으로, 매 한 획은 하나의 속도 정점과 관련된 하나 의 주요 자극으로 특징지어진다. 다시 말하면, 하나의 힘 자극은 하나의 분자 획을 생산하기에 충분하다. 이런 타입의 움직임은 탄도성(ballistic)으로 알려져 있다(Karls dottir, 1996). 아동이 5세가 되면, 당신은 처음으로 탄도성의 움직임 을 볼 수 있을 것이다(짧은 기간, 높은 속력, 빠른 가속과 감속). 이러한 움직임을 시작하기 전에, 움직임 계획이 준비되어져야 하고, 이러한 계획은 움직임에 대한 다양한 타입의 정보를 결합해야 한다. 계획의 한 타입은 문자형태에 관한 것이고, 특히 공간 내에서 움직임을 위한 궤도의 설계이다. 정보의 두 번째 타입은 만들어질 움직임과 관련된 힘으로 그것은 움직임의 크기, 속도, 기간을 명시해준다. 마지막으로 근육군이 명확히 정해져야 하고, 실행을 위해 활성화되어야 한다. 예를 들어, 필자는 보통 행해지는 것처럼 손목근육 시스템과 협응하여 손가락/엄지를 사용하거나, 칠판에 분필로 글을 쓰는 경우에 팔과 어깨근육을 사용한다. 아동의 손으로 글쓰기에서의 결손의 원인은 움직임 실행에 관련된 다양한 근육의 부적절한 조절일 것이다(Wann, 1991). 서투른 글쓰기는 정보처리 결손(인지)에 연관된 것이 아니라, 전략상 중요한 현상이다. 서투른 글쓰기는 움직임 전략의 부족 때문이다(Van Galen, 1993). 손으로 글쓰기는 협응된 움직임의 다양성으로 실행되고, 아동은 과제의 공간적, 시간적, 힘의 요구를 조절할 수 있어야 한다(Maeland, 1992).

이전의 부분에서, 우리는 서투른 글쓰기가 아마도 서투른 운동계획, 지각결손, 적절한 글쓰기에 필요한 세밀한 소운동 움직임 협응의 서투름의 결과일 것이라고 배웠다. 이것은 하나의 사고방식이고, 분명히 조잡한 서체를 가진 정상적인 기능을 하는 몇몇 아동들뿐만 아니라, 난독증과 난서증 서자(writer)의 사례이다. 이것은 조잡한 글쓰기를 하는 모든 정상 아동들에 대한 사례인가? 최근과 과거의 연구는 그것이 아니라고 제시하고, 또 다른 관점을 제시한다. 1981년도의 연구는 Bender-Gestalt 검사(형태-복사 검사)와 서투른 글쓰기 사이의 약한 관련성을 보여 주었다. 또한 5개의 소운동 검사에서 능숙한 서자와 서투른 서자 사이에 아무런 차이점이 없었다. 이것은 정상적인 평균의 학령기 아동들(난독증과 난서증이 아닌)은 기능적인 글쓰기로 발달하기에 충분한 지각과 운동능력을 가진다는 것을 보여 준다(Karlsdottir, 1996). 그러나 높은 속도로 글쓰기를 하는 것은 잘 발달된 운동능력이 요구되고, 글쓰기 속도 발달은 능숙하고 서투른 서자 모두에게 같은 비율로 꾸준히 일어난다. 몇몇의 정상 아동들에서 조잡한 글쓰기를 야기하는 원인이 소운동과 지각기술이 아니라면, 무엇일까? 글쓰기에서의 형식적인 교육을 멈추면, 필체의 형태면에서의 퇴화가 일어난다고 하였다(Hamstra-Bletz, 1990). 사실, 형식적인 글쓰기 교육은 종종 4학년 전에 잘 마무리 되어진다. 첫단계의 마지막에 기능적인 글쓰기를 하는 아동들은 더 높은 단계에서 그들의 글쓰기에서 유의한 진전을 보이지 않는다. 능숙한 서자들은 1, 2단계 동안 글쓰기의 지속적인 단계에 도달하고, 그 때 형식적인 글쓰기 교육을 멈춘다. 1단계 후에 글쓰기 교육은 종종 반복되지 않고, 서투른 서자들은 그들 스스로 배우기 위해 남겨진다(Karlsdottir, 1996). 특수한 문자형태의 사용, 특정 필기체의 알파벳, 글쓰기 움직임의 연습과 추적은 글쓰기 발달에 많은 영향을 주지 않는다. 아동이 1단계에서 받는 형식적 형태의 교육이 어떤 도움이 되는 것처럼 보이는가? 그리고 복사하기 연습보다 시각적·구두의 결합된 설명이 어느면에서 더욱 도움이 되는가? 어떠한 시각적 또는 구두설명 없이 복사하기 연습을 하는 것보다, 시각적 또는 구두 설명 중 하나를 하는 것이 더욱 우수하고, 시각과 구두 설명을 결합하여 하는 것이 더더욱 우수하다는 것이 알려졌다(Karlsdottir, 2002). 지각이 아닌 문자형태의 인지적 이해는 본질적으로 필기체 글쓰기 발달에서 아주 중요할 것이다(Karlsdottir, 1996). 모든 아동들(난독증과 난서증을 포함하여)은 복사하기 연습에 앞서 시각과 구어적 설명을 받아들이는 것을 계속해야 한다.

대답할 필요가 있는 또 다른 질문은 왜 소년들이 소녀들보다 서투른 글쓰기를 할까? 이다. 아무도 이것에 대한 적절한 설명을 하지 못했다. 그러나, 주목할만한 흥미로운 것은 이 단계에서(첫번째, 두 번째) 서투른 글쓰기의 소녀에 대한 소년의 비율은 3:1~9:1사이였다(Karlsdottir, 1996). 1, 2단계에서 형식적인 글쓰기 교육을 할 때 소년들이 소녀들보다 더욱 집중을 하지 않는가? 지금까지는 이 질문에 대한 답을 하지 못했다.

시운동지각과 조잡한 글쓰기 사이에는 큰 차이점이 있다.

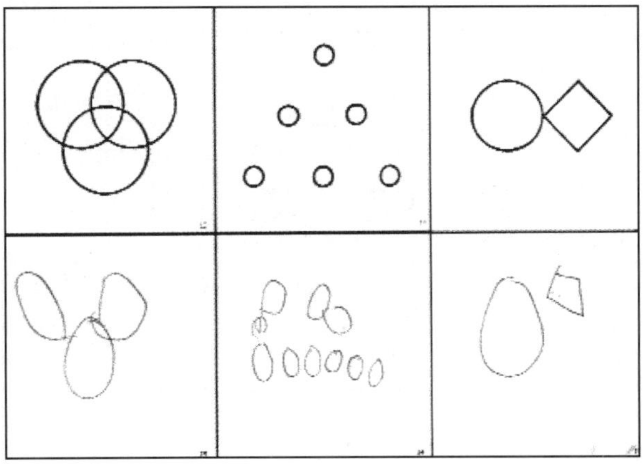

그림 6-2. 미숙한 지각기술의 예시

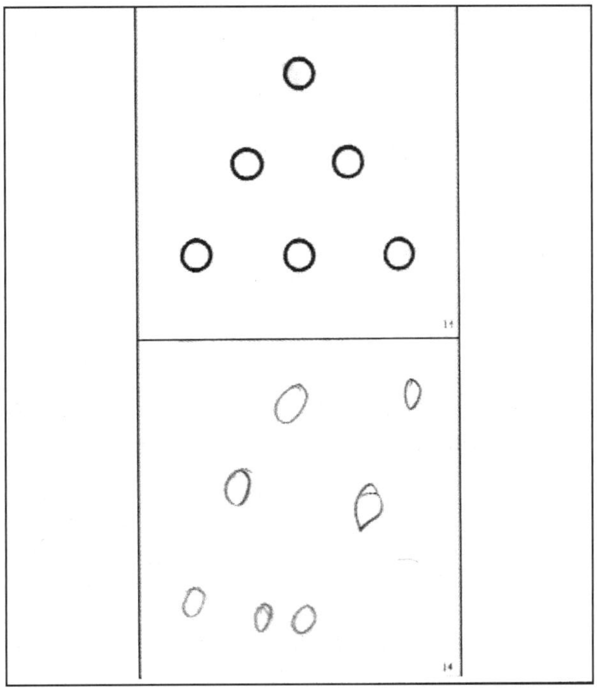

그림 6-3B. 서투른 공간관계의 예시

읽기와 같은 학교활동에서도 요구되는 적절한 시운동지각 활동을 수행하는데 필요한 것과 같은 많은 기술들 때문에 우리는 아동들에게 시운동지각기술을 훈련시킨다. 이런 것들에는 장기기억과 단기기억의 조직화, 문자들간의 공간관계에 대한 이해, 순서화(음성에도 필요함), 방향성(반전을 극복하기), 동안운동과 시각 스캐닝(행동의 계획을 인지적으로 형성하는 능력), 시지각(과거의 경험에 기초하여 우리가 보는 것을 해석하고 이해하기 위해), 소운동기술의

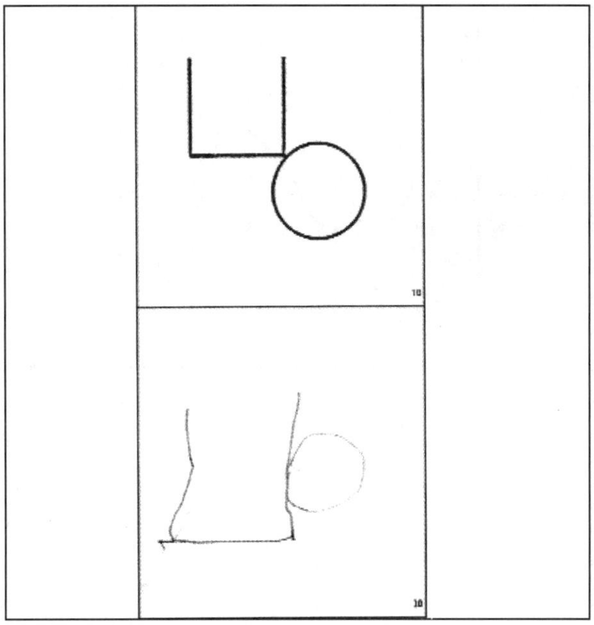

그림 6-3A. 서투른 공간관계의 예시

협응이 포함된다.

연습 조언(Training Tips)

A. 관찰자가 되어라. 아동이 그릴 때 그를 관찰함으로써 아동에 대해 많이 배울 수 있다. 아래의 것들을 관찰하라:

1. 아동의 머리를 종이 가까이에 유지시켜라. 이것은 아래의 결과 때문일 것이다:

a. 체성감각 정보의 부적절한 처리와 시각에 너무 의존함. 아동은 그의 손이 무엇을 하고 있는지 보기 위해 그의 머리를 종이 가까이로 가져갈 것이다.

b. 좋지 않은 시력 · 근시인 아동은 그가 무엇을 그리고 있는지 명백히 보기 위해 그의 머리를 종이 가까이로 가져갈 것이다.

c. 스트레스. 시운동지각 활동을 하는 동안 종종 아동들은 많은 스트레스를 받을 것이고, 종이 가까이로 그의 머리를 가져갈 것이다. 그들은 그리기를 할 때, 종종 한 팔에 기댈 것이다.

2. 좋지 않은 연필잡기. 이것은 종종 아동들이 체성감각 피드백을 증가시키려고 하기 때문이다. 아동은 원위관절의 고정으로 특징지어지는 좋지 않은 연필잡기로 발달할 것이다 (Fisher, 1991).

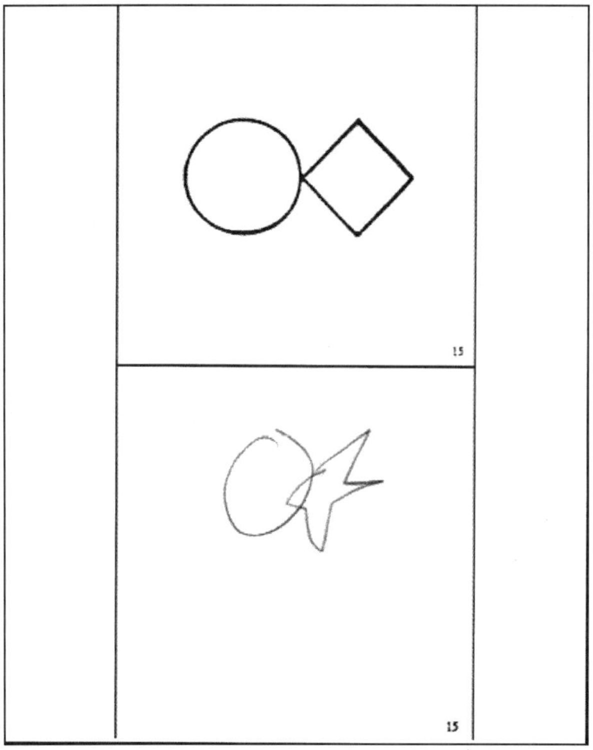

그림 6-4A. 서투른 공간관계의 예시

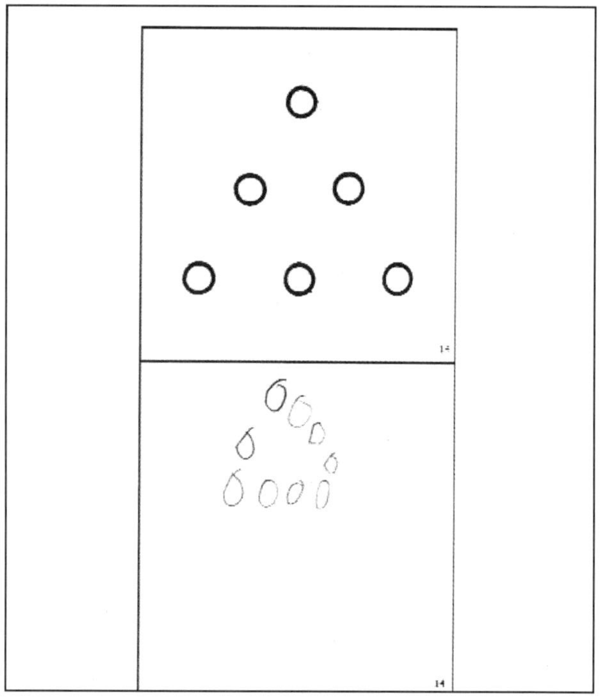

그림 6-4B. 서투른 공간관계의 예시

3. 수직방향으로 그의 그림을 유지하기. 아동이 그림을 수직방향으로 유지하기 위해 종이를 돌리는 것은 미숙함을 나타낸다. 자발적인 낙서하기에서 아동은 정상적으로 수평선을 긋기 전에 수직선을 긋는다. 수직의 다이아몬드는 7~8세쯤에 그릴 수 있고, 반면에 수평의 다이아몬드는 10세쯤에 그릴 수 있다. 오직 61%의 6세 아동들만이 수평의 다이아몬드를 적절하게 그릴 수 있다(Beery, 1982).
4. 미숙한 지각기술. 그림 6-2는 미숙한 지각기술의 예시를 보여준다.
5. 이러한 아동들은 불충분한 공간관계를 보인다. 5세에 당신은 아동이 열린 사각형의 오른쪽 아래에 원을 그리는 것을 기대하기 시작할 수 있다(그림 6-3~6-4). 이 아동은 방향성의 혼란을 보인다. 이러한 문제를 가진 아동들은 그들이 프린트를 할 때, 더 자주 문자를 거꾸로 쓰기가 쉽다.

B. 아동의 발달연령을 알아라. 아동의 생활연령이 8세라고해서 그의 시운동지각도 8세수준이라고 할 수 없기 때문이다. 예를 들어, 한 아동이 8세지만 발달연령은 5세이다. 당신은 이 아동이 수직의 다이아몬드를 그릴 수 있을 것이라고 기대해서는 안된다. 당신은 5세 수준의 훈련부터 시작해야 한다. 이것은 아동의 발달연령을 결정하기 위해 당신이 발달검사를 할 필요가 있다는 것을 의미한다. 이 책의 활동들은 난이도의 단계로 나뉘어져 있어서 시작점을 결정하는데 도움을 줄 것이다.

C. 훈련을 할 때 정상발달순서를 따르라. 아동의 그리기에서 정상발달순서는: 수직선(2~3세), 수평선(2~3세), 원(3.0~3.5세), 수직의 십자(4세), 사각형(4~5세), 삼각형(5세), 방향성의 화살(6.5세), 수직의 다이아몬드(8세), 수평의 다이아몬드(10~11세)(Beery, 1982)

D. 움직임 조절의 정상 개체발생학적 발달을 따르라. 아동이 몸 가까이의 근위부 근육을 사용해 큰 그림을 그리는 것부터 시작하라. 예를 들어, 아동의 손목과 엄지, 손가락은 고정한 채로 큰 원을 사용하는 것이다. 아동의 팔은 밖으로 뻗어 유지한 채로, 팔과 어깨 근육만 사용하게 하라. 그 다음, 더욱 원위부 구조로 넘어가, 아동의 손목을 고정하고 그의 손가락과 엄지만 사용하게 하라.

E. 운동감각훈련(근육, 건, 관절의 움직임)에만 의존하지

말라. 인지를 포함하라. 당신이 아동에게 무엇을 원하는지 보여주지만 말고, 말로도 설명해 주어라.

참고문헌

Beery. K. E. (1982). The developmental test of visual-motor integration. Cleveland, OH: Modern Curriculum Press; 1982.

Broderick, P. (1987). The drawing of squares and diamonds: A perceptual-motor task analysis. Journal of Experimental Child Psycholgy, 43, 44-61.

Ellis, A. (1995). Reading, writing and dyslexia: A cognitive analysis. London: Hove.

Fisher, A. G. (1991). Sensory integration theory and practice. Philadelphia: F. A. Davis Co.

Hamstra-Bletz, L. (1990). Development of handwriting in primary school: A longitudinal study. Perceptual and Motor Skills, 70, 759-770.

Kapur, N. (1983). Dysgraphia for letters: A form of motor memory deficit? Journal of Neurlolgy, and Neurosurgery, and Psychiatry, 46, 573-575

Karlsdottir, R. (1996). Development of cursive handwriting. Perceptual and Motor Skills, 82, 659-673.

Karlsdottir, R. (2002). Problems in developing functional handwritting. Perceptual and Motor Skills, 94, 623-662.

Kirk, U. (1981). The development and use of rules in the acquisitions of perceptual motor skills. Child Development, 52, 294-305.

Kopptiz, E. M. (1963). The Bender Gestalt test for young children. Orlando, FL: Grune and Stratton, Inc.

Levinson, H. N. (1980). A solution to the riddle dyslexia. New York: Springer-Verlag.

Maeland, A. F. (1992). Handwritting and perceptual-motor skills in clumsy dysgraphic, and "normal" children. Perceptual and Motor Skills, 75, 1207-1217.

Mati-Zissi, H. (1998). Drawing performance in children with special learning difficulties. Perceptual and Motor Skills, 87, 487-497.

Mati-Zissi, H. (2001). Drawing performances of special learning difficulties of kindergarten chilren. Perceptual and Motor Skills, 92, 1154-1165.

Piaget, J. (1948). The child's conception of space. London: Routledge and Kegan Paul, Ltd.

Richards, R. G. (1999). The source for dyslexia and dysgraphia. East Moline, IL: Linqui Systems.

Strauss, R. N. (1979). Assessment of individual motor skills activities manual. Austin, TX: Education Service Center; 188-192.

Thomas, G. V. (1990). An introduction to the psychology of children's drawings. New York: New York University Press.

Van Galen, G. P. (1993). Neuromotor noise and poor handwritting in children. Acta Psychologica, 82, 161-178.

Wann, J. (1991). Development of graphic skills. San Diego, CA: Academic Press.

Form VMP-1
콩 세기 (BEAN COUNTING)

목적 : 시각운동

준비물 : 아욱콩(강낭콩 비슷한 콩)이 채워진 1파인트 들이 용기, 주석깡통, 메트로놈(박자 측정기)

방법 : 아동에게 아래의 활동을 시킨다.

레벨 1 :

1. 아동이 오른손으로 50개의 콩을 끄집어내도록 하고, 당신이 50까지 세면서 아동이 그것들을 주석깡통 안에 넣게 한다.
2. 콩을 테이블 위에 흩어 놓고, 아동의 왼손으로 용기 속에 넣게 한다. 오른손을 사용해서 반복한다.
3. 가능한 한 빨리 오른손과 왼손을 교대로 사용하여 50개의 콩을 꺼내어 테이블 위에 놓게 한다.

레벨 2 : 박자기의 박자에 맞추어 손을 번갈아가며, 깡통에서 콩을 꺼낸 후 테이블 위에 놓게 한다. 그런 다음 다시 깡통 속에 넣는다. 당신은 박자기의 속도를 증가시킬 수 있지만, 아동이 박자기의 박자소리를 들을 때만 콩을 집어야 한다는 것을 명심해라.

Form VMP-2
너트와 볼트 (NUTS AND BOLTS)

목적 : 시운동지각

준비물 : 다양한 크기의 너트와 볼트

방법 : 아동에게 아래의 활동을 시킨다.

레벨 1 : 볼트에서 너트를 모두 제거하도록 시킨다. 그것들을 섞은 다음 가능한 한 빨리 너트를 다시 볼트에 끼우게 한다.

레벨 2 : 레벨 1과 같이 하게 하지만, 눈을 감은 채로 한다.

Form VMP-3
선 그리기 (LINE DRAWING)

목적 : 시운동지각

준비물 : 칠판

방법 : 아동에게 칠판에 아래의 것들을 그리게 함으로써, 기하학적 형태의 부분들을 경험하게 한다.

1. 위쪽으로 향하는 선
2. 아래쪽으로 향하는 선
3. 왼쪽 끝에서 시작해 오른쪽 끝으로 가는 선
4. 꼭대기 가까이의 선과 바닥 가까이의 선
5. 대각선
6. 십자형의 선
7. 서로 부딪히는 선
8. 굽은 선
9. 원

레벨 1 :

1. 아동은 먼저 오른손을 사용하고 난 다음 왼손을 사용한다.
2. 아동에게 이런 다양한 선들로부터 문자들이 어떻게 형성되는지 보여준다.

Form VMP-4
섬광등 활동 (FLASHLIGHT ACTIVITIES)

목적 : 시운동지각

준비물 : 두 개의 섬광등(flashlights)

방법 : 방안의 불을 끈다. 완전히 깜깜하지 않아도 된다.

레벨 1 :

1. 방안에 있는 사물의 이름을 불러라. 아동이 얼마나 빨리 섬광등의 "켜기"버튼을 누르고, 사물을 향해 불을 비출 수 있는지 보아라.
2. 아동이 벽에 원모양과 다른 그림 패턴들을 빌을 비추어 움직이게 하라. 오른손으로 먼저 한 다음 왼손으로 하라.

레벨 2 : 당신과 아동 모두가 섬광등을 가진다. 당신의 빛으로 벽에 다른 기하학적 형태나 숫자 또는 문자 패턴으로 비춘다. 아동은 당신의 빛을 따라 자신의 빛을 비춘다. 당신이 끝냈을 때, 당신이 비춘 패턴, 숫자 또는 문자가 무엇이었는지 아동에게 묻는다.

Form VMP-5
각과 사선 (ANGLES AND OBLIQUE LINES)

목적 : 각과 사선은 아동이 습득하기에 가장 어려운 형태 부분들이다. 기하학적 형태와 문자들을 습득하기 전에 각과 사선에 대해 충분히 습득해야 한다.

준비물 : 마커보드

방법 : 아동을 보드 앞에 서게 한다. 당신이 보드의 오른쪽에 각 또는 사선을 그린다. 아동은 가능한 한 근접하게 그려야 한다. 각은 서로 정확한 치수여야 한다. 또한 각은 가능한 한 정확한 각에 근접해야 한다. 완벽하게 같을 필요는 없지만, 근접해야 한다. 당신이 아동의 발달연령에 근접하다고 느끼는 나이부터 시작한다. 평균의 아동들이 정확하게 그릴 수 있는 각 또는 사선의 나이는 각각의 예제 위에 제시해 놓았다(발달연령). 아동이 개개의 각 또는 사선을 습득했다고 느낀다면, "근위부와 원위부 운동감각 강화"(Form VMP-6)로 나아가고, 아동이 연습해 왔던 각에 상응하는 닫힌 형태를 배우게 하라. 아동이 그리기를 시도하기 전에 당신은 먼저 아동이 운동감각 움직임을 하도록 하는 것은 아주 중요하다. 아동의 손을 잡고 공중에서 각 각도의 적절한 움직임을 보여줘라. 2,3분은 불충분하기 때문에 10분을 제시한다. 변화로서 아동이 눈을 뜨고 하고, 감고 하게 한다. 또한 서거나 앉아서 할 수 있다.

레벨 1~5 :

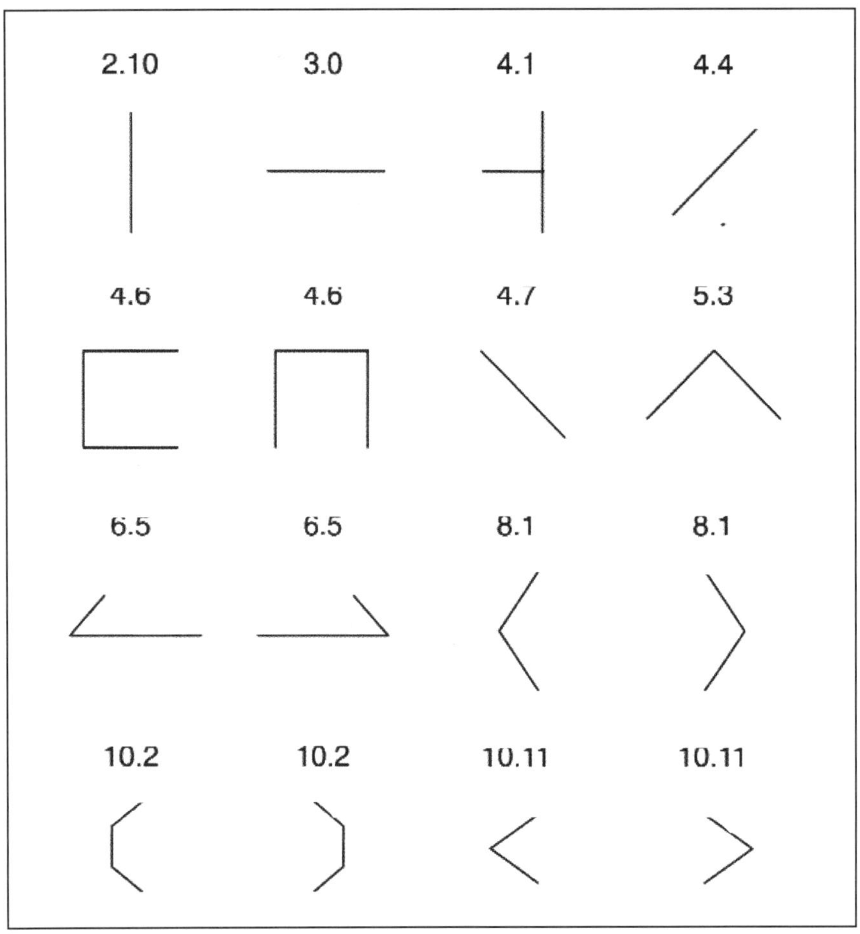

Form VMP-6
근위부와 원위부 운동감각 강화
(PROXIMAL AND DISTAL KINESTHETIC REINFORCEMENT)

목적 : 형태복사하기의 발달경향을 따르기 위해 운동감각 강화 사용하기

준비물 : 마커보드 종이, 연필

방법 : 방법 A.

아래의 기하학적 형태를 사용하라. 발달연령은 각 형태 위에 있다. 발달연령은 평균의 아동들이 형태를 그릴 수 있는 나이이다.

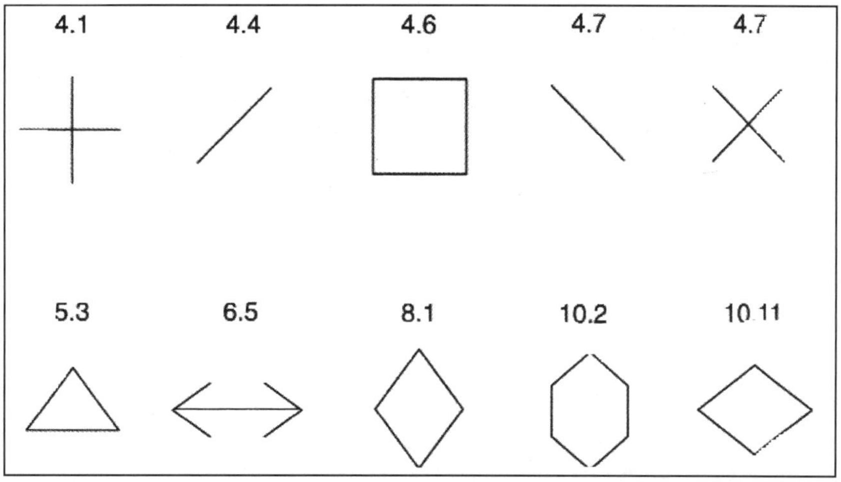

1. 이 활동에서는 레벨이 없다. 아동의 발달연령에 적절한 형태부터 시작하라. 발달연령부터 그 위의 모든 형태들과 아동의 나이를 하나 포함하라. 이것들이 완전히 정확하면, 더욱 진보된 형태로 진행하라. 이 활동에서 형태들이 정확하게 그려져야 한다는 것이 중요하다. 선은 정확해야 하고 적절한 길이, 형태의 방향이 정확해야 하고, 각도는 가능한 한 정확한 각도에 근접해야 한다. 예를 들어, 90° 각도는 45°가 되어서는 안된다 등.
2. 근위부 훈련-아동을 보드 앞에 서게 하라. 당신이 보드에 형태를 그려라. 아동은 자신의 팔을 앞쪽으로 곧게 뻗어 유지하도록 한다. 손목을 구부리면 안된다. 보드 위에 그리기 전에 10분의 운동감각

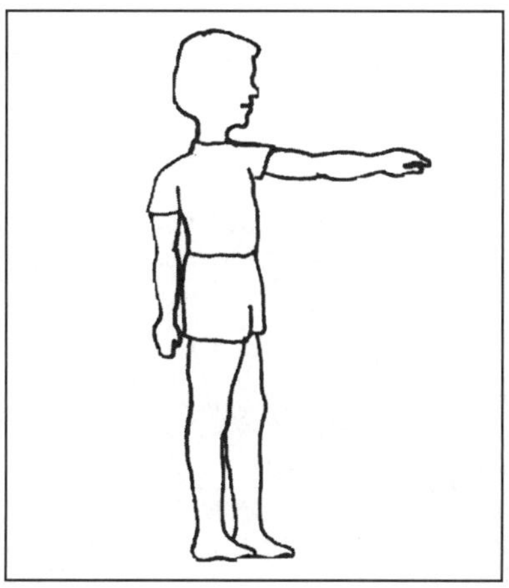

Form VMP-6 (계속)
근위부와 원위부 운동감각 강화
(PROXIMAL AND DISTAL KINESTHETIC REINFORCENMENT)

훈련을 한다. 당신의 형태를 만들기 위해 아동의 팔을 정확한 움직임으로 움직인다. 이것을 눈을 뜨고 하고, 감고한다. 그리고 나서, 아동은 눈을 뜬 채로 보드에 형태를 그린다. 팔을 편 채로 그리고, 팔목을 움직이면 안된다.

3. 원위부(A) 근위부와 같이 하라. 그러나 이제는 아동은 자신의 팔은 곧게 뻗은 채로 보드위에 형태를 그리기 위해 손목만 움직인다. 형태를 만들기 위해 적절한 방향으로 손목을 움직임으로써 운동감각 훈련을 연습하라.

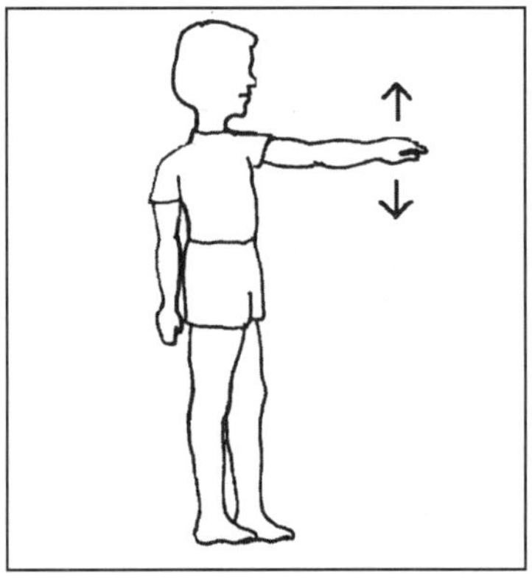

4. 원위부(B). 이제 아동은 테이블에 앉아 엄지와 손가락들만 움직여 종이 위에 형태를 그린다. 이 연습을 위해서는 아무런 운동 감각 훈련도 필요하지 않다.

방법 B.

방법 A에 있는 근위부와 원위부의 순서와 같이 하지만, 이젠 아동이 복사(copy)를 하도록 형태들을 구성한다. 아래는 몇몇 예시들이다.

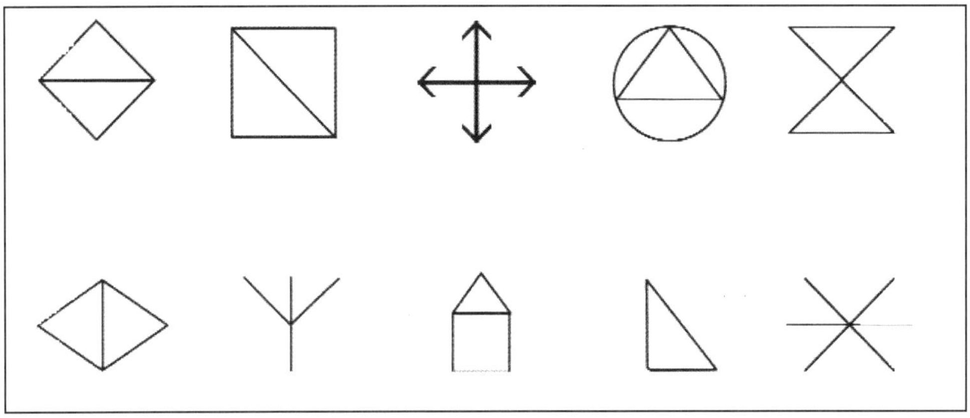

Form VMP-7
운동계획 (MOTOR PLANNING)

목적 : 운동계획 기술 발달을 위해

준비물 : 마커보드, 종이, 연필

방법 : 아동은 선을 그려 채워 넣거나 선을 그리기 위한 안내인 점들을 사용함으로써 형태들을 복사한다. 목적은 아동이 어떤 단서도 없이 그것을 그릴 수 있도록 하는 것이다. 아동에게 사선들이 주어졌을 때 가장 어려워하며 많은 시간을 소비한다. 아동이 다음 그룹으로 넘어가기 전에 첫번째 그룹을 모두 완성하게 한다. 마커보드 위에 그림을 그리면서 시작하라. 마커보드 위에서 하는 것을 모두 완벽하게 하면 종이와 연필 단계로 넘어가라. 형태가 얼마나 정확하게 그려졌는가는 당신의 판단에 따르라. 가능하면 정확하게 그리도록 시켜라.

레벨 1~3 : 아동이 그룹 1에 있는 것들을 모두 그리고 나면 그룹 2와 3으로 진행하라.

그룹 1 : 아동은 형태를 완성하기 위해 선들을 채운다. 당신이 보드나 종이 위에 예제들을 그린다.

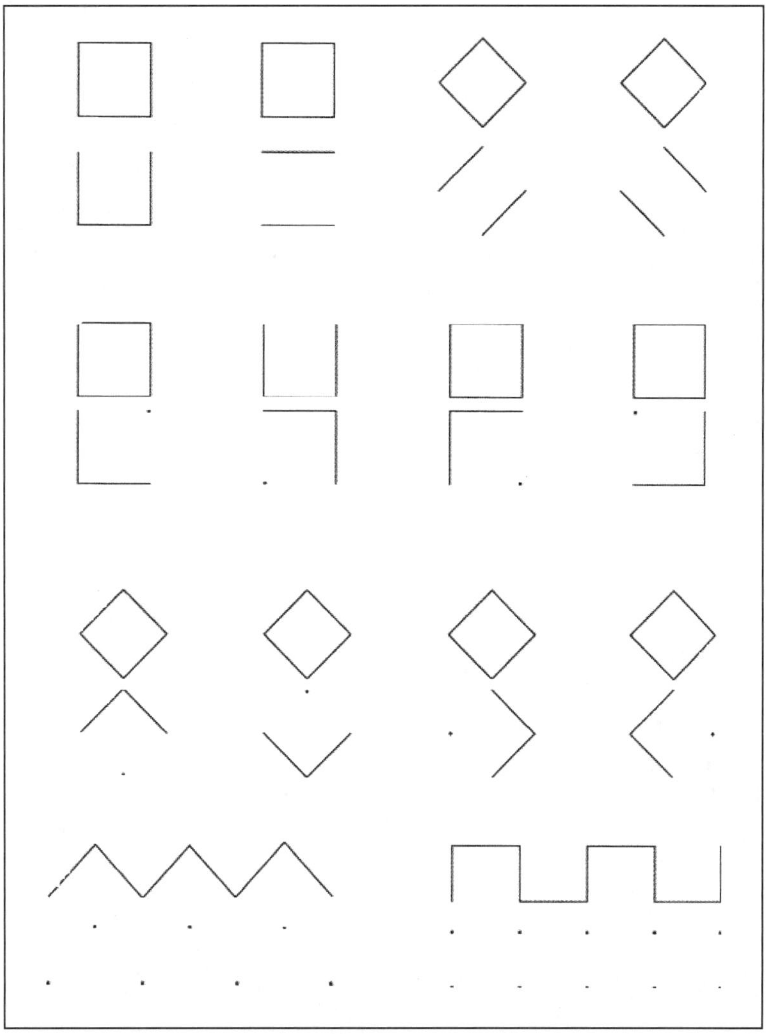

Form VMP-7 (계속)
운동계획 (MOTOR PLANNING)

그룹 2 a : 아동은 형태를 완성하기 위해 선들을 채운다. 당신이 보드나 종이 위에 예제들을 그린다.

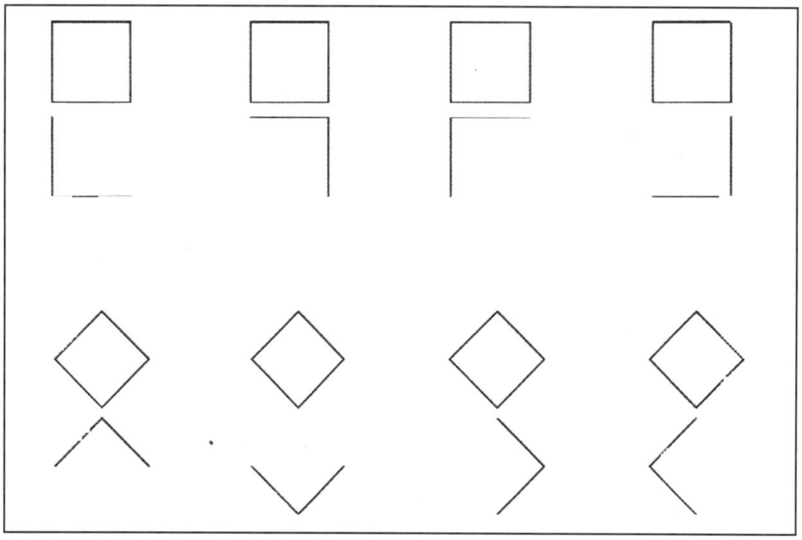

그룹 2 b : 그룹 2a와 같이 한다. 아동은 형태를 완성하기 위해 선들을 채운다.

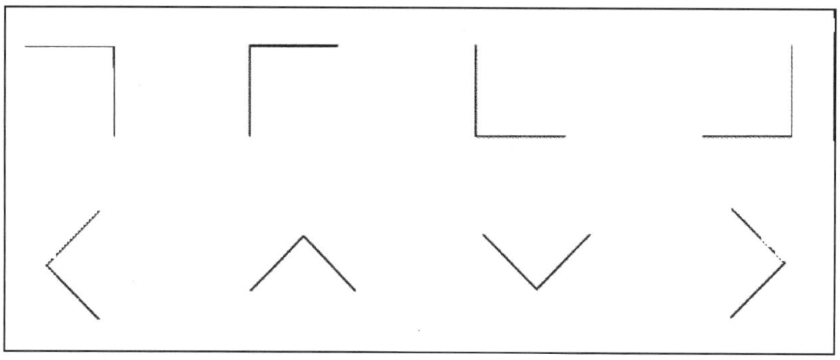

그룹 3 : 아동은 아래 예시들의 형태들을 그린다.

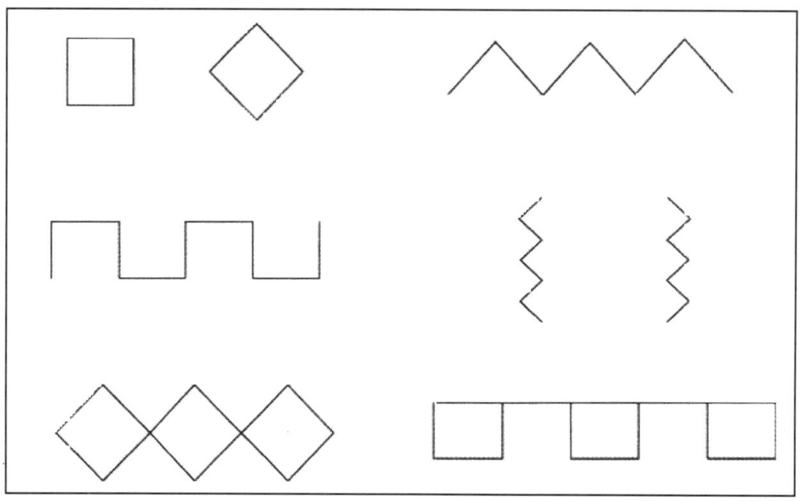

Form VMP-8
운동감각 (KINESTHESIA)

목적 : 기하학적 형상을 모사(copy)하는 중요한 운동감각을 발달시킴.

준비물 : 마커보드, 샌드페이퍼.

방법 : 아동에게 아래의 활동을 시킨다.

레벨 1~2 : 보드에 몇몇의 기하학적 형태를 그려 놓는다. 아동의 눈을 뜨게 한 채로, 보드앞에 세워 놓는다. 형태를 보여준다. 그리고 나서 눈을 감게 한다. 당신은 아동의 팔을 잡고 형태 하나의 패턴을 따라 움직인다. 아동은 테이블에 앉는다. 아동에게 형태를 보여주고 난 후, 아동은 눈을 감는다. 아동의 손을 잡고 아동의 손가락을 사포 위에 올려놓는다. 당신은 보드 위에 형태 하나를 복사하기 위해손을 잡고 움직인다. 그런 다음 아동은 눈을 뜨고 형태를 지적한다. 레벨 1에서는 원 또는 사선부터 시작한다. 레벨 2와 3에서는 사각형, 다이아몬드, 별, 삼각형 등을 첨가한다.

레벨 3~5 : 아동이 레벨 1과 2를 할 수 있으면, 형태를 더욱 복잡하게 하라.
또한 처음에는 아동에게 형태를 보여주지 않음으로써 더욱 어렵게 하라. 아동은 눈을 뜨고 정확한 형태를 지적한다.

Form VMP-9
디자인 완성하기 (FINISH THE DESIGNS)

목적 : 시각운동

준비물 : 마커보드

방법 : 아동은 마커보드 위의 디자인 B를 A와 같이 완성한다. 아래의 디자인들을 하고 난 후, 당신만의 디자인을 구성하라. 예를 들어:

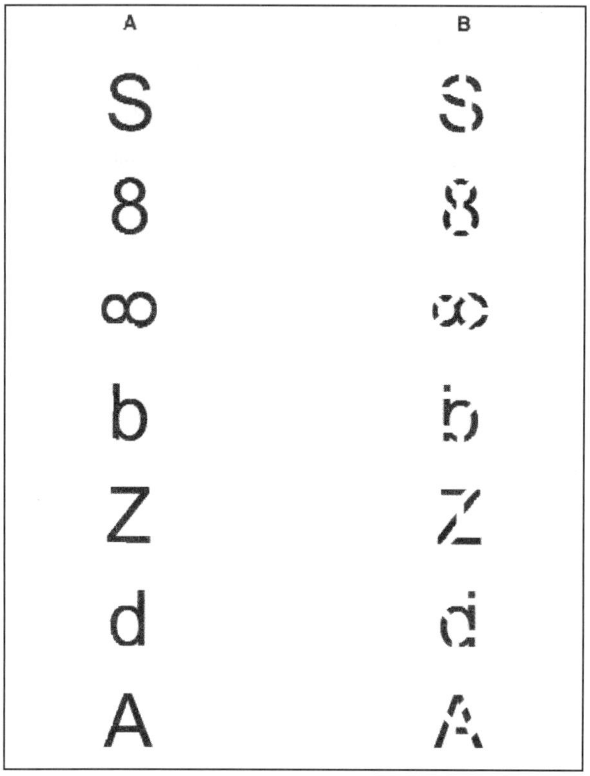

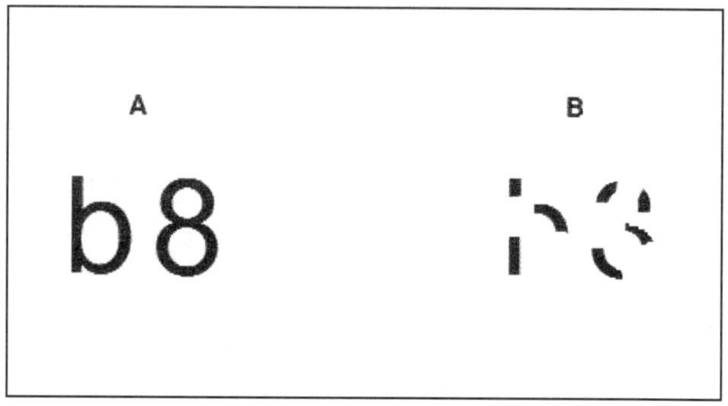

레벨 1 :

1. 뒤의 디자인들을 하라. 지워진 부분들을 다양하게 하라. 아동이 이것들을 다하고 나면, 당신만의 디자인을 만들어라. 가능한 한 많은 문자들을 사용하라.
2. 디자인을 보드 대신 종이 위에 그려라.

Form VMP-9 (계속)
디자인 완성하기 (FINISH THE DESIGNS)

레벨 2 :

1. 앞 페이지의 디자인들을 결합하여 사용하라. 지워진 부분들을 다양하게 하라. 가능한 한 많은 결합들을 사용하였다면, 당신만의 디자인을 만들어라. 가능한 한 많은 문자들을 사용하라.
2. 디자인을 보드 대신 종이 위에 그려라.

Form VMP-10
지오보드 (GEOBOARDS)

목적 : 시운동지각

준비물 : 아욱콩(강낭콩 비슷한 콩)이 채워진 1파인트 들이 용기, 주석깡통, 메트로놈(박자 측정기)

방법 : 2개의 지오보드, 고무밴드, 마커보드, 지오보드는 4인치×4인칭, 1 목재 사각형이고 1인치 두께이다. 목재에 망치 못이 같은 공간의 열로 박혀 있다. 예를 들어:

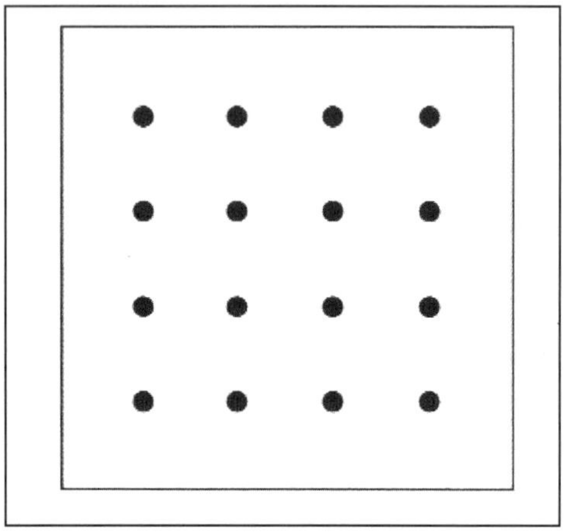

방법 : 지오보드로 패턴을 만들기 위해, 못을 지나도록 고무밴드를 늘인다. 예를 들어:

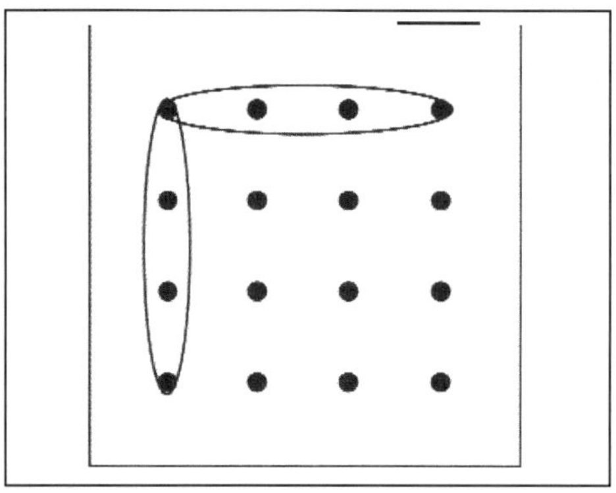

레벨 1 : 아동에게 아동의 지오보드 위에 당신이 당신의 지오보드 위에 만든 패턴과 똑같이만들라고 한다. 2개 이상의 밴드를 사용하지 마라. 예를 들어:

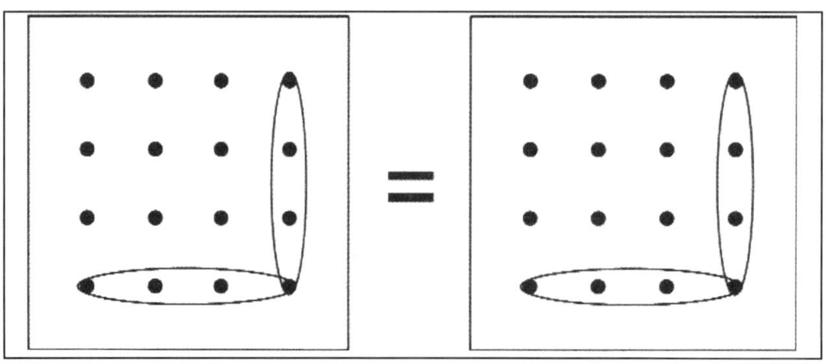

Form VMP-10 (계속)
지오보드 (GEOBOARDS)

레벨 2 : 아동에게 아동의 지오보드 위에 당신이 당신의 지오보드 위에 만든 패턴과 똑같이 만들라고 한다. 고무밴드를 4 개까지 사용한다.

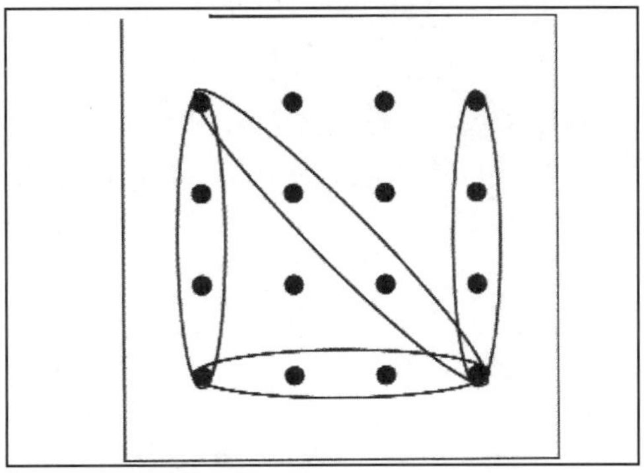

아동은 자신의 패턴을 만들기 위해 당신이 사용한 것과 같은 못들(nails)을 사용해야 한다.

레벨 3 : 아동에게 아동의 지오보드 위에 당신이 당신의 지오보드 위에 만든 패턴과 똑같이 만들라고 한다. 고무밴드를 5개까지 사용한다. 예를 들어:

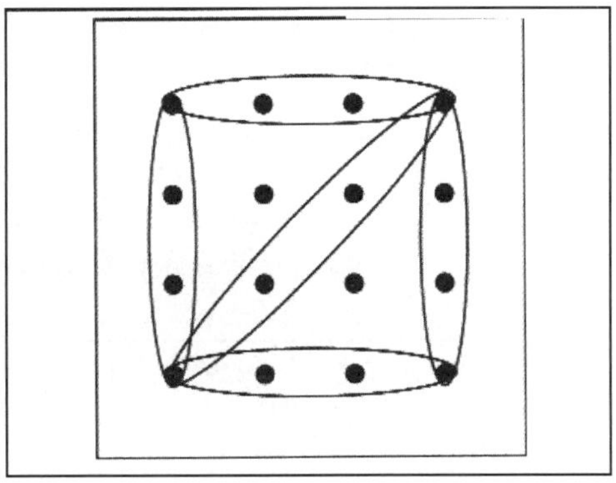

당신의 지오보드 위와 같은 패턴으로 칠판에 점을 그린다. 아동은 당신의 지오보드 위의 고무밴드가 덮고 있는 못들(nails)로 같은 점들을 연결해야 한다.

레벨 4 : 당신의 지오보드로 패턴을 만들어라. 아동에게 당신의 보드를 몇초간 보여준 후 숨겨라. 아동은 그 패턴을 기억하고 그의 지오보드 위에 만들어야 한다. 고무밴드를 4개까지 사용한다.

레벨 5 : 당신의 지오보드로 패턴을 만들어라. 아동은 자신의 지오보드로 당신의 패턴과 거울 이미지가 되도록 만들어야 한다. 예를 들어:

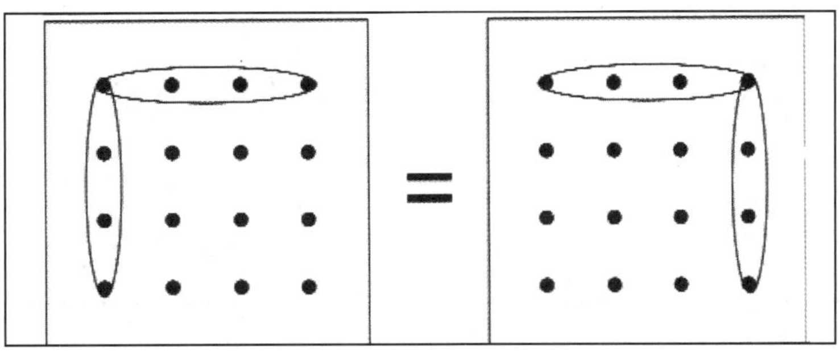

Form VMP-11
점 패턴과 디자인 (DOT PATTERN DESIGNS)

목적 : 시운동지각

준비물 : 칠판

방법 : 점 패턴을 만들기 위해 칠판에 점들을 일렬로 그려라. 몇몇의 점들을 연결하여 기하학적 형태를 그려라. 아동은 당신의 기하학적 형태를 자신의 점 패턴으로 같은 점들을이어 똑같이 그린다. 레벨 2에서 레벨 5로 진행할수록, 아동이 도움일 덜 받도록 점차 적으로 점들을 지우기 시작할 것이다. 가능하다면, 아동이 형태를 위에서 아래로, 왼쪽에서 오른쪽으로, 5열의 5개 점들로 시작하라. 예를 들어:

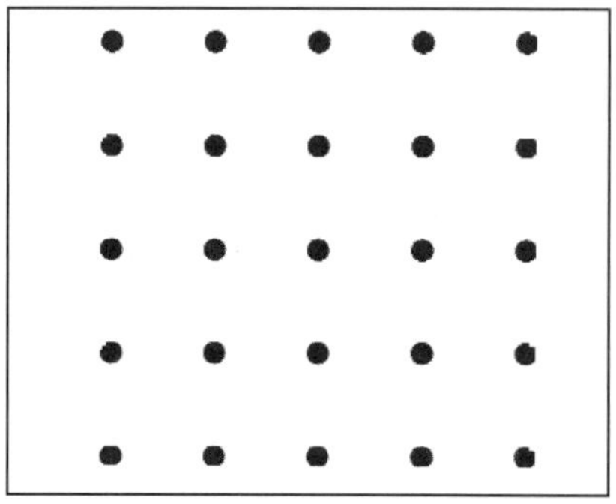

아동은 다음 레벨로 가기 전에 각 레벨에서 아래의 가하학적 형태들을 할 수 있어야 한다.

레벨 2 :

1. 위에 보여진 기본적인 형태와 문자들을 만들어라. 5열의 5개 점들을 사용하라. 예를 들어:.

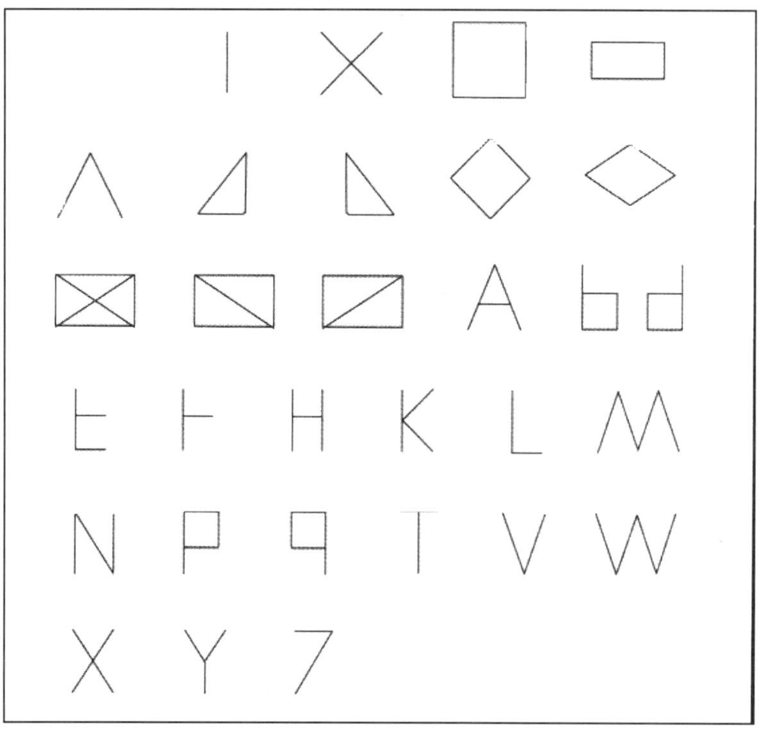

Form VMP-11 (계속)
점 패턴과 디자인 (DOT PATTERN DESIGNS)

2. 당신만의 형태를 만들어라.
3. 아동이 마커보드 위에 그 점을 정확하게 복사할 수 있으면, 그것을 종이 위에 하도록 하라. 당신이 종이를 사용한다면, 여전히 도움을 위해 같은 점 패턴들을 사용할 것이다.

레벨 3A :

1. 보여진 것과 같이 기본적인 형태와 문자들을 만들어라. 아래의 패턴을 사용하라. 예를 들어:

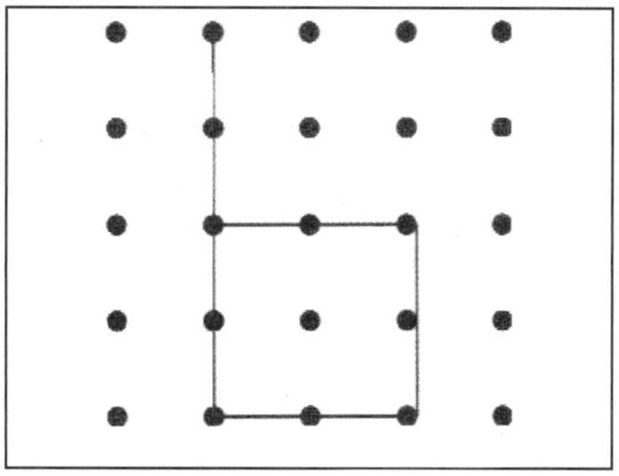

2. 당신만의 형태를 만들어라.
3. 아동이 보드 위에 그것을 정확하게 복사할 수 있다면, 그것을 종이 위에 하도록 하라.

레벨 3B :

1. 보여진 것과 같이 기본적인 형태와 문자들을 만들어라. 아래의 점 패턴을 사용하라. 예를 들어 :

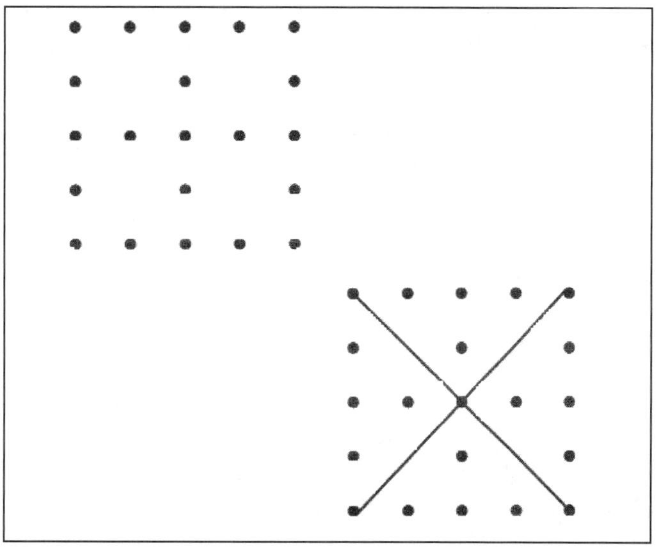

Form VMP-11 (계속)
점 패턴과 디자인 (DOT PATTERN DESIGNS)

2. 당신만의 형태를 만들어라.
3. 아동이 보드 위에 그것을 정확하게 복사할 수 있다면, 그것을 종이 위에 하도록 하라.

레벨 4 :

1. 보여진 것과 같이 기본적인 형태와 문자들을 만들어라. 아래의 점 패턴을 사용하라. 예를 들어:

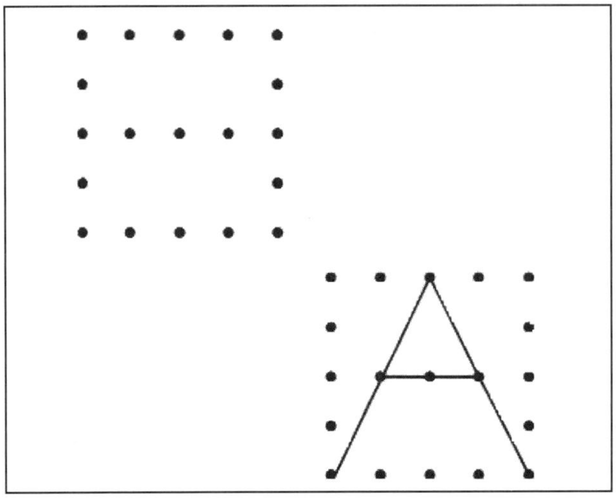

2. 당신만의 형태를 만들어라.
3. 보드 대신에 종이 위에 하도록 하라.

레벨 5 :

1. 보여진 것과 같이 기본적인 형태와 문자들을 만들어라. 아래의 점 패턴을 사용하라. 예를 들어:

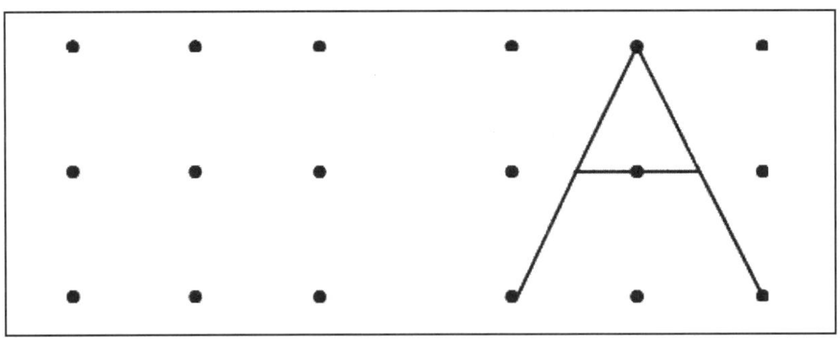

2. 당신만의 형태를 만들어라.
3. 보드 대신에 종이 위에 하도록 하라.

Form VMP-12
형태를 상상할 수 있습니까? (CAN YOU IMAGINE A SHAPE?)

목적 : 시운동지각

준비물 : 칠판

방법 : 패턴을 만들기 위해 몇 개의 숫자들을 보드 위에 놓아라. 아동에게 번호가 정해진 순서를 제시하라. 아동은 그 순서를 오직 눈으로만 따라가고, 당신이 아동에게 제시한 순서로 보드에 그린다면 어떤 기하학적 형태가 될지 당신에게 말하게한다. 만약 눈으로만 하는 것에 어려움이 있다면, 아동에게 마커를 사용해 따라가게 한다. 만약 여전히 문제가 있다면, 아동에게 마커를 사용해 따라가게 한다. 숫자패턴을 다양하게 하라. 예를 들어:

예제 1A :

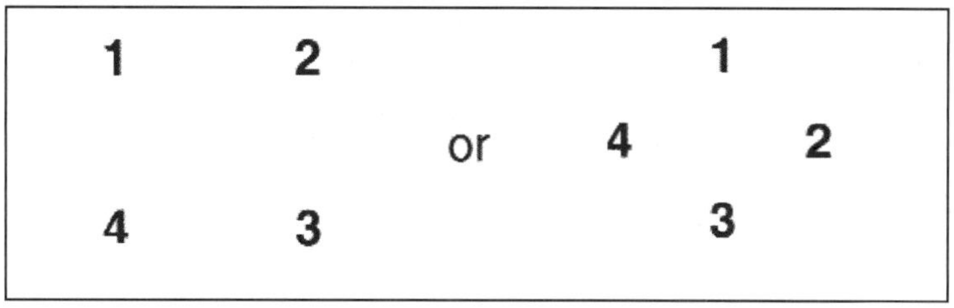

순서 1 2 3 4 1은 어떤 형태가 될까?

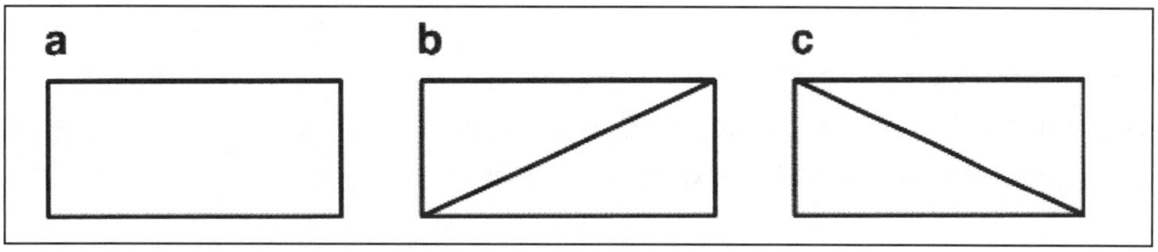

대답은 a이다. 순서가 이렇기 때문이다.

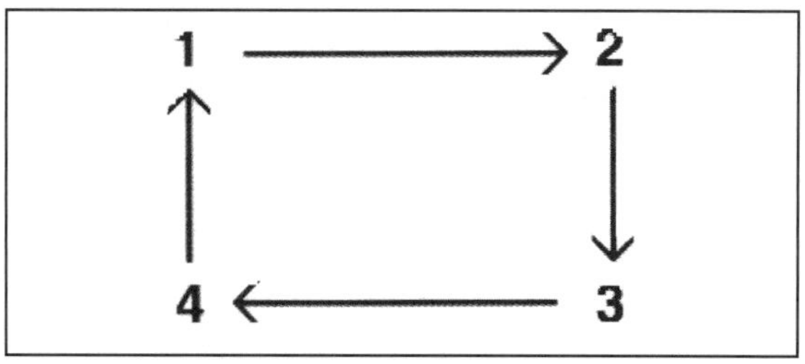

예제 1B : 순서 1 3 4는 이 중에서 어떤 형태가 될까?

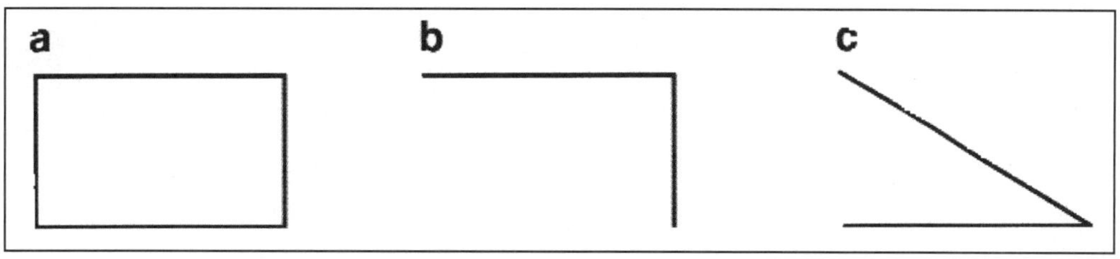

Form VMP-12 (계속)
형태를 상상할 수 있습니까? (CAN YOU IMAGINE A SHAPE?)

대답은 C이다. 순서가 이렇기 때문이다.

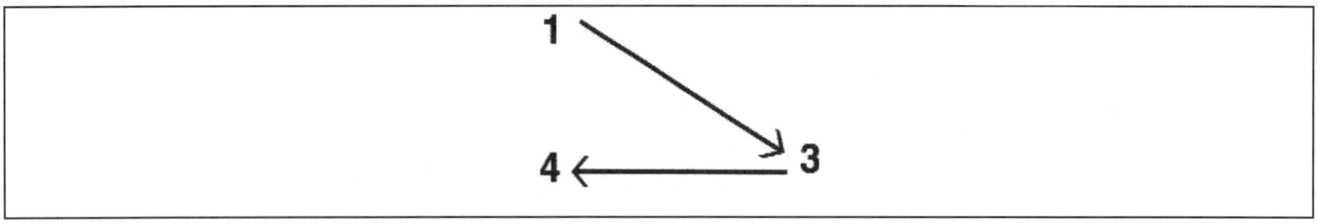

레벨 2 : 아동에게 마커를 사용해 순서를 따라가게 하고, 옳은 형태를 지적하게 한다. 4개의 숫자를 최대로 사용하라.

레벨 3 : 아동에게 허공에 자신의 손가락으로 순서를 따라가게 하고 옳은 형태를 지적하게 한다. 만약 그것을 하는데 어려움이 있다면, 아동에게 마커보드 위에 마커로 따라가게 한다. 5개의 숫자를 최대로 사용하라. 숫자패턴을 다양하게 하라. 예를 들어:

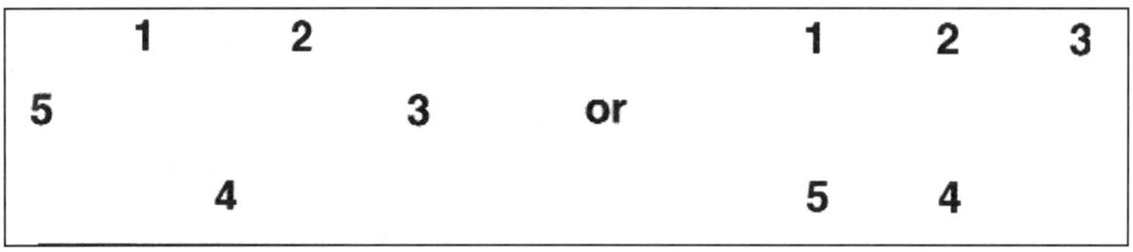

레벨 4 : 아동에게 패턴을 오직 눈으로만 따라가게 하고 옳은 형태를 확인하라. 만약 어렵다면 아동에게 허공에 손가락으로 따라가게 하라. 5개의 숫자를 최대로 사용하라. 예를 들어:

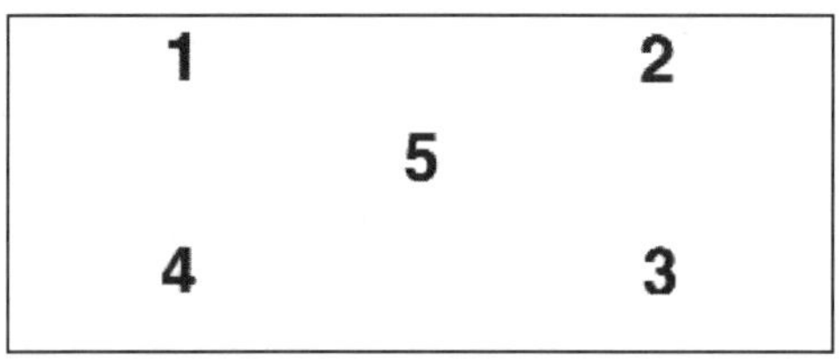

Form VMP-12 (계속)
형태를 상상할 수 있습니까? (CAN YOU IMAGINE A SHAPE?)

레벨 5 : 아동에게 눈으로만 패턴을 따라 추적하게 하고 정확한 형태를 확인하게 한다. 6개숫자를 최대로 사용하라. 숫자 패턴을 다양하게 하라.

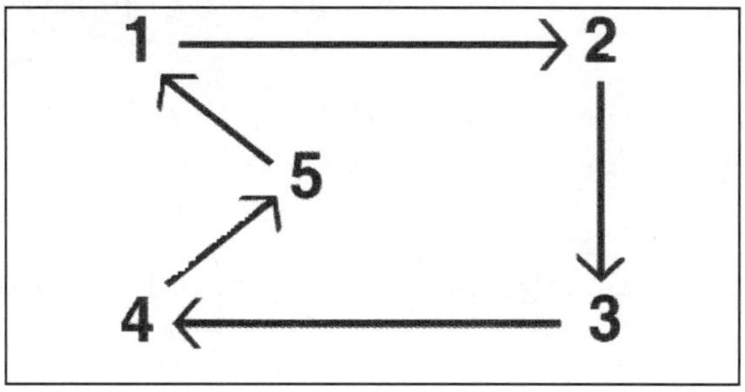

Form VMP-13
성냥개비 (MATCHSTICKS)

목적 : 시운동지각기술의 발달

준비물 : 윗부분이 부서진 성냥개비, 항상 각 연습마다 필요한 성냥개비보다 더 많이 제공한다.

방법 : 아동이 성냥개비를 사용해 기하학적 형태를 만든다. 당신이 아동에게 만들게 할 것을 그린다. 아동은 현재 자기가 수행하고 있는 단계를 완벽하게 하지 못한다면 다음 단계로 넘어가지 않는다.

레벨 1 : 아동에게 직선을 만들게 한다. 아동에게 몇몇의 다른 길이의 선을 만들게 한다. 사선을 만들게 한다.

레벨 2 : 레벨 1을 하고 나서, 아래의 것들을 하게 한다.

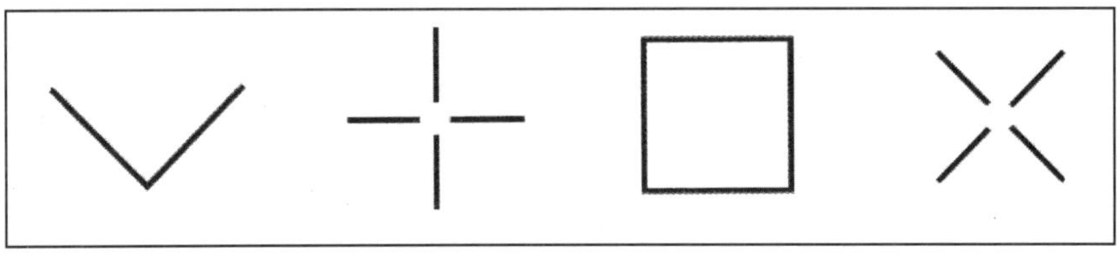

레벨 3 : 레벨 1, 2를 하고 나서, 아래의 것들을 하게 한다.

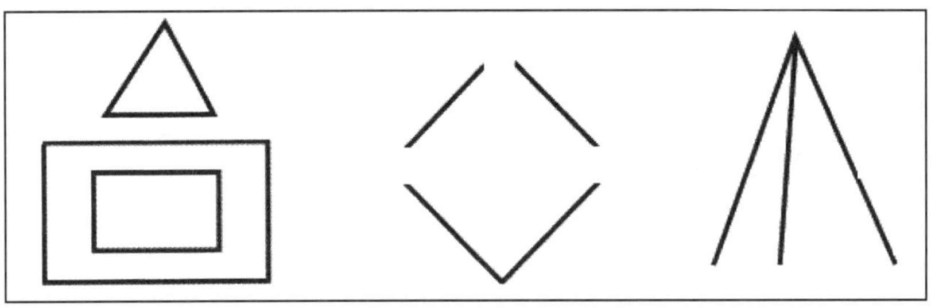

Form VMP-13 (계속)
성냥개비 (MATCHSTICKS)

레벨 4, 5 : 레벨 1~3을 하고, 아래의 것들을 한다. 그리고 나서 당신이 만든 형태를 하게한다.

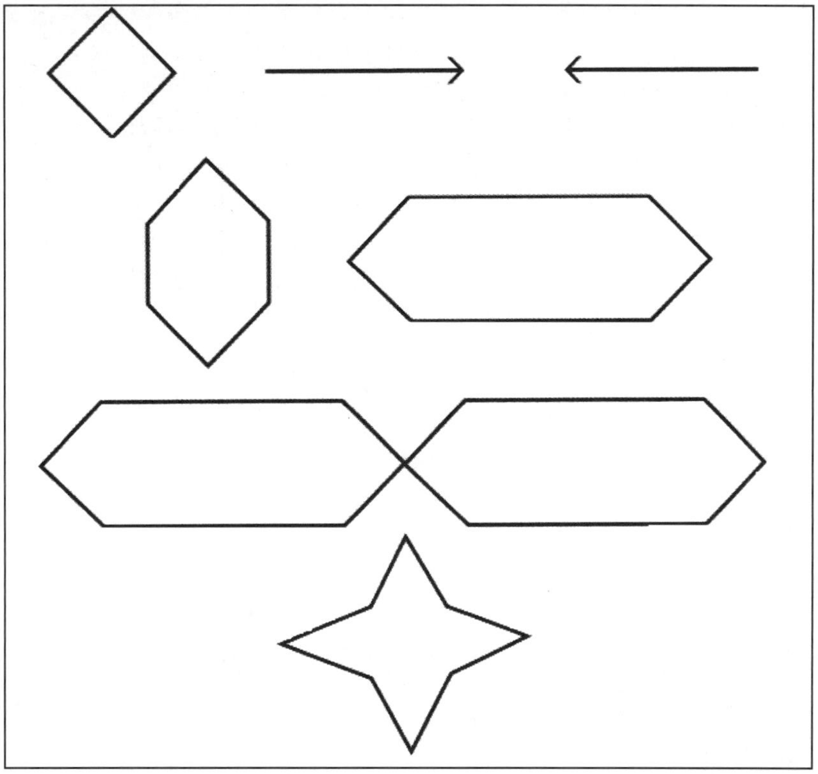

Form VMP-14
선과 형태 (LINES AND SHAPE)

목적 : 공간관계의 발달

준비물 : 마커보드

방법 : 마커보드 위에, 가능한 한 정확하게 기하학적 형태(아래를 보라)를 그려라.

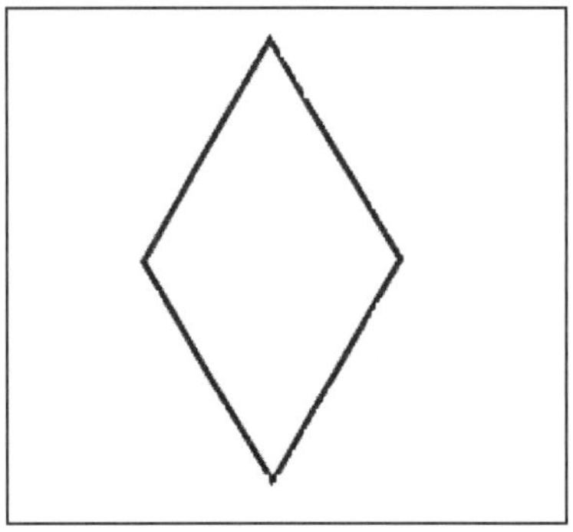

아동이 선택하도록 4개의 선이 모인 그룹을 제시한다. 아동에게 어느 것이 그 형태를 만들 수있을 것인지 묻는다. 예를 들어, 아래의 그룹 중 "D"가 위의 형태를 만들 수 있다.

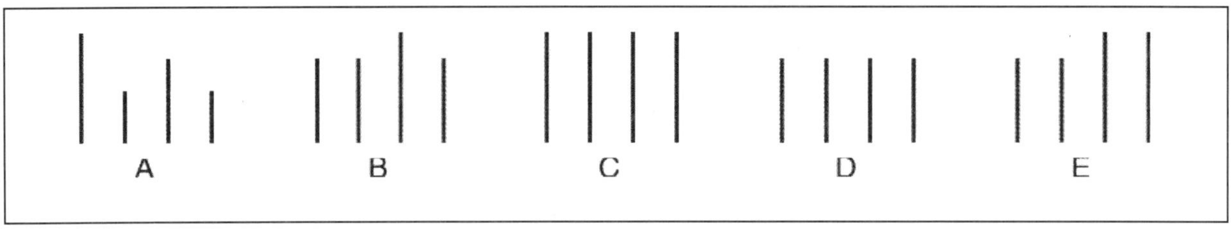

형태를 다양하게 하라. 예를 들어:

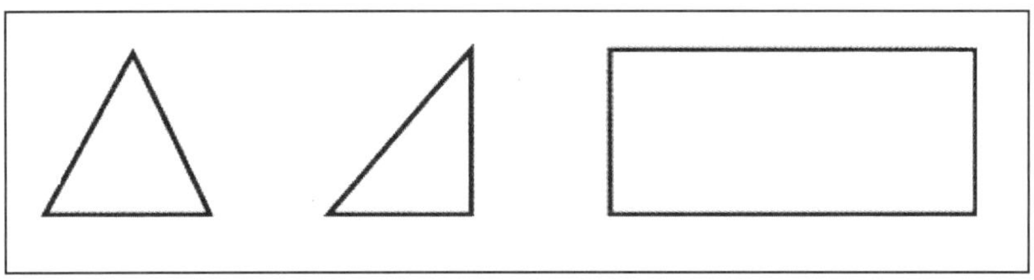

레벨 1, 2 : 아동에게 위에 보여진 것과 같이 기초형태를 하게 하라. 새로운 형태들을 만들어라.

레벨 3 : 아동에게 기초형태를 하게 한 후, 보드 위에 형태를 아동에게 보여줘라. 그 다음 그것을 숨기고 기억으로부터 정확한 선의 그룹을 확인하게 한다.

레벨 4 : 보드 위에 형태를 그려라. 아동에게 그것을 보게 한 후, 그것을 숨긴다. 아동에게 정확한 선의 그룹을 확인하게 한 후, 종이 위에 가능한 한 정확하게 형태를 그린다.

Form VMP-15
둥근 종이 그리기 (ROUND PAPER DRAWINGS)

목적 : 기하학적 형태를 그릴 때 수직 또는 수평의 힌트를 제거하기 위해 어떤 사람들은 아동이 기하학적 형태를 그릴 때 종이의 수평 또는 수직 가장자리를 사용하는 것 같다고 느낀다.

준비물 : 몇장의 종이를 둥근 형태로 자른다.

방법 : 아동에게 아래의 활동들을 하게 한다.

레벨 1~5 : 아동에게 그의 발달연령에 적절한 다른 기하학적 형태를 그리게 한다. 형태를 일반적인 종이 위에 그리고 아 동에게 둥근 종이 위에 그리게 한다. 그림은 상상의 수평선과 적절한 정렬을 이루어야 한다. 예를 들어, 이것이 적절한 것이다:

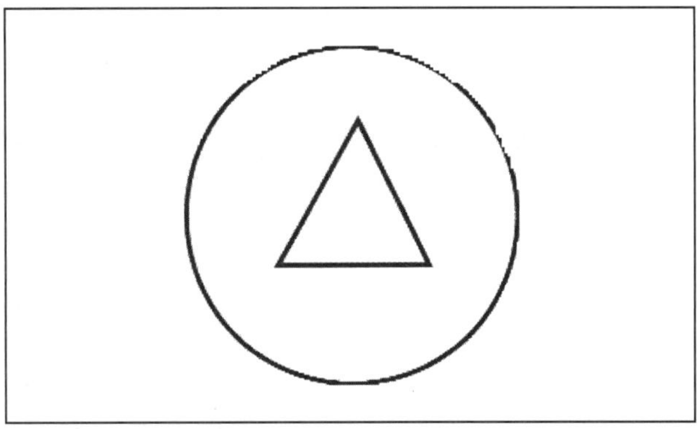

이것은 부적절한 것이다.

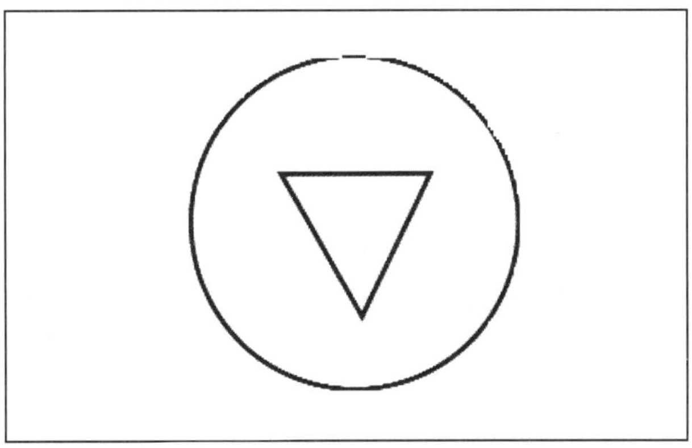

Form VMP-16
시야를 차단한 채 복사하기 (OCCLUDED VISION COPYING)

목적 : 운동감각 기술의 발달을 위해

준비물 : 그리기 종이, 사각형의 카드보드

방법 : 아동이 자신이 무엇을 그리는지 보지 못하도록 그리는 손을 사각형의 카드보드를 잡고 가린다. 당신은 아동에게 그릴 것을 보여준다. 아동은 가능한 한 정확하게 그리기 위해 노력한다.

레벨 1 : 원과 직선을 한다. 원의 크기를 다양하게 한다.

레벨 2 : 레벨 1과 같이 하지만, 더 첨가한다:

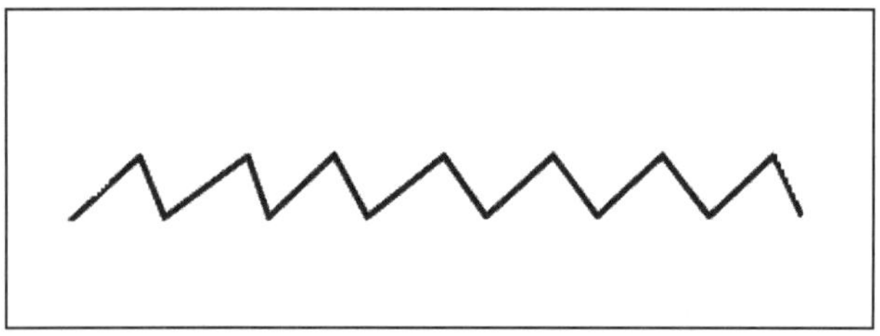

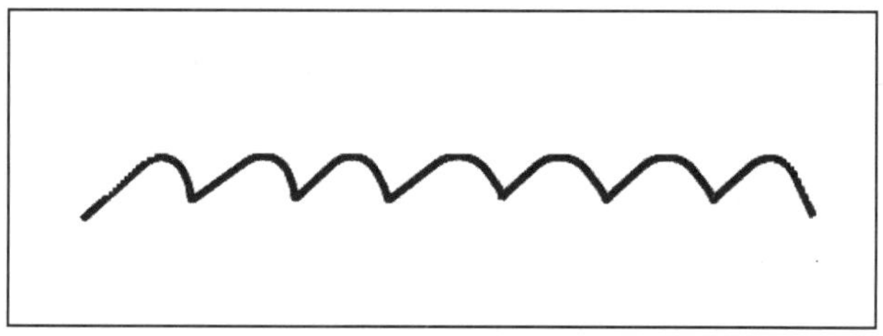

레벨 3 : 레벨 1, 2와 같이 하지만, 사각형을 첨가한다. 사각형의 크기를 다양하게 한다.

레벨 4 : 레벨 1~3과 같이 하지만, 수직의 다이아몬드를 첨가한다. 또한 아동의 손을 바꾼다. 먼저, 하나의 형태를 오른손으로 하고, 다음에 왼손으로 한다.

레벨 5 : 레벨 1~4와 같이 하지만, 수평의 다이아몬드를 첨가한다. 또한 형태를 만든다. 많은 사선으로 구성된 형태를 사 용한다.

Form VMP-17
삼각형과 사각형 (TRIANGLE AND SQUARE)

목적 : 시운동지각기술의 발달과 방향성을 알게 하기 위해

준비물 : 마커보드, 메트로놈(박자 측정기)

방법 : 아동의 전방의 보드위에 코 높이 부분에 X를 놓는다. X의 각 옆에 사각형과 삼각형을 그린다. 사각형과 삼각형의 높이는 약 1 foot이다. 예를 들어:

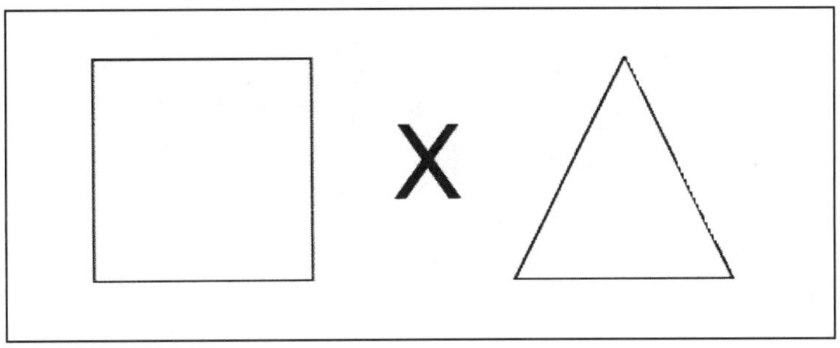

레벨 3~5 : 아동에게 각각의 그림의 선을 동시에 따라 그리게 한다. 박자 측정기가 사용되지만 아동은 손의 방향을 말하지 않는다. 왜냐하면 한 손은 세개의 다른 방향의 움직임을 만들고, 다른 손은 네 개의 다른 방향의 움직임을 만들기 때문이다. 아동이 두개의 그림을 따라 그리면서 네개의 다른 방향에 대해 이해하도록 하라.

Form VMP-18
양손 협응 (BIMANUAL COORDINATION)

목적 : 양손 협응 훈련

준비물 : 마커보드, 메트로놈(박자 측정기)

방법 : 아동의 각 손에 마커를 쥔 채로 마커보드 앞에 서게 한다.

레벨 1, 2 :

1. 아동의 두 손으로 동시에 같은 방향으로 수직선을 그리게 한다. 두 선은 같은 길이여야 하고 양손은 같은 속도로 움 직여야 한다. 수평선도 같은 방식으로 하라. 박자 측정기의 각 비트마다, 아동은 선을 그린다. 박자 측정기를 느린 속도로 맞추어라. 한 비트에, 선을 끝까지 그린다. 다음 비트에, 시작점으로 되돌아간다.
2. 이제 원을 첨가하라. 한손은 시계 방향으로 다른 손은 시계 반대방향으로 원을 그려라. 두손은 같은 속도로 움직여야 하고, 두개의 원은 대략 같은 크기여야 한다. 박자 측정기나 당신의 손뼉소리를 사용할 수 있다.

레벨 3 : 레벨 1과 2를 하라. 하지만, 이제 시계 방향 또는 반시계 방향으로 그리라고 말해준다. 아동은 당신의 명령에 따라 방향을 바꿀 것이다.

레벨 4 : 레벨 1~3을 하라. 하지만, 이제 한손은 수직선을 그리고 다른 한손은 수평선을 그린다. 아동에게 어느 손으로 수 직선을 그리고 어느 손으로 수평선을 그릴지 말해준다.

레벨 5 : 레벨 1~4를 하라. 하지만, 이제 한손은 원을 그리고 다른 한손은 선을 그린다. 예를들면, 수직선-오른손, 반시계 방향-왼손 이라고 말해준다.

Form VMP-19
영속성 (CONTINUITY)

목적 : 아동이 크기의 차이와 공간관계에 친숙해지도록 만들기 위해

준비물 : 마커보드, 연필, 종이

방법 : 아동에게 아래의 활동을 하게 한다.

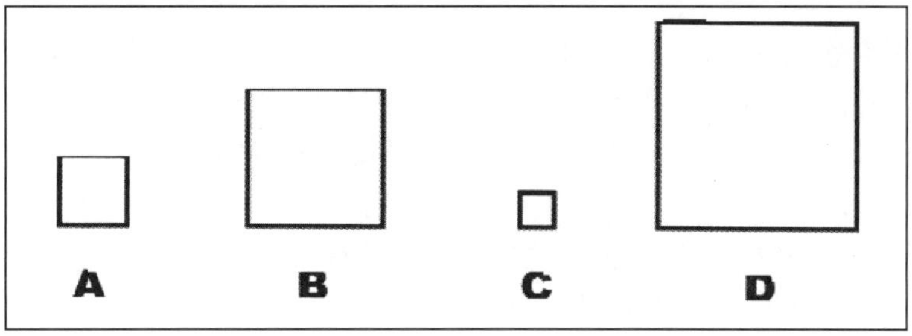

레벨 1 : 아동에게 4개의 사각형을 보여준다. 하나를 고르고 아동에게 그것과 같은 크기로 그리게 한다.

레벨 2 : 아동에게 사각형 중 하나를 골라 그것보다 "더 큰 것" 또는 "더 작은 것"을 그리게 한다. 예를 들어, A보다 크지만 D보다 작은 것을 그려라.

레벨 3~5 : 레벨 1, 2 와 같게 하지만, 이런 타입의 지시를 첨가하라.

1. D 반정도 크기의 사각형을 그려라.
2. B를 반으로 잘라 D의 꼭대기에 올려놓는다면, 어떤 모양이 될까?
3. D안에 A를 그려라.
4. B에 연결된 A를 그려라 등.
5. 당신만의 지시를 만들어라.

Form VMP-20
점들과 영속성 (POINTS AND CONTINUITY)

목적 : 아동에게 모든 것은 가장 기본적인 요소들로 나눠진다는 것을 보여주기 위해

준비물 : 종이와 연필

방법 : 종이 위에 그림을 그리고 아동에게 그 옆에 그리게 한다.

레벨 1 : 종이 위에 사각형을 그리고 아동에게 그 옆에 아동이 그릴 수 있는 최소한으로 작은 사각형을 그리게 한다. 원이나 십자가로 계속한다. 아동에게 아무도 그것보다 더 작게 그릴 수 없도록 작게 그리라고 한다. 다른 종이에, 아동이 그릴 수 있는 최대한으로 큰 사각형을 그리게 한다.

레벨 2~3 : 레벨 1을 하라. 하지만 선들의 분절로 하라. 아동에게 당신이 그린 선 아래에 선을 그리게 하지만, 당신이 그린 것의 반 크기로 그리게 하라. 당신은 당신의 종이 위에 선을 그리고 아동은 다른 종이 위에 그리게 하라. 계속해서 아동에게 당신 것에 비해 반의 크기로 그리게 하라. 계속해서 그것을 반으로 나누게 하라. 더 이상 더 짧게 그릴 수 없을 때, 아동에게 맨 마지막에 무엇이 남는지 물어보아라.

레벨 4~5 : 레벨 1~3을 하라. 하지만 아동이 선이 요소들의 일련으로 되어있고 모든 것은 그것의 기본적인 요소들로 나눠질 수 있다는 것을 깨닫게 하라. 또한, 아동의 눈을 감게 하고 축구 경기장만한 길이의 선을 시각화하게 하라. 아동에게 그것을 반으로 자르게 하고, 또 그것을 반으로 자르게 하라. 아동에게 계속해서 그것을 가장 작은 요소에 이를 때까지 반으로 자르게 하라.

Form VMP-21
손으로 쓰는 것의 발달 (HANDWRITING DEVELOPMENT)

목적 : 시운동 인지

준비물 : 매직보드, 연필, 그리고 종이와 적절한 Stroke Sequence 차트(page41)

방법 : 아동들은 칠판 앞에 서서 아래에 있는 것들을 그린다. 아이들은 그들이 원하는 크고 작은 것들을 각각 그린다. 신체자세, 매직을 잡는 것, 팔과 머리의 리드미컬한 움직임, 그림의 크기 등을 관찰한다. 아동들이 가지고 있는 문제에 대하여 도움을 준다. 아동들이 매직보드에 이런 움직임을 할 수 있으면 선이 없는 종이에 연습시킨다. 예 :

1.

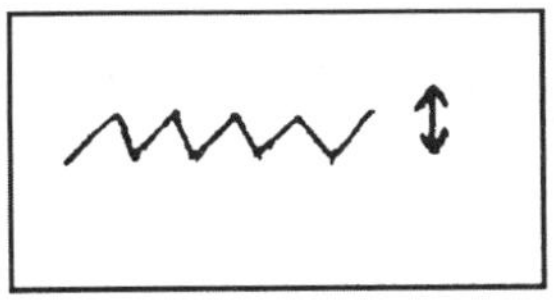

2.

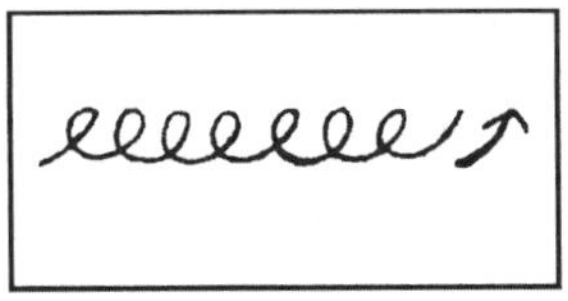

3.

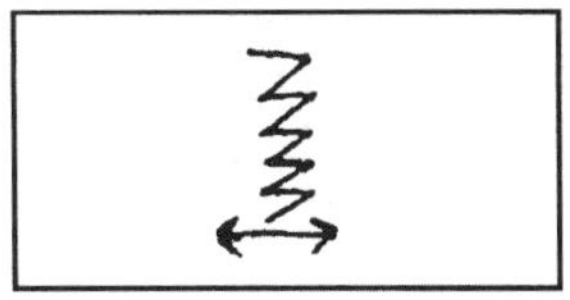

4.

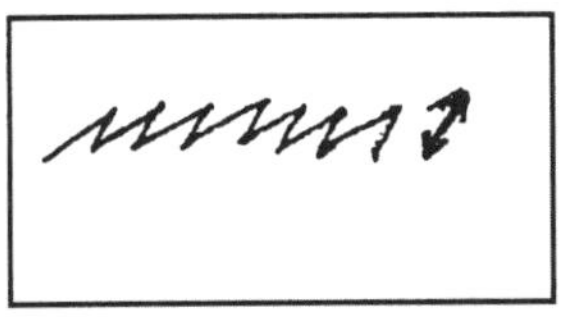

5.

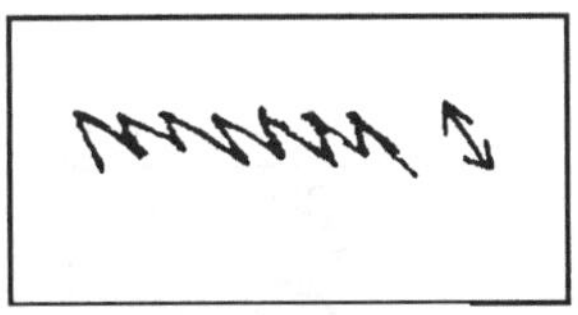

6.

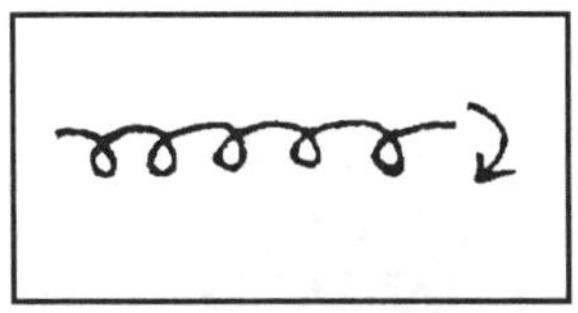

7.

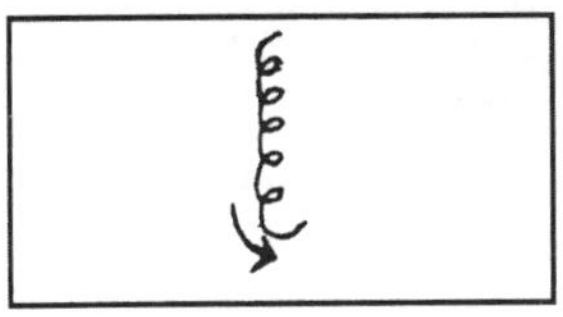

8.

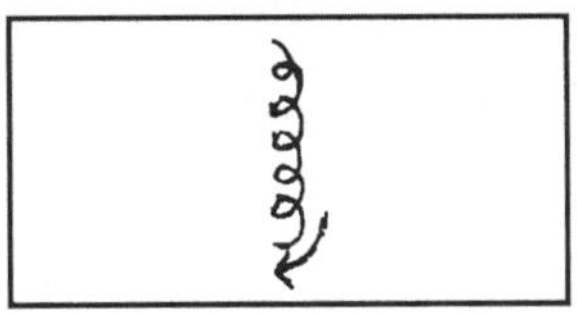

9.

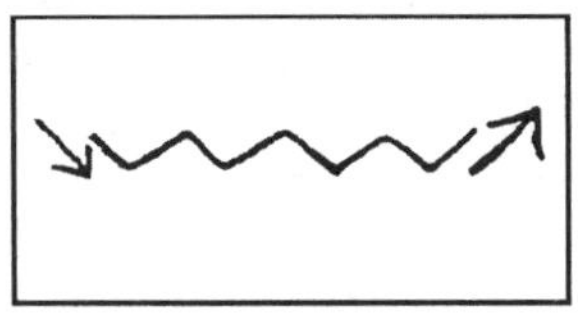

10.

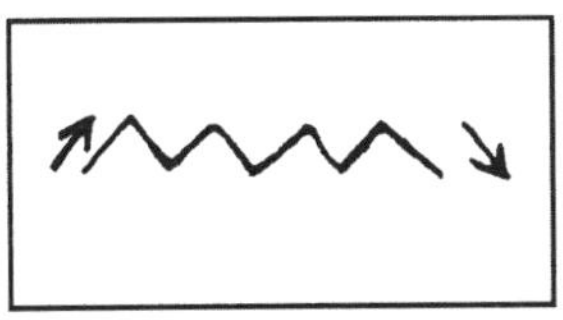

11.

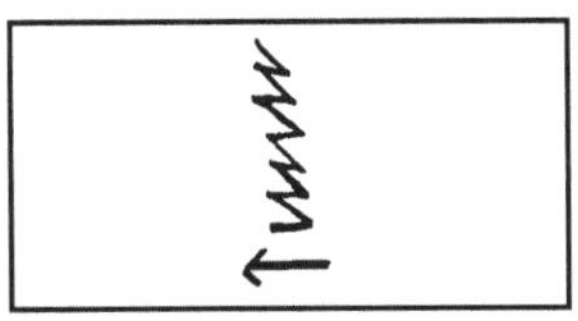

12.

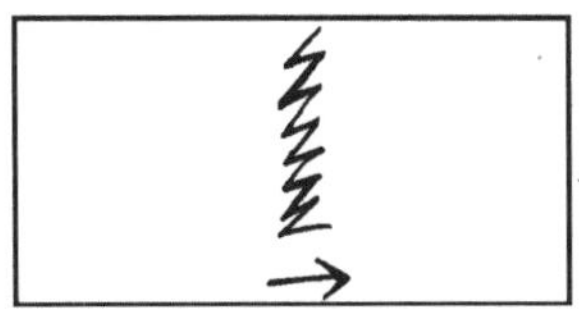

13.

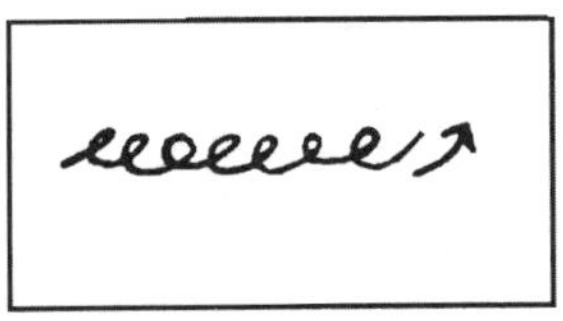

14.

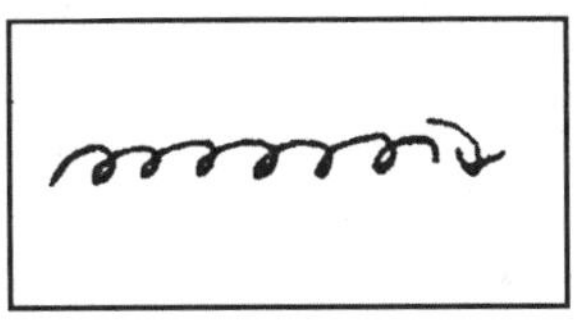

15.

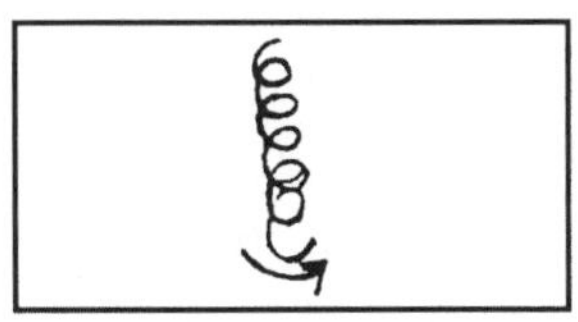

Form VMP-21(계속)
손으로 쓰는 것의 발달 (HANDWRITING DEVELOPMENT)

16.

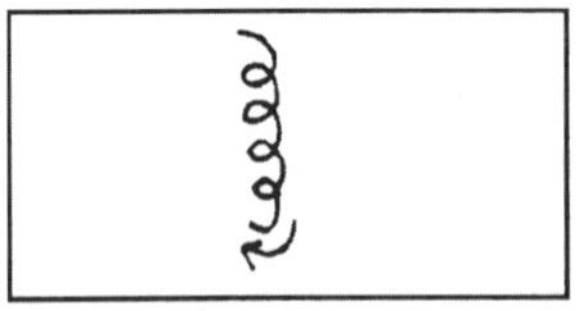

17A. Little to big

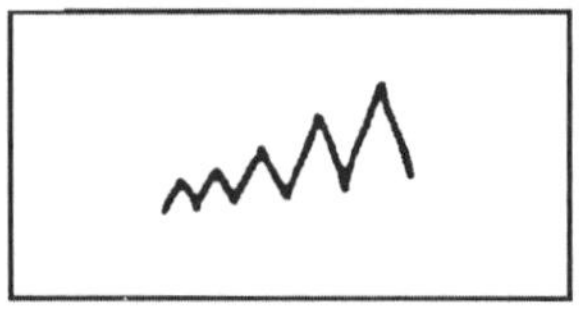

17B.

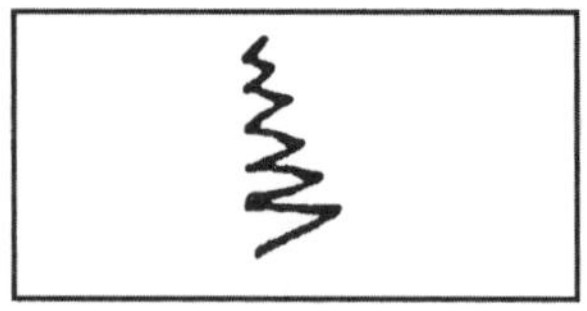

17C.

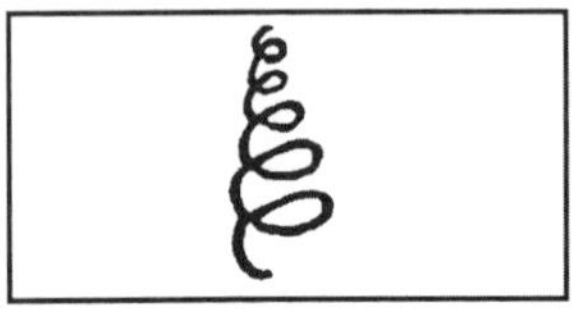

17D.

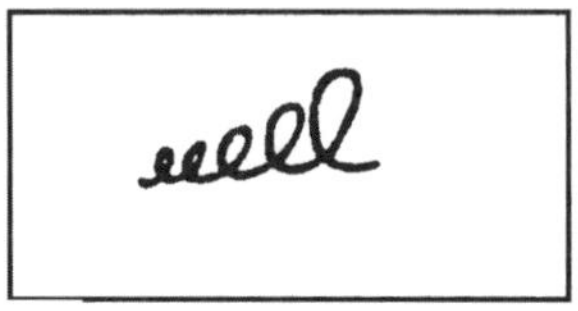

18A. Big to little

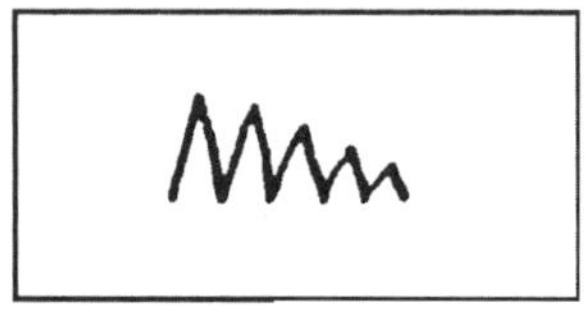

18B.

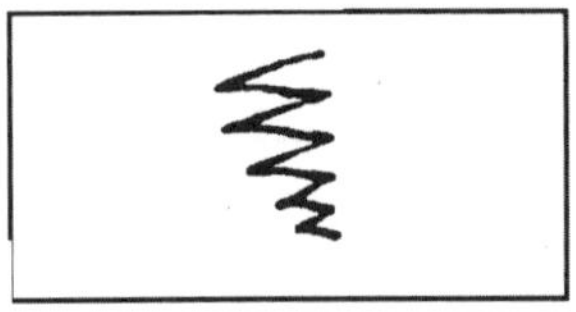

18C.

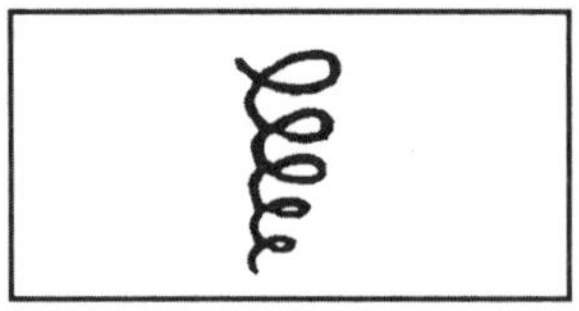

18D.

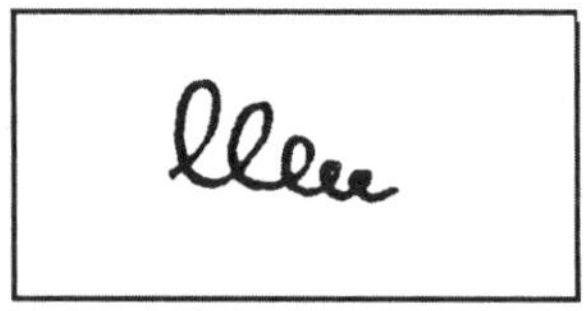

19A. Big, little, big, little

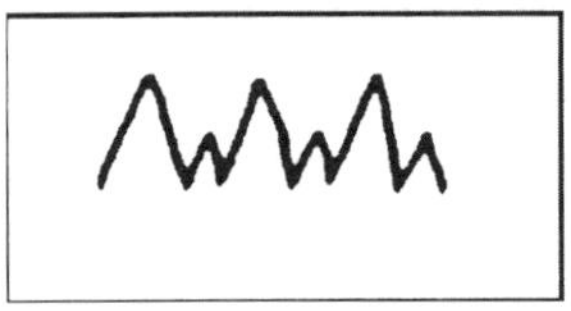

19B.

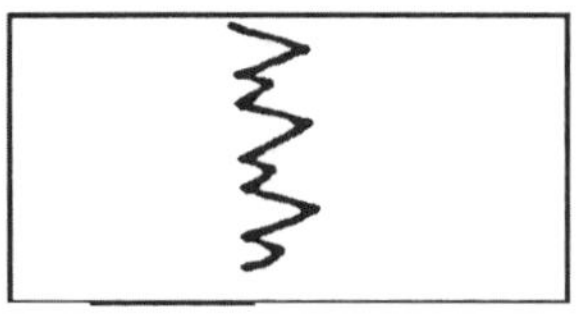

19C.

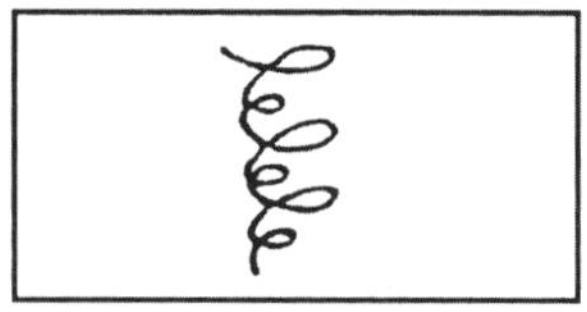

19D.

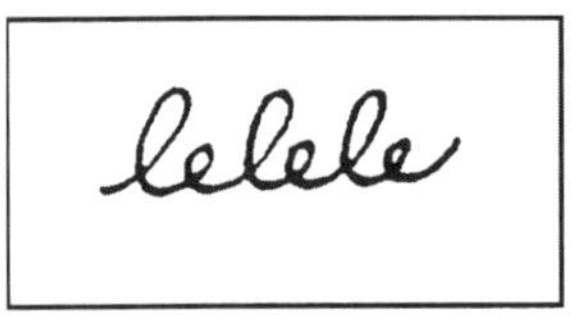

20A. Reversibles

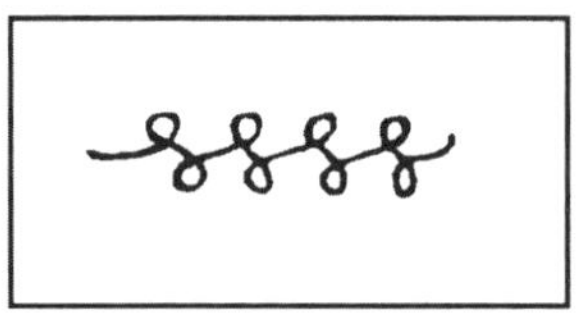

20B.

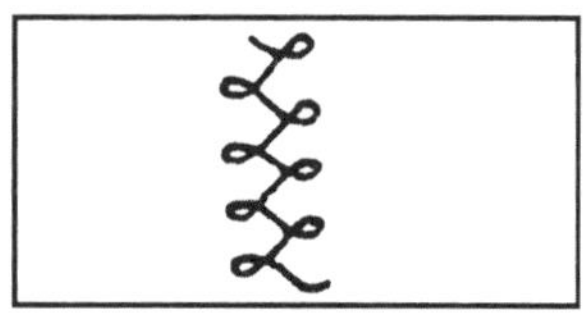

레벨 2 :

1. 아동들은 매직보드 위에 움직임을 모두 할 수 있을 것이다.
2. 연습은 우선 한손을 가지고 하고, 그 다음에 다른 손으로 연습한다.

레벨 3 :

1. 아동들은 선이 없는 종이 위에 움직임을 모두 할 수 있을 것이다.
2. 아동들이 위의 모든 움직임을 할 수 있을 때 문제에 대하여 적합한 stroke sequence를 연습시킨다. 우선 매직보드위에 문자를 쓰게 하고 난 후, 선이 없는 종이에 쓰게 한다. 아동들이 선이 없는 종이에 문자들을 정확하게 쓸 때, 선이 있는 종이를 사용한다.

Form VMP-21(계속)
손으로 쓰는 것의 발달 (HANDWRITING DEVELOPMENT)

적절한 획 쓰는 순서표

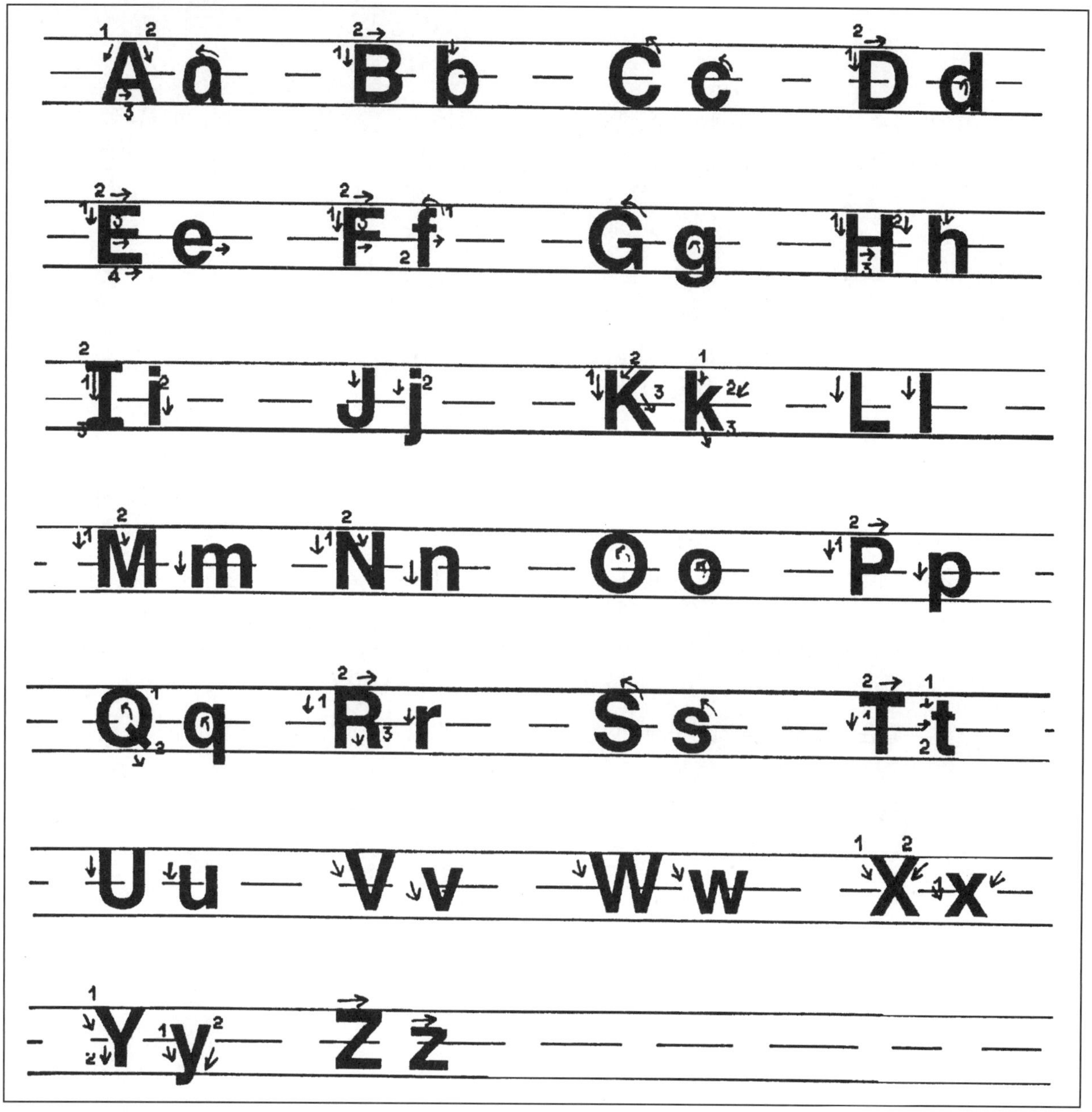

출처 : Strauss, R.N.(1979). Assessment of individual motor skills activities manual. Austin, TX:Education Service Center:188-192. Reprinted with permission.

Form VMP-22
문자크기 철자법 (LETTER SIZE SPELLING)

목적 : 단어에 대한 글자크기 인식발달

준비물 : 5인치×8인치 표시카드

방법 : 문자들의 하부요소들을 사용하여, 세 개의 큰 지표가 되는 카드를 만든다. 하나의 카드는 모두가 "짧은" 문자들이 될 것이다. 하나의 카드는 모두가 "큰" 문자들이 될 것이다. 하나의 카드는 "긴" 문자들이 될 것이다.

문자 철자법의 예는 다음과 같다. :

1. read란 단어는: 짧다, 짧다, 짧다, 크다 일 것이다.
2. pony란 단어는: 길다, 짧다, 짧다, 길다 일 것이다.
3. yard란 단어는: 길다, 짧다, 짧다, 크다 일 것이다.

레벨 3 :

1. 색깔과 같은 분류를 선택하여, 아동에게 어떤 색이 세 개의 문자로 쓰여져 있으며 짧다, 짧다, 크다로 쓰여지는 것이 무엇인지 물어본다. 답은 red이다.
2. 어떤 색이 네 개의 문자로 쓰여 지며 크다, 크다, 짧다, 짧다로 쓰여 지는 것은 무엇인가? 답은 blue이다.
3. 계속해서 다른 색으로 연습한다.

레벨 4 : 레벨3과 같은 방법으로 하지만 동물이나 음식, 음료같은 다른 카테고리를 사용한다.

Form VMP-23
흔히 어려운 문자들 (FREQUENTLY DIFFICULT LETTERS)

목적 : 어려운 문자를 적절하게 훈련시키기 위해

준비물 : 매직보드, 종이, 연필

방법 : 이것은 대부분의 아동들이 어렵게 쓰는 문자들이다. A, E, F, G, K, M, O, P, S

레벨 1~5 : 위의 문자들을 마스터하게 해라. 한번에 한가지 문자를 가르쳐 주어라. 그 문자를 음성으로 표현하고 아동들에게 가르쳐주어라. 상위, 하위 케이스 모두 훈련한다. 예를 들어, 하위케이스인 f는 위에서 오른쪽으로 곡선이 있고 중 간부분을 지나가는 선이 있다. M은 두개의 경사가 있다. 당신이 그 문자를 아동들에게 보여주고 그것을 쓴 후에 공중에 쓰는 연습을 시키고 나서 종이에 쓰게 한다. 아동들은 이 문자를 마스터 할 때까지 계속 쓸 것이다.

Form VMP-24
연필 잡는 것의 이완 (PENCIL GRIP RELAXATION)

목적 : 시운동 인지

준비물 : 연필, 종이

방법 : 이 움직임은 읽고 쓰는 동안 강한 긴장을 보이거나 강하게 잡는 아동들에 대하여 계획하게 된다.

레벨 1~3 :

1. 아동들을 의자에 앉게 하고 할 수 있는 만큼 강하게 주먹을 쥐게 만든다. 10초 동안 그것을 유지하게 한다. 그 후 10초 동안 주먹에 힘을 빼도록 한다. 이것을 5번 반복한다. 아동에게 글을 쓰거나 그림을 그리는 동안에 힘을 빼는 것을 인식하게 만든다.
2. 그 후 아동들이 얼마나 쉽게 종이에 선을 그리는지 관찰한다. 이것의 목적은 시각적으로 확인 할 수 있게 선을 그리는 것이다.

Form VMP-25
거울 이미지 활동 (MIRROR IMAGE ACTIVITIES)

목적 : 시운동 인지

준비물 : 7인치×10인치 거울, 연필, 종이

방법 : 두개의 연필을 잡고서 경주선 같은 두 선을 그린다. 너무 가깝지 않게 한개나 두개의 곡선으로 시작한다. 나중에 곡선을 추가할 수도 있고 더 가깝게 할 수도 있다. 아동들은 신체에 평행하고 종이에 적당한 각도로 거울앞에 앉아 있는다. 선이 그려진 종이는 테이블 위에 놓여져 있다. 선을 그리는 손이 종이에 닿지 않고 오직 펜 끝만이 닿도록 노력해라. 아동들은 옆선에 닿지 않고 시작점부터 끝점으로 선위에서 펜을 움직인다.

그림 1

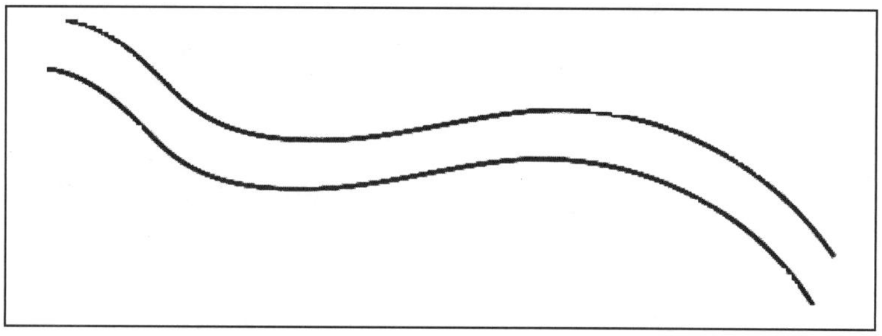

그림 2

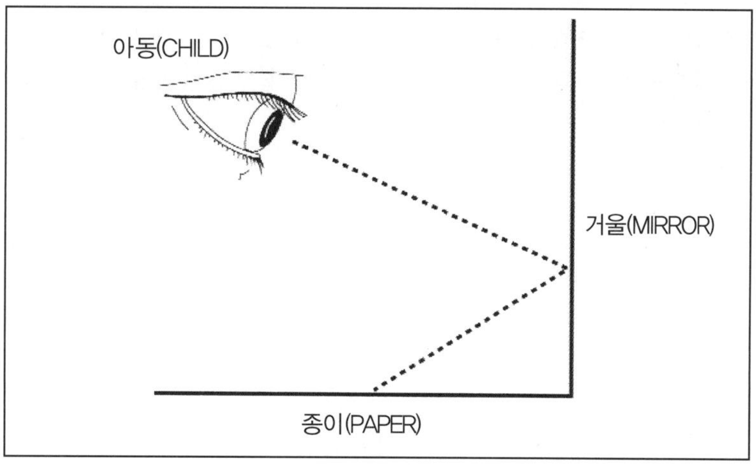

레벨 2, 3 :

1. 아동들은 거울을 보고 트랙선 안에 선을 그린다. 만약 선 밖으로 나간다면, 아동은 종이로부터 펜을 들어올리지 않고 뒤로 가는 방법을 알 것이다.
2. 90° 를 돌리고 아동을 위에서 아래로 운동시킨다.

레벨 4, 5 : 레벨 2, 3과 같은 방법으로 하지만, 트랙대신에 불규칙한 연속된 점들로 한다. 아동들은 모든 점들을 연결한다. 아동은 종이에서 펜을 들어 올려서는 안된다.

Form VMP-26
눈-손 그리고 미세운동 조절
(EYE-HAND AND FINE MOTOR CONTROL)

목적 : 시운동 인지

준비물 : 연필, Xs와 Os 타입으로 된 운동계획표

방법 : 연필의 끝부분만 종이 위에 닿게 유지한다(손은 닿지 않는다). Xs에서는 위로, Os에서는 아래로 그린다.

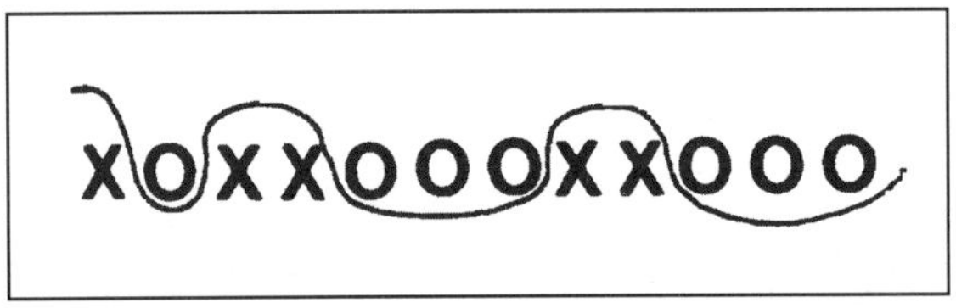

레벨 2~5 :

1. 우선 손을 사용한다. 어떤 문자에도 부딪치지 않는 방법으로 주의해서 선을 그린다.
2. 손을 사용하지 않는다.
3. Os의 모든 다른 문자들에 밑줄을 긋게 하는 것부터 운동을 변화시킨다.
4. 아동이 운동의 목적을 달성했을 때 자료 한장을 사용한다. 그리고 우선 O위로 선을 그린다. 그리고 두번째로 O아래로 선을 그린다. 그리고 세 번째로 O위로 뒤로 선을 그린다. 아동이 종이 끝까지 할 수 있을 때까지 얼마나 실수없이 이 움직임을 할 수 있는지 관찰한다.
5. 아동이 이 운동계획표를 다 할수 있게 되면 다른 문자가 포함된 것을 연습한다.

Form VMP-26 (계속)
눈-손 그리고 미세운동 조절
(EYE-HAND AND FINE MOTOR CONTROL)

O O O X X X O O X X O O X

X O O X X O O X X O X O X

X O X X O O X X O O X O X

X X O O X O O X X O O X O

Min.______Sec.______

O O X X X O O X O X X O X

X O X X O O O X X X O O X

X O O X X X O O X X O X O

O O X X X O X X X O O O X

X X X O O O X X O X X O O

X

O X X O O O X X X O O O

Min.______Sec.______

Form VMP-26 (계속)
눈-손 그리고 미세운동 조절
(EYE-HAND AND FINE MOTOR CONTROL)

VT - 1

X O O X X X O O X O O X X

O X X O O X X O O X X O O

X O X O X X O X O O X X X

X X O O X X O O X X X O O

O O X X O O X O X X X O O

O X X X O O X X O X O O X

Min._____Sec._____

X O O X X X O O X X O O X

O O X X O O X O X O O O X

X X X O O O O O X X X O O

X O X X O O X X X O O O X

X O O O O X O X X X X O O

O O X X O O X O X X X O O

Min._____Sec._____

Form VMP-26 (계속)
눈-손 그리고 미세운동 조절
(EYE-HAND AND FINE MOTOR CONTROL)

VT - 2

X X O O X X X O O X O X O X X O O O O X X X X X O

X O X O X O O O O X X X X X X O O X X O O X X O O

X X O O X X X O O X X X O O O X X O O X X O O X X

X O O O X X O O X X O X O X O O X X O X O X O X O

X O X O X O X O X O X O X O X X O X X X O X X X O

X X O X X X X X O X X X X O X O O O O X

Min._____Sec.______

X O O O X O O O X X O O O X O X O O O O X O X X X

X O O X X X X O O X X O X O X O X O X O X X O X X

X O X X O X X X X X O X X X X O X O O O O X O X O

O X O O O X O O O X X O O O X O X O O O O X O X X

X X O O X X X X O O X O X X X X O O X O X X X O O

O O X O X O O X X O O O X X X O O O O X X O O O X

Min._____Sec._____

O O X O O O X X X O O O X X X X O O O X O X O X O

O X X X O O O X X O O X X O O O X X X O O O X X O

X O X X X O O O X X O O X O O O X X X O O O X X X

X O O O X O X O X O O O O X X X X X X O O X X O O

X X O O X X O O X X X O O X X X O O O X X O O X X

O O O X X X O O X X O O X X O O O X X O X O

Min._____Sec._____

Form VMP-26 (계속)
눈-손 그리고 미세운동 조절
(EYE-HAND AND FINE MOTOR CONTROL)

VT - 2

X O X O X O X O X O X O X O X O X X O X X X O X X
O X X X X X O X X X X O X O O O O X O X O X O O O
X O O O X X O O O X O X O O O O X O X X X X O O X
X X X O O X O X X X X O O X O X X X O O X X O O X
X O O O X X X O O O O X X O O O X X O O X O X O O
O O X O X X X X O O O X X X X O O O X O X O X O O

Min._____Sec._____

X O O O X X O O X X O O O X X X O O O X X O X O X
X X O O O X X O O X O O O X X X O O O X X X X O O
O X O X O X O O O O X X X X X X O O X X O O X X O
O X X O O X X X O O X X X O O O X X O O X X O O X
X X O O O X X O O X X O X O X O O O X X O O O X X
O X O X O O O O X O X X X X O O X X X X O O X X X

Min._____Sec._____

O O X X X X O X O X O X O X O X O X O X O X X X O
X X O O X O X X O X O O O X X X X O O O X X X O O
O X X O O O X X X O O O X X O O X O O O X X X O O
O X X X X O O O X O X O X O O O O X X X X X X O O
X X O O X X O O X X O O X X X O O X X X O O O X O
O O O X X O O X X O O X X X O O O X X O O X X O X

Min._____Sec._____

Form VMP-26 (계속)
눈-손 그리고 미세운동 조절
(EYE-HAND AND FINE MOTOR CONTROL)

VT - 3

O X O O O O X O X X X X O O X X X X O O X O X X X X O O X O X X X O O X

X O O X X O O O X X X O O O O X X O O O X X O O X O O O X X X O O O X X

X X O O O X O X O X O O X X X O O O X X O O X X O O O X X X O O O X X O

X O X X X O O O X X O O X O O O X X X O O O X X X X O O O X O X O X O O

O O X X X X X X O O X X O O X X O O X X O O X X X O O X X X O O O X X O

O O X X O O X X X O O O X X O O X X O X O X O O O X X O O O X O X O O O

Min.______Sec.______Horizontal

Min.______Sec.______Vertical

O X O X X X X O O X X X X O O X X X X O O X X X X O X O X O X O X O X X

O X O X O X X X O X X O O X O X X O X O O O X X X X O O O X X X O O O X

X O O O X X X O O O X X O O X O O O X X X O O O X X X X O O O X O X O X

O O O O X X X X X X O O X X O O X X O O X X O O X X X O O X X X O O O X

X O O X X O O X X X O O O X X O O X X O X O X O O X X O X O X O X O X O

X X O X O X O X O X O X O X X O X X X O X X O X X X X X O X X X X O X O

Min.______Sec.______Horizontal

Min.______Sec.______Vertical

O O X O X O X O O O X O O O X X O O O X O X O O O O X O X X X X O O X X

X X O O X O O X X O X X O O O X X O O X O X O X O X O X X X O O X X O X

O O O O X X X X X X O O X X O O X X O O X X O O X X X O O X X X O O O X

X O O X X O O X X X O O O X X O O X X O X O X O O X X O X O X O X O X O

X O X O X O X O X O X O X X O X X O O O X X O O O X O X O O O O X O X X

X X O O X X X X O O X O X X X X O O X O X X X O O X X O O X X O O O X

Min.______Sec.______Horizontal

Min.______Sec.______Vertical

X O O O O X X O O O X X O O X O O O X X X O O O X X X X O O O X O X O X

O O X X X O O O X X O O X X O O O X X X O O O X X O X O X X X O O O X X

O O X O O O X X X O O O X X X X O O O X O X O X O O O O X X X X X X O O

X X O O X X O O X X O O X X X O O X X X O O O X X O O X X O O X X X O O

O X X O O X X O X O X O O X X O X O X O X O X O X O X O X O X O X O X O

X X O X X X O X X O X X X X X O X X X X O X O O O O X O X O X O O O X

Min.______Sec.______Horizontal

Min.______Sec.______Vertical

Form VMP-26 (계속)
눈-손 그리고 미세운동 조절
(EYE-HAND AND FINE MOTOR CONTROL)

VT - 3

o x o x o x o x o x o x o x o x o x o x o x x o x x x o x x o x x x x x
o x x x x o x o o o o x o x o x o o o x o o o x x o o o x o x o o o o x
o x x x x o o x x x x o o x o x x x x o o x o x x x o o x x o o x x o o
o x x x o o o o x x o o o x x o o x o o o x x x o o o x x x x o o o x o
x o x o o x x x o o o x x o o x x o o o x x x o o o x x o x o x x x o o
o x x o o x o o o x x x o o o x x x x o o o x o x o x o o o o x x x x x
Min.______Sec.______Horizontal
Min.______Sec.______Vertical

x o o x x o o x x o o x x o o x x x o o x x x o o o x x o o x x o o x x
x o o o x x o o x x o x o x o o o x x o o o x o x o o o o x o x x x x o
o x x x x o o x x x x o o x x x x o x o x o x o x o x o x o x o x x x o
x x o o x o x x o x o o o x x x x o o o x x x o o o x x o o o x x x o o
o x x o o x o o o x x x o o o x x x x o o o x o x o x o o o o x x x x x
x o o x x o o x x o o x x o o x x x o o x x x o o o x x o o x x o o x x
Min.______Sec.______Horizontal
Min.______Sec.______Vertical

---

x o o o x x o o x x o x o x o o x x o x o x o x o x o x o x o x o x o x
o x o x x o x x x o x x o x x x x x o x x x x o x o o o o x o x o x o o
o x o o o x x o o o x o x o o o o x o x x x x o o x x x x o o x o o x x
o x x o o o x x o o x o x o x o x o x x x o o x x o x o o o o x x x x x
x o o x x o o x x o o x x o o x x x o o x x x o o o x x o o x x o o x x
x o o o x x o o x x o x o x o o x x o x o x o x o x o x o x o x o x o x
Min.______Sec.______Horizontal
Min.______Sec.______Vertical

---

x x x o o o x x x x o o o x o x o x o o x x x o o o x x o o x x o o o x
x x o o o x x o x o x x x o o o x x o o x o o o x x x o o o x x x x o o
o x o x o x o o o o x x x x x x o o x x o o x x o o x x o o x x x o o x
x x o o o x x o o x x o o x x x o o o x x o o x x o x o x o o x x o x o
x o x o x o x o x o x o x o x o x o x x o x x x o x x o x x x x x o x x
x x o x o o o o x o x o x o o o x o o o x x o o o x o x o o o o x o x x
Min.______Sec.______Horizontal
Min.______Sec.______Vertical

Form VMP-26 (계속)
눈-손 그리고 미세운동 조절
(EYE-HAND AND FINE MOTOR CONTROL)

VT - 4

k k g g y c c k r r b d d g g y j k k
q b p b d d b b p p q q b b d d p p
d d b j j p p h k h q q y b d c c y y
g g k k h k k h j j r r g g y y k h j
y g d p q q q b b d d p p d d b b p
p d d b b d b b p p q p q b b d d p

Min.______Sec.______

q q b b d d p p d d b b p b d d b b
p p g g k k h h p q q y y c c d d r r
b d b b b d d p p d d b b q q b b d
d p p d d p b d d b b p p q q b b d
d d d p p d d d b b p p q q b b d d
p p d d b b p b d p b p b d d b b p

Min.______Sec.______

c c d d b b k h g g y y k k g g h h p
p p q q b b d d p p d q q d d p p b
q q b b d d b b p p q q b b d d p p d
d b b d d b b p p q q b b d d p p d
d b b d b b a a b b d c a y g k d p q
a j k j b q d y y g g j j k k h h p p

Min.______Sec.______

Form VMP-26 (계속)
눈-손 그리고 미세운동 조절
(EYE-HAND AND FINE MOTOR CONTROL)

VT - 4

q b b d d p p d d b b p b d d b b p
p g g k k h h p q q y y c c d d r r b
d b q q b b d d p p d d b b p p d d
b b d b b d d b b p p q q b b d d p
p d d b b d r g g y r r y y h h k k j
j c c y y q q b p p q q r h k p d q g

Min.______ Sec.______

---

d b b p p q q b b d d p p d d b b p
b d k k g g y c c k r r b d d g g y j k
k q b p b d d b b p p q q b b d d p
p d d b j j p p h k h q q y b d c c y
y g g k k c a c b b d y g h k y d a d
b a y c q k p b p b a b y d g k y g q

Min.______ Sec.______

---

b b d d p p d d b b q q b b d d p p
d d p b d d b b p p q q b b d d d d
p p d d c c d d b b k h g g y y k k g
g h h p p p q q b b d d p p d q q d
d p p b q q b a a b b d c a y g k d p
q a j k j b d y y g g p d h k p c q y

Min.______ Sec.______

Form VMP-26 (계속)
눈-손 그리고 미세운동 조절
(EYE-HAND AND FINE MOTOR CONTROL)

VT - 5

p d q b d q b p d q b p d q b p d q b d q b p d q b
p d q b p d q b d q b p d q b d q b d q b p d q b p
d q b p d q b d q b p d q b p d q b p d q b d q b p
d q b p d q b p d q b d q b p d q b p d q b p d q b
d q b p d q b p d q b p d q b d q b p d q b p d q b
p d q b d q b p d q b d q b d q b p d q b p d q b p
Min.______Sec.______Horizontal
Min.______Sec.______Vertical

---

d q b d q b p d q b p d q b p d q b d q b p d q b d
q b d q b p d q b p d q b p d q b d q b p d q b p d
q b p d q b d q b p d q b d q b d q b p d q b p d q
b p d q b d q b p d q b p d q b p d q b d q b p d q
b p d q b p d q b d q b p d q b p d q b p d q b d q
b p d q b p d q b p d q b d q b p d q b p d q b p d
Min.______Sec.______Horizontal
Min.______Sec.______Vertical

---

q b d q b p d q b d q b d q b p d q b p d q b p d q
b d q p d q b p d q b d q b p d q b p d q b p d q b
d q b p d q b p d q b p d q b d q b p d q b p d q b
p d q b d q b p d q b d q b d q b p d q b p d q b p
d q b d q b p d q b p d q b p d q b d q b p d q b p
d q b p d q b d q b p d q b p d q b p d q b d q b p
Min._____Sec.______Horizontal
Min._____Sec.______Vertical

---

d q b p d q b p d q b d q b p d q b p d q b p d q b
d q b p d q b d q b d q b p d q b p d q b p d q b d
q b p d q b p d q b p d q b d q b p d q b d q b d q
b p d q b p d q b p d q b d q b p d q b p d q b p d
q b d q b p d q b d q b d q b p d q b p d q b p d q
b d q b p d q b p d q b p d q b d q b p d q b p d q
Min.______Sec.______Horizontal
Min.______Sec.______Vertical

Form VMP-26 (계속)
눈-손 그리고 미세운동 조절
(EYE-HAND AND FINE MOTOR CONTROL)

VT - 5

b d q p d q b p d q b d q b p d q b p d q b p d q b
d q b p d q b p d q b p d q b d q q b p d q b d q b
p d q b p d q b p d q b d q b p d q b p d q b p d q
b d q b p d q b d q b d q b p d q b p d q b p d q b
d q b p d q b p d q b p d q b d q b p d q b p d q b
p d q b d q b p d q b p d q b p d q b d q b p d q b
Min.______Sec.______Horizontal
Min.______Sec.______Vertical

---

p d q b p d q b d q b p d q b p d q b p d q b d q b
p d q b d q b d q b p d q b p d q b p d q b d q b p
d q b p d q b p d q b d q b p d q b d q b d q b p d
q b p d q b p d q b d q b p d q b p d q b p d q b d
d q b d q b p d q b p d q b p d q b d q b p d q b p
d q b p d q b d q b p d q b p d q b p d q b d q b p
Min.______Sec.______Horizontal
Min.______Sec.______Vertical

---

d q b p d q b p d q b d q b p d q b p d q b p d q b
d q b p d q b p d q b p d q b d q b p d q b d q b d
q b p d q b p d q b p d q b d q p d q b p d q b d q
b p d q b p d q b p d q b d q b p d q b p d q b p d
q b d q b p d q b p d q b p d q b d q b p d q b d q
b d q b p d q b p d q b p d q b d q b p d q b p d q
Min.______Sec.______Horizontal
Min.______Sec.______Vertical

---

b p d q b d q b p d q b p d q b p d q b d q b p d q
b p d q b p d q b d q b p d q b p d q b p d q b d q
b p d q b p d q b p d q b d q b p d q b d q b d q b
p d q b p d q b p d q b d q b p d q b p d q b p d q
b d q b p d q b d q b d q b p d q b p d q b p d q b
d q b p d q b p d q b p d q b d q b p d q b d q b d
Min.______Sec.______Horizontal
Min.______Sec.______Vertical

Form VMP-27
공간매치 (SPACE MATCHING)

목적 : 거리개념의 발달

준비물 : 긴 끈, 강한 테잎, 의류용 테잎

방법 : 아동들에게 과제를 따라서 수행하도록 해라. 아이들이 과제를 끝냈을 때 거리를 측정하고 평가해라.

레벨 2 :

1. 서 있는 자세에서 방을 가로질러 걸었을 때 발자국 수를 평가하기 위해 아동들에게 질문해라.
2. 발자국 수를 평가하기 위해 두가지 과제 사이에서 아동들에게 질문해라.

레벨 3 :

1. 거리를 측정하기 위해 두가지 과제 사이에서 아이들에게 질문해라.
2. 방에서 과제의 넓이, 높이, 깊이를 평가하기 위해 아동들에게 질문해라. 예를 들어, 사진 또는 창문틀

레벨 4~5 : 아이들이 두 가지 과제 사이에서 분수적인 거리를 평가하게 해라. 예를 들어, 두 가지 과제에서 1/2 또는 1/4거리

Form VMP-28
3-D 바둑판 놀이 (3-D TIC-TAC-TOE)

목적 : 공간적인 관련성

준비물 : 펜과 연필

방법 : 아동들은 동시에 3개의 격자눈금을 사용하여 바둑판 놀이를 연습한다. 다른 것들의 앞에 한개를 그려서 3개의 바둑판을 그린다. 예를 들어 :

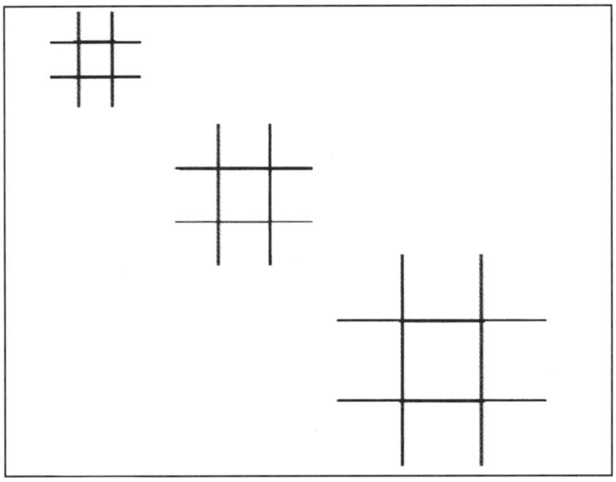

아동들은 다른 것들의 앞에 한개를 3개의 얇은 막대기처럼 그려진 3개의 격자라고 생각한다.

레벨 3~5 : 아동들은 동시에 모든 격자를 사용하여 바둑판 놀이를 한다. 예를 들어, 아동들은 첫 번째 격자에 X라고 표시 한다. 당신은 두 번째 격자위에 O라고 표시한다. 그리고 아동들은 세 번째 격자 위에 X라고 표시한다.

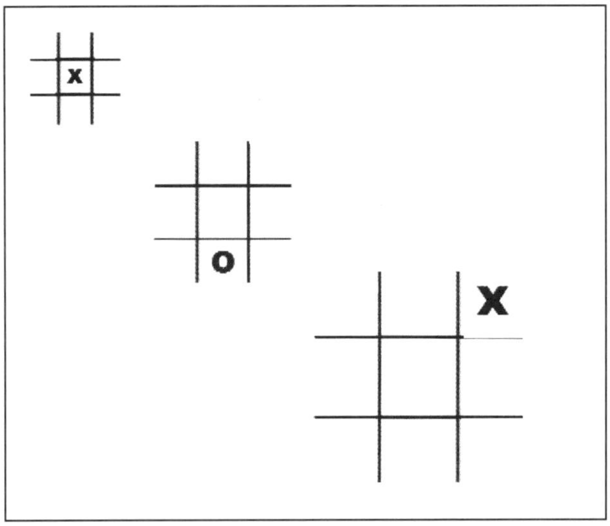

출처 : Richard, R.(1988). Classroom visual activities. Novato, CA: Academic Therapy Publication. Reprinted with permission.

Form VMP-29
공간관계 (SPATIAL RELATIONSHIPS)

목적 : 공간적 관련성

준비물 : yellow, blue, red가 사용되지만 어떤 색을 사용해도 상관없다.

방법 : 아동들은 테이블에 앉아 있는다. 아동들 앞에 3가지 색의 블록을 놓는다.

레벨 1 :

1. 블록의 다양한 위치에 대하여 질문한다. :
   a. 너에게서 가장 멀리 있는 블록은 어느 것인가?
   b. 가운데 블록은 어느 것인가?
   c. 푸른색 블록에 가장 가까이 있는 것은 어느 것인가?
   d. 끝에 있는 블록의 색은 무엇인가?
   e. 블록의 위치에 관계있는 다양한 질문을 만들어라

레벨 2 :

1. 아래의 블록을 갖고 아동이 동작하게 시키시요.
   a. 노란색을 가장 위에 놓고 푸른색을 가장 아래에 놓고 각각의 위에 블록을 놓는다.
   b. 노란색 위에 푸른색을 놓고 더 위에 빨간색을 놓는다.
   c. 빨간색 뒤에 푸른색을 놓고 빨간색 앞에 노란색을 놓는다.
   d. 푸른색 위에 빨간색을 놓고 노란색 위에 푸른색을 놓는다.
   e. 빨간색 위에 노란색을 놓고 노란색 아래에 푸른색을 놓는다.

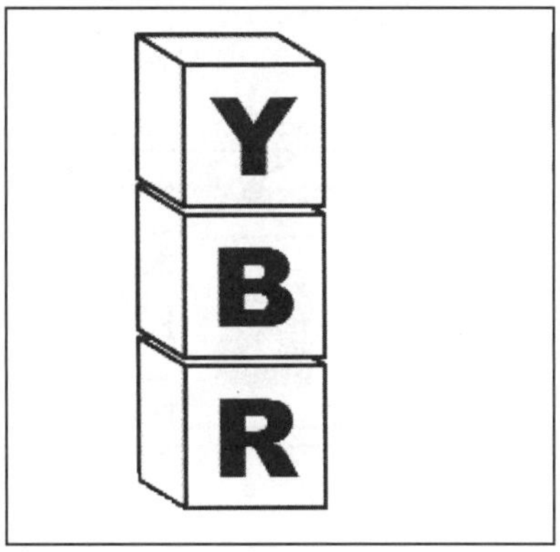

   f. 변화된 운동을 만들어라.

Form VMP-29 (계속)
공간관계 (SPATIAL RELATIONSHIPS)

레벨 3 :

1. 블록을 가지고 하는 움직임을 아동들에게 연습시켜라.
   a. 빨간색보다 아래에 푸른색 블록을 놓지만 노란색보다는 위에 놓아라.

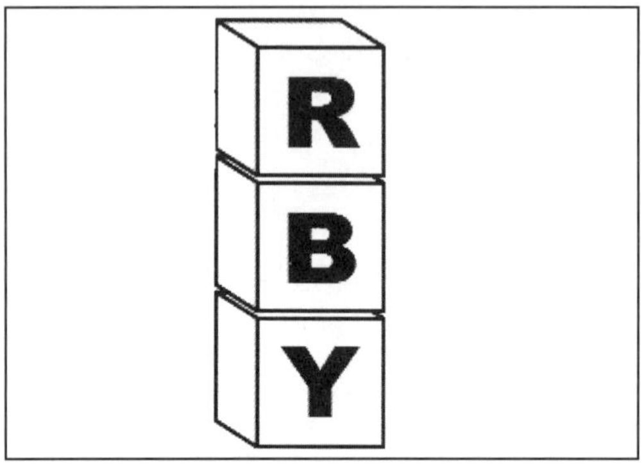

   b. 노란색 블록은 가장 가까이에 두고 푸른색 블록은 가장 멀리 두고 빨간색 블록을 가운데 두어라.

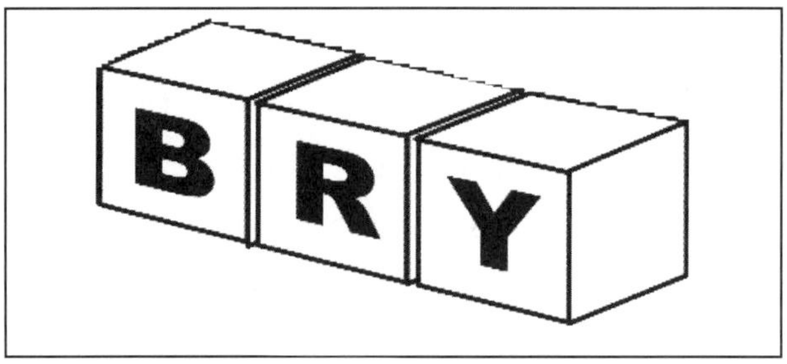

   c. 노란색 블록 옆에 빨간색 블록을 놓고 빨간색 블록 앞에 푸른색 블록을 놓아라.

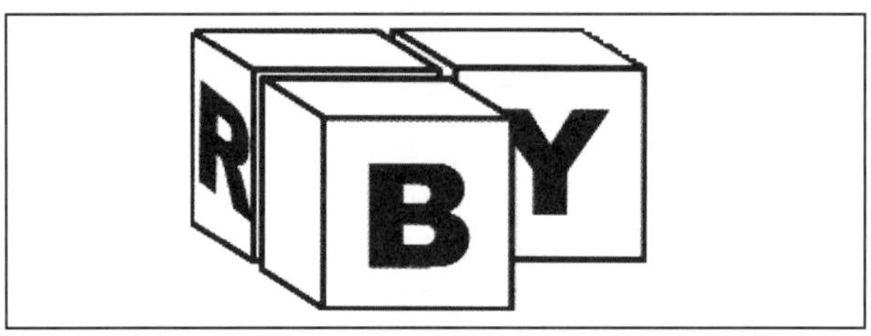

Form VMP-29 (계속)
공간관계 (SPATIAL RELATIONSHIPS)

d. 노란색 블록 뒤에 빨간색 블록을 놓아라. 그리고 노란색과 빨간색 블록사이 위에 푸른색 블록을 놓아라.

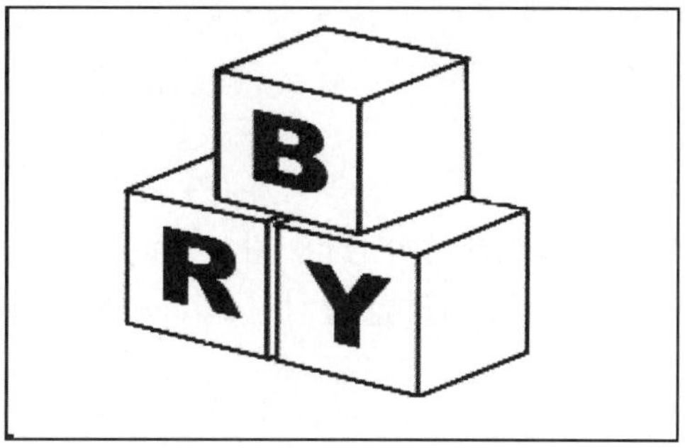

레벨 4, 5 : 변화된 움직임을 만들어라.

Form VMP-30
"주위환경"의 관련성 (THE RELATIONSHIP OF "SURROUNDING")

목적 : 주위환경과의 관련성을 가르치기 위해

준비물 : 종이, 연필, 막대기, 막대기 위에 놓을 수 있는 링, 끈, 색깔 구슬, 고무밴드

방법 : 각각의 레벨의 설명을 들을 것이다.

레벨 1 : 주위 환경이 어떤 것인지 아동들에게 설명해라. 링이 막대기 주위를 둘러싸게 만들라고 말한다. 고무밴드를 가지고 손목을 둘러싸라고 말한다. 다양한 움직임을 계속 연습시킨다.

레벨 2 : 원을 둘러싼 또 다른 원을 그리라고 말한다. 한 개의 원을 둘러싼 2개의 원을 그리라고 말한다. 변화된 연습을 시킨다.

레벨 3 : 이 운동은 끈 위에 색깔 구슬을 사용할 것이다. "사이"라는 개념으로 운동을 할 것이다. 직선으로 놓인 끈 위에 구슬을 놓아라.

O B Y R G W G
o---------o---------o---------o---------o---------o---------o

1. 노란색(Y)의 위치를 설명해보라고 아동들에게 물어라. B와 R사이라고 대답하거나 R과 B사이라고 대답할 것이다.
2. G구슬의 위치를 설명해 보라고 질문한다. 대답: 한 가지는 R과 W사이라고 대답한다. 한 가지는 W옆이라고 한 다. 둘 다 W주위에 있다. 당신은 사이와 주위의 개념을 사용함으로써 다양한 운동을 할 수있다.

레벨 4, 5 : 레벨1~3처럼 실시하고 직선으로 있는 문자들의 연결을 사용한다.

A B C D E F G

우리는 이제 반대로 연결하는 개념에 대한 이해력을 필요로 한다.

1. C가 B와 D사이인지 질문한다. 그밖에 무엇 사이에 있는가? 대답은 D와 B이다.
2. C가 D, E, F, G 앞에 있으면 그밖에 무엇 앞에 있는가? 대답은 G, F, E, D이다.
3. 주위, 사이, 반대연결 개념을 사용하여 다양한 연습을 한다.

Form VMP-31
선과 원의 순서 (LINEAR AND CIRCULAR ORDER)

목적 : 선과 원의 순서개념 발달

준비물 : 다른 색의 구슬로 된 두개의 끈

방법 : 운동을 따라하게 해라.

레벨 1 : 이 운동은 적어도 5세 정도 되어야 한다. 아동들 앞에 직선으로 구슬로 된 끈을 놓는다. 직선으로 된 끈을 같은 방 식으로 놓고 위에 구슬을 놓게 한다.

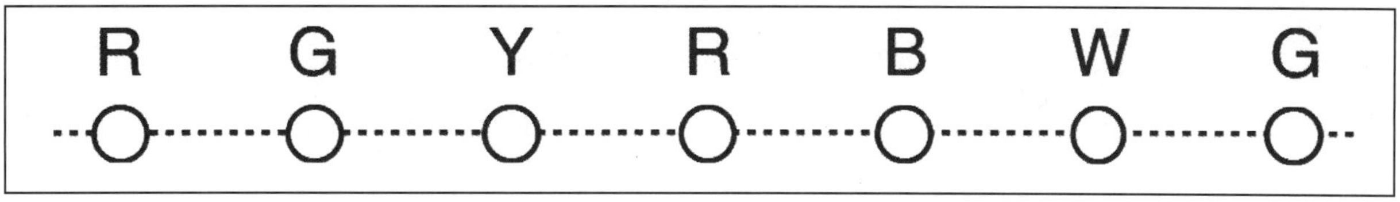

레벨 2 : 선으로 정렬된 것을 원으로 바꾼다. 당신은 구슬을 원 위에 놓는다.

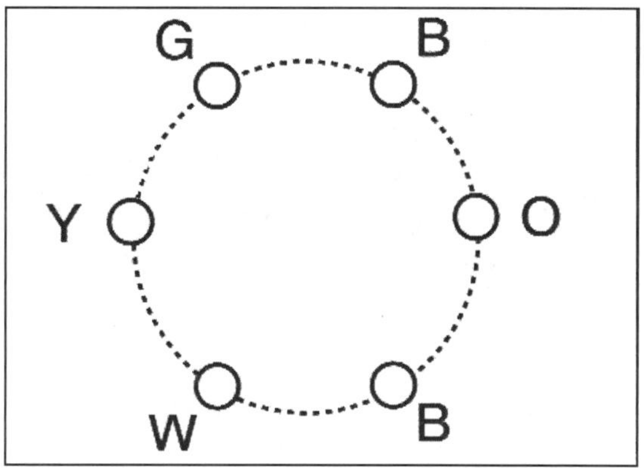

원에서 만들었던 것처럼 같은 방식으로 직선으로 구슬을 만들어보라고 말한다. 시작점을 관찰하라. 이러한 경우 B구슬이 될 것이다. 이것처럼 :

----B--------O--------B------- W-------Y-------G---

Form VMP-31 (계속)
선과 원의 순서 (LINEAR AND CIRCULAR ORDER)

레벨 3 : 직선으로 된 구슬을 보여준다. 반대로 놓으라고 말해라.

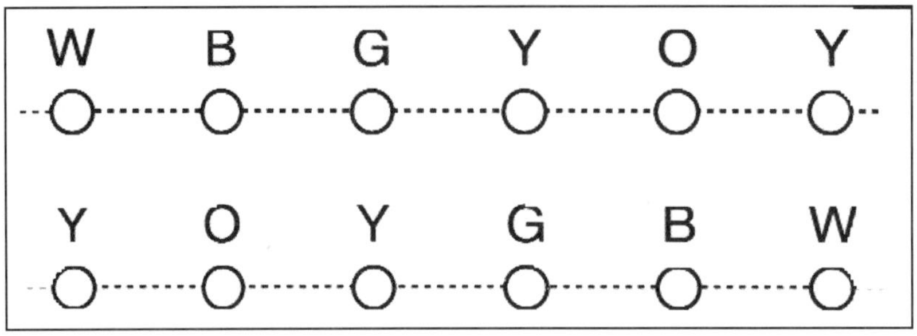

레벨 4, 5 : 8개의 구슬로 된 모양을 보여주어라. 그것을 똑같이 만들라고 말한다. 시작점은 B구슬을 가지고 한다.

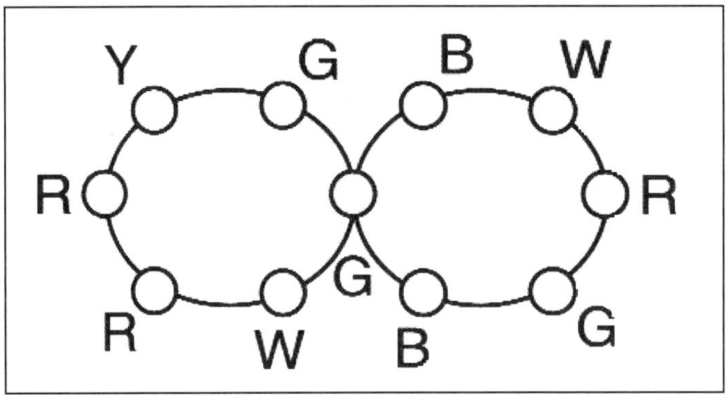

Form VMP-32
매듭 (KNOTS)

목적 : 주위환경과의 관련성 발달

준비물 : 끈 또는 나일론 끈

방법 : 아동들에게 매듭짓는 방법을 알려 주어라. 그리고 따라하게 해라. 아이들은 당신의 도움없이 매듭을 짓는다.

레벨 1 : 외벌매듭. 로프의 한쪽 부분을 가로질러 고리를 형성한다. 고리를 통과한 위쪽 끝부분을 묶어서 고리를 형성한다. 이것을 강하게 잡아당겼을 때 강한 매듭이 만들어진다.

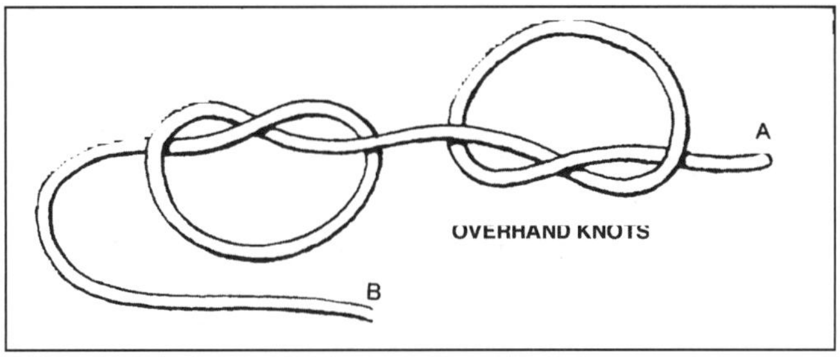

레벨 2 : 8자 매듭모양. 우선 레벨1의 매듭을 만든다. 그리고 이 매듭을 만든다.

그림 1.

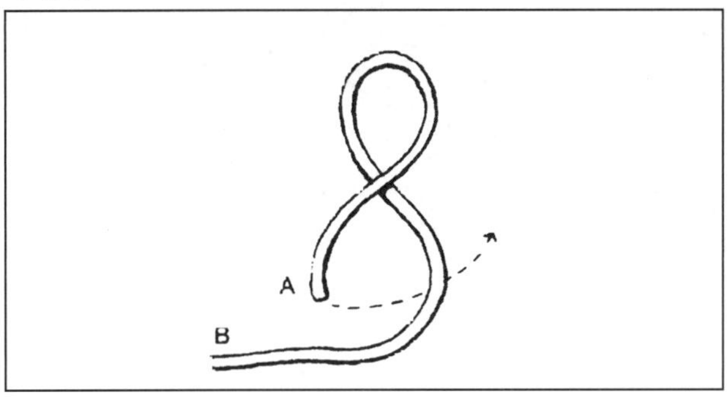

그림 2.

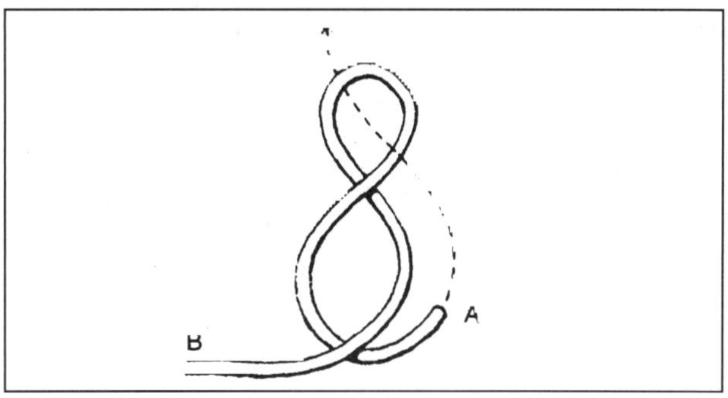

위쪽부분의 로프를 가로질러 구부린다. 위쪽 고리가 형성된다(그림 1). 아래에 있는 로프를 아래 고리를 형성하기 위하여 반대방향 으로 로프끝을 구부린다. 그림 2와 같은 모양이 나타난다. 위쪽 고리를 통과시키면 매듭이 완성된다.

Form VMP-32 (계속)
매듭 (KNOTS)

레벨 3A : 사각매듭. 레벨1, 2를 만들고 이 매듭을 만든다.

그림 1.

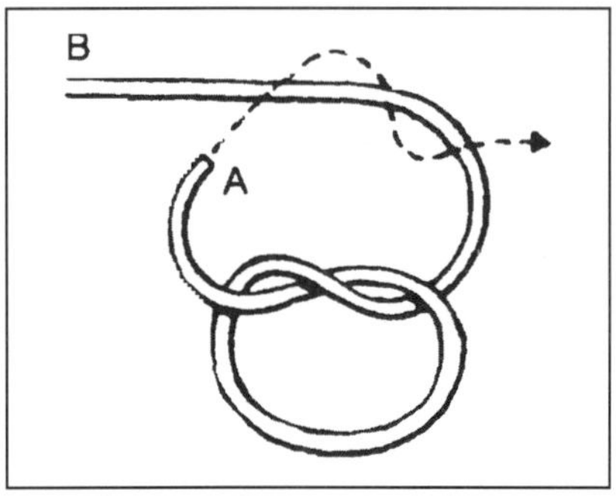

그림 2.

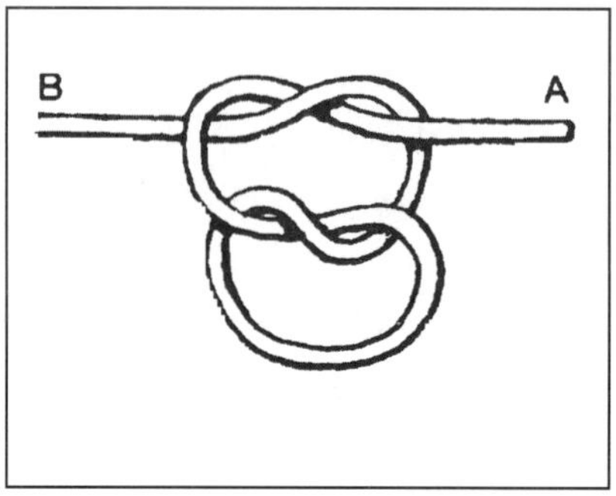

그림 3.

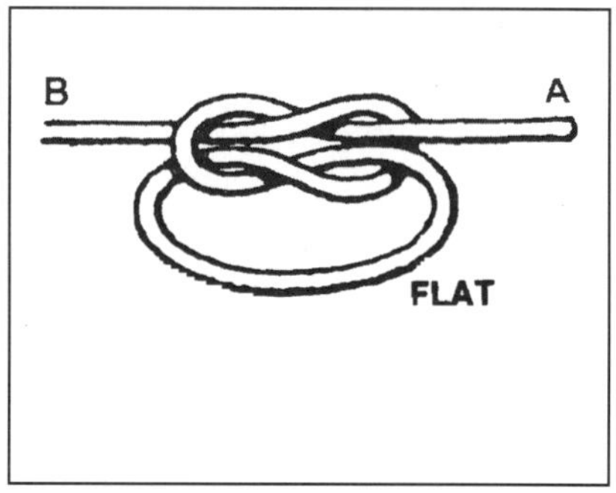

만약 당신이 위쪽 고리를 형성함으로써 첫 번째 매듭을 형성하였다면 같은 방법으로 두 번째 매듭을 지어라(그림 1). 다시 말하면 첫 번째 매듭이 묶여진 부분의 끝을 가로 질러 묶었다면 같은 방법으로 두 번째 매듭을 지어라(그림 2). 편평하게 당기면 매듭이 완성된다(그림 3).

레벨 3B : 나비매듭. 간단히 한 개의 매듭을 묶어라. 그리고 위쪽 끈의 중간부분을 가져와라. 그리고 두 번째 매듭(그림 1)을 형성하기 위해 끝부분으로 그 주위를 묶어라. 그림 2와 같은 매듭이 완성된다.

그림 1.

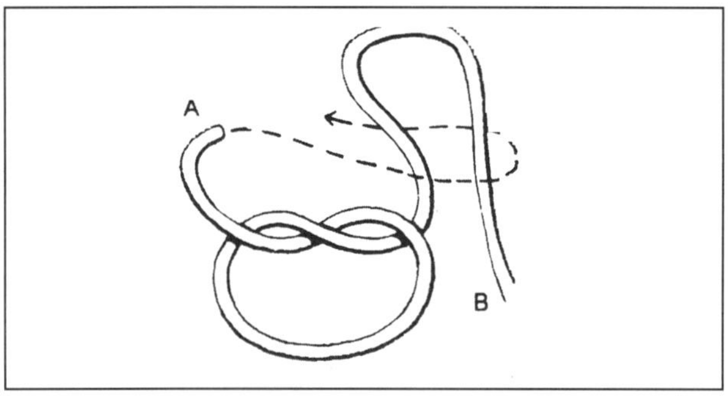

그림 2.

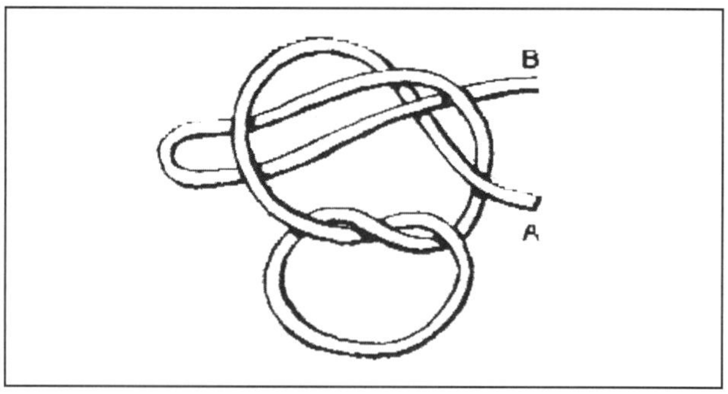

Form VMP-32 (계속)
매듭 (KNOTS)

레벨 4 : 양끝매듭. 눈처럼 생긴 한 개의 고리를 가지고 시작한다. 끝부분 A를(그림 1) 통과시킨다. 고리를 통과하여 나온 위쪽부분을 돌려서 아래쪽으로 가져온다(그림 2). 끝부분을 로프의 중간부분에 형성된 눈 부분을 통과하여 아래쪽으로 민다(그림 3). 한손으로 로프의 중간부분을 잡고 다른 한손으로 위쪽 부분을 당긴다. 그래서 눈 부분은 강한 매듭이 된다.

그림 1.

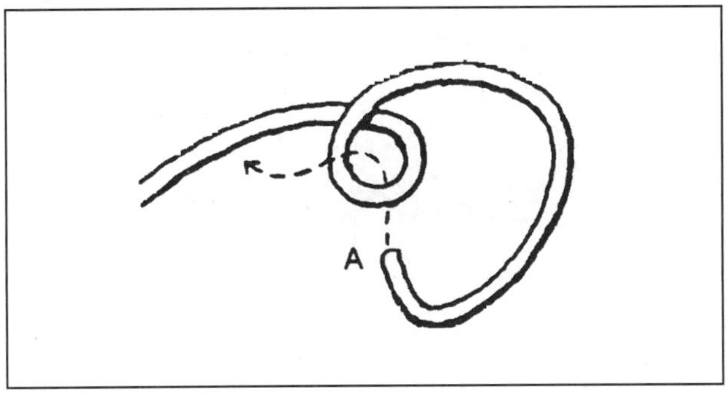

그림 2.

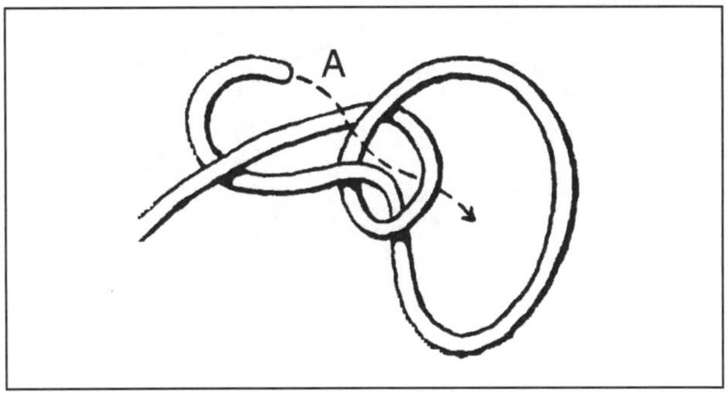

그림 3.

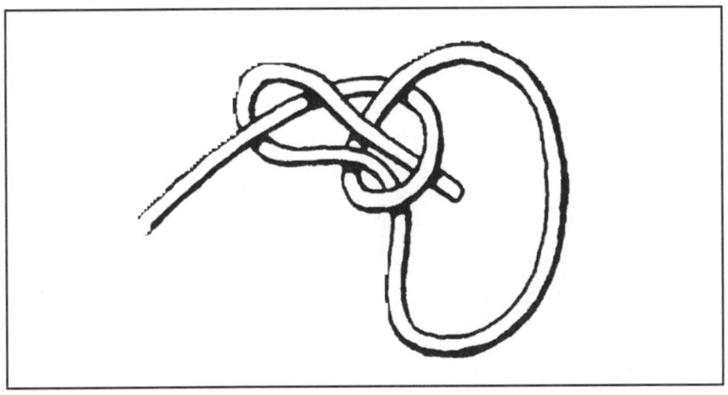

Form VMP-32 (계속)
매듭 (KNOTS)

레벨 5 : 토끼풀

그림 1.

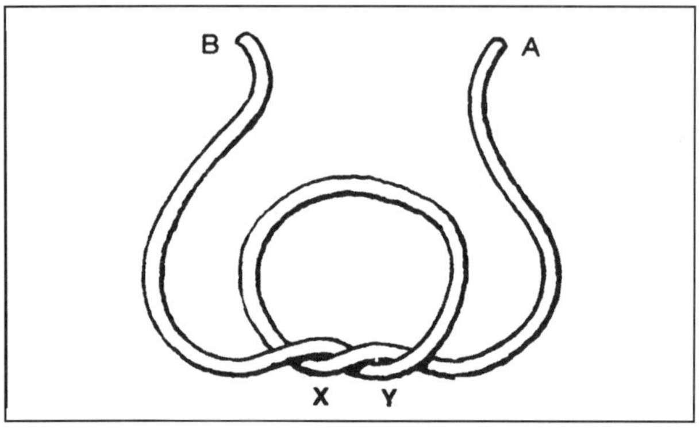

그림 2.

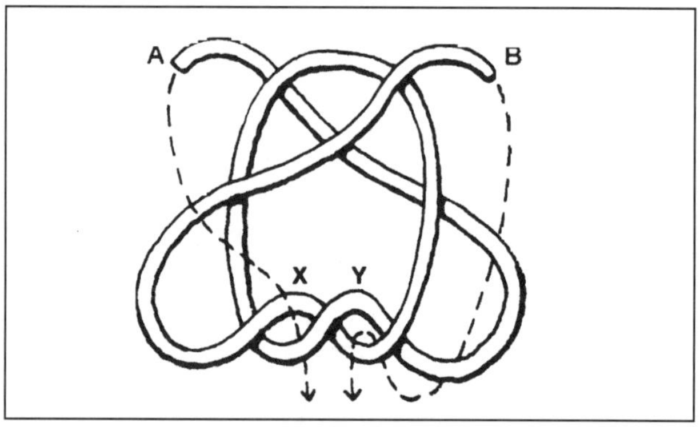

고리를 가진 한개의 매듭을 묶고 양쪽 옆 부분을 위로 가져온다(그림 1). 오른쪽 끝부분(A)는 왼쪽을 향하여 옮긴다. 그리고 고리는 그것을 가로질러 놓이게 하기 위해 넓힌다. 왼쪽 끝부분(B)는 오른쪽을 향하여 고리를 가로질러 놓는다(그림 2). A와 B끝부분을 토끼풀의 중앙이 강하게 되도록 아래로 당긴다. 그러면 꽃잎 모양과 같은 큰 고리 3개가 가지런히 배열된다(그림 3).

그림 3.

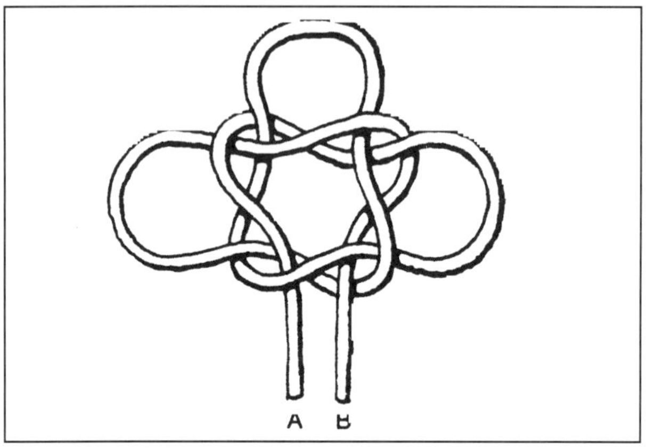

출처 : Gibson, W. B(1998). Knots and how to tie them. New York: Wings Books. Reprinted with permission.

Form VMP-33
벡터 (VECTORS)

목적 : 방향성

준비물 : 매직보드, 각도기

방법 : 벡터는 다른 각도의 직선이다. 예를 들어 :

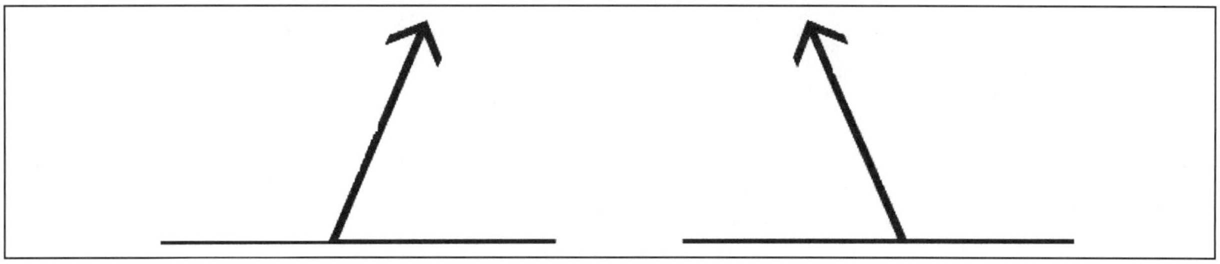

보드에 몇몇 벡터가 그려져 있다. 아동들에게 수평선과 벡터 사이에 각도가 어떻게 변하는지 가르쳐 준다.

레벨 2 : 매직보드위에 벡터를 그려라. 아동들이 당신의 것과 같게 옆에 한개 그리게 해라. 그것은 당신이 그린 각도와 같게 근접해야 한다. 아동들이 따라할 수 있게 다른 각도에서 몇 개를 그려라.

레벨 3 :

1. 보드위에 큰 문자를 만들어라. 아동들이 어떻게 벡터가 문자의 부분이 될 수 있는지 알려 주어라.

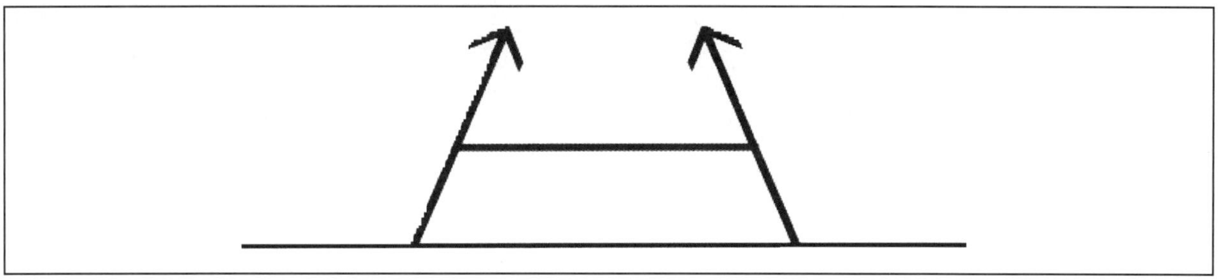

2. 벡터를 그려라. 아동들이 그것 밖으로 문자를 만들게 해라.

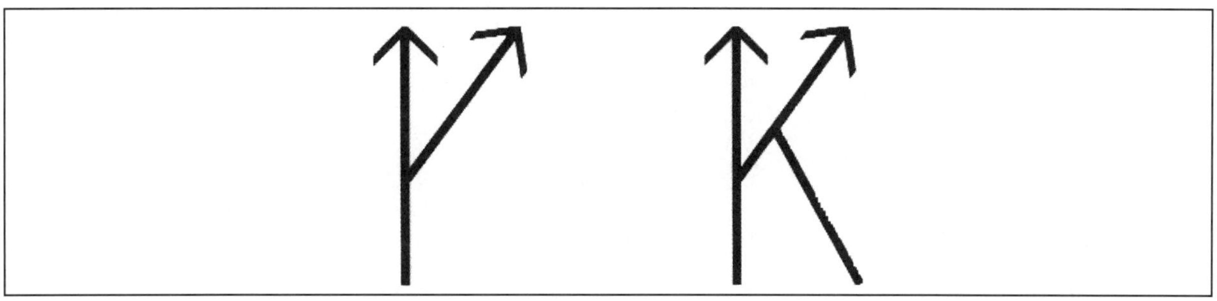

Form VMP-33 (계속)
벡터 (VECTORS)

레벨 4, 5 :

1. 각도기를 가지고 종이 위에 벡터를 그려라. 아동들이 그의 각도기로 그것과 똑같이 만들게 해라.
2. 각도기를 가지고 종이 위에 벡터를 그려라. 아동들이 벡터의 각도는 같지만 반대 방향으로 만들게 해라.

제7장

시각 기억

기억은 신체, 뇌 그 자체와 전체로부터 오는 신호와 지속적인 신경활동 사이에서 일어나는 선택적인 맞춤의 결과이다. (Edelman, 1998)

학습장애아(LD)의 부모는 아이의 기억력에 대해 종종 낙담하게 된다. 아이는 일년 전의 방학 때 했던 일은 기억할 수 있지만, 바로 읽었던 단락에서 주요단어를 기억하지는 못한다. 좋은 기억을 가진 것처럼 보이는 아이가 왜 방금 읽었던 단락의 단어는 기억할 수 없을까?

최소한 2000년 동안 철학자들은 기억에 대해 추측해 왔지만, 과학적 연구가 시작된지는 단지 100년 전이다(Bad deley, 1990). 100년 전에 Muller과 Pilzecker이 주장한 기억통합가설이 현재 기억에 대한 연구를 안내하고 있다. 그 가설은 새로운 기억은 시간이 지남에 따라 천천히 통합된다고 주장한다. 새로 학습한 정보는 학습한 뒤에 바로 다른 정보를 학습함에 의해 혼란해 지고, 맨 처음의 새로운 기억은 최초에 불안정한 상태로 존재하다가 시간이 지남에 의해 통합된다고 시사한다(McGaugh, 2000).

인간의 기억에 대한 연구는 단지 단기기억과 장기기억을 생각하는 것 보다는 훨씬 복잡하다. 단기기억은 순간적인 자각 또는 주의집중으로 이루어지는 암호화(coding)의 표면적인 단계로 유지되는 정보로 이루어진다(Richardson, 1996). 단기 기억능력은 5~9항목으로 제한된다(Weiss, 2000). 장기기억이 될 때, 세포는 전기적으로 반복해서 자극되어 주변의 세포를 자극한다. 그리고 그 다음에 만약 약한 자극이 이웃 세포에 공급되면, 짧은 시간 후에, 그 세포의 흥분능력은 강화된다. 작동기억(working memory)은 단기기억의 주요한 부분이고, 글씨를 쓰는 과정 혹은 언어를 말하는 것과 관련되어 있다. 작동기억은 정보를 유지하거나 저장하지는 않지만, 학습, 추리(유추), 이해와 같은 근본적인 인식 작업의 넓은 범위의 한 부분으로 정보를 일시적으로 유지 또는 조절하는 시스템이다. 단기 기억은 정보를 저장하고 처리한 후 장기기억으로 넘긴다. 작동기억은 장기기억을 증가시킬 수 있고, 장기기억은 작동기억을 증가시킬 수 있다. 전전두엽 피질(prefrontal cortex)은 작동기억과 가장 근접하게 연결된 뇌구조이다 (Dur Stewitz, 2000).

그림정보와 또 다른 언어정보에 대한 기억의 한 종류가 있다. 그림에 대한 인식은 근본적으로 완벽하다. 이러한 인식은 표식이나 단어, 이름, 또는 시연(rehearsal)의 필요없이 유지 되는 기억 표현의 어떤 유형으로 이루어진다. 그림은 단어처럼 저장되지 않는다. 그 이미지는 그림 형태로 영구히 받아 들여지고 저장된다. 단어 혹은 다른 상징물이 관련된 경우에는 기억의 첫 단계는 시각, 그림형상, 항목의 규칙(code the item)에서 자극을 받아야 되고, 그들의 의미를 얻어야 한다(Haber, 1970).

변연계 내 해마와 그 주변구조는 영속적인 기억 정보의 중간역이다. 실제정보는 피질에 저장되지만, 처음 학습된 몇 주 동안 해마를 거쳐 지나간다. 정보가 회상되거나 사용되어 진다면, 피질에서의 좀 더 직접적인 경로가 발달하고, 해마는 점차적으로 배제된다. 회상되지 않으면, 정보는 상실될 것이다. 해마연결을 끊어버리는 무엇인가가 일어난다면, 그 정보는 상실된다. 해마없이는 학습은 불가능하다(Economist, 1992)

역사에서 다른 사람들과 비교되는 기억 능력이 큰 차이를 가지고 있는 몇 명을 우리는 볼 수 있다. Julius Caesar의 기억은 아주 뛰어나서 그의 비서들에게 동시에 4통의 편지를 받아쓰게 했으며, 맹인인 John Milton은 "실락원(paradise Lost)" 의 40줄의 웅장한 양을 떠올림과 동시에 창작하고 서기에게 그것들을 암송했다. Bill Gates는 마이크로 소프트사의 창립자이며 회장으로 그의 본래 기본 프로그램의 수백 개의 라인의 근본코드를 암기하는 능력을 보임으로 그의 동료들을 놀라게 했다. Aruro Loscami는 NBC 심포니의 17년간 지휘자였는데, 그는 Bach에서 Wagner의 400곡이 넘는 악보의 모든 음표를 알고 있었다. 87세에 Lannhauser 연주 중 한 악절을 순간적으로 잊어버린 그날 저녁 그는 무대를 떠나 다시는 돌아오지 않았다(Parachin, 1997). 당신이 이런 놀라운 기억의 예를 보면서 당신 자신에게 이렇게 물어야만 할 것이다 : 무엇이 정상인가? 라고. 숫자들의 배열 혹은 어떤 주제를 읽는 동안 각 문장의 마지막 단어를 기억하라는 요구를 한 연구논문에서 일반인들은 5개를 기억했다는 것을 보여준다(Lee, 1999). 대부분의 연구자들은 일반인의 최대량이 일곱개를 기억할 수 있다고 생각한다. 그들은 이것을 "마법의 숫자 7(magical number seven)" 이라 부른다. 이것은 즉, 7개의 정보가 일반적인 사람이 기억 할 수 있는 최대의 양이라고 한다. 우리 대부분은 또한 아이의 기억을 테스트하는 가장 좋은 방법으로 아이에게 글자 혹은 숫자든지 간에 한 자리로 나열된 테스트판(digit span test)을 주고 아이가 얼마나 많이 기억하는지 보는 것이다. 읽는 범주는 읽어서 이해하는 것과 상당히 관련이 있는 반면에 단순한 기억기간 즉, 한자리로 나열된 테스트판과 같은 것은 그렇지 않다. 실지로 숫자판이 가장 빠르고 많이 사용되는 기억기간의 측정방법이라도 읽는 것을 이해하는 것과 같은 매일 매일 인식의 주 버팀목을 예고하는 것과 일치하지는 않는다(Losehky, 1998, Richardson, 1996). 또 다른 재미

있는 사실은 단기기억은 관련이 없는 움직임에 의해 깨어질 수도 있다. 이것은 ADHD 학생들을 가르치는 교사에게서 관찰되어진다. 작동기억능 력은 아래에서 실제의 인식과제의 수행을 예측할 수 있다 :

1. 읽기와 듣기 이해
2. 철자 연습
3. 지시 따르기
4. 단어 학습
5. 이해 설명
6. 언어 이해
7. 쓰기 정도
8. 복잡한 학습

일반적으로 일반사람이 유지할 수 있는 최대량은 약 일곱 조각의 정보정도이다. 그러나 정보의 어느 정도가 시각적 이고 언어적이라면, 전체는 증가한다(Economist, 1992).

학습장애아는 만약 가사의 운 혹은 단어인용(taking a word) 첫 번째 음소 생략 또는 반복하는 것을 말하는 것을 포함한 과제에 있어 문제를 가진다. 몇몇 연구들은 학습장애를 가진 독자와 읽기, 쓰기, 인식기능 등으로 측정된 숙련된 독자들 사이의 차이점을 작동기억에 서의 제한에 의한 것이라고 발표했다. 학습장애 아이들은 말과 시공간적인 작동기억 모두에서 열등하다(Swanson , 2000)

치매는 언어와 시공간적인 기술의 감소와 다른 인지 곤란과 같은 기억에서의 후천적인 영속되는 손상이다. 치매는 65세의 1%에서부터 85세 또는 그 이상의 16%를 차지한다. 이환율은 65세 이후, 매 5년마다 대략 2배로 어림잡는다(D'Esposito, 2000). 치매 위험은 나이에 따라 증가하는데 80이 넘은 성인의 약 40%에 가깝다(Lafee, 2002).

정신적 훈련(mental exercise)는 나이에 따른 정신적 감소를 모면하는데 도움이 된다. 정신활동에서 63% 상위에 있는 사람들은 하위 1/3보다 치매의 위험인자를 작게 가진다.

1. 친숙하지 않는 상황과 뇌의 도전을 자극하기 : 예로, 당신이 오른손잡이라면, 왼손으로 양치를 하거나, 신발을 묶으려는 시도
2. 당신의 뇌를 자극하는 십자말 풀이나 다른 종류의 퍼즐 활동
3. 열쇠나 안경을 내려놓을 때, 큰 소리로 말하기, 그것들을 놓는 위치를 정확히 자신에게 말하기 (Fort Worth Star, 2003).

단기기억과 장기기억의 가장 주된 차이점은 단기기억은 단어들을 소리에 의해 기억하는 반면에 장기기억은 단어들 의미로 기억하는 것이다. 의미적인 정보는 단기기억에 영향을 주는 것 같지는 않다(McGaugh, 2000). 단기기억의 능력은 5~9개 정도의 단어들로 제한된다(Weiss, 2000). 단기기억은 즉각적인 의식이나 주의집중의 그룹 내에서 암호의 표면적 단계를 유지하는 정보로 이루어진다. 그래서 단기기억은 장기기억의 부분집합이다(Garzia, 1994). 단기 기억의 근본이 되는 반향적인 신경활동의 안정화는 장기기억을 불가능하게 한다. 이것은 장기기억의 통합을 위해 단백질합성이 필요하다는 것을 암시한다(Mc Gaugh, 2000).

장기기억은 글루타메이트(glutamate)라고 불리는 신경전달물질이 방출될 때 일어난다. 활동영역에서의 새로운 신경연접의 형성과 연접의 쇠퇴는 자극되지 않은 상태로 남는다. 최근 연구는 이것은 수면중에 발생한다고 한다. 특히 램(REM) 수면이라고 알려진 수면 상태 동안 일어나는 것처럼 보인다. 램수면 동안 사람들은 꿈을 꾸는데 꿈에 대한 많은 설명 중 하나는 방바닥 위에 편집하는 필름과 같다는 것이다. 남은 조각들(the bits left over)은 해마의 잊혀진 것들이 모여있는 장소에 있던 경험들이고, 영속적인 기억으로 편집된다. 불안정한 램수면은 또한 장기기억이라고 발표된 기억의 형성을 방해한다 (Economist , 1992)

기억과 학습장애아를 좀 더 잘 이해하기 위해서, 당신은 작동기억에 대한 더 나은 이해를 얻을 필요가 있다. 작동기억은 단기기억의 한 부분이고 언어과정과 관계있다. 작동기억은 많은 보조 종속 시스템들을 가진다. 이 종속적 시스템들은 :

1. 주의를 조절하는 중추실행
2. 시각 이미지를 수립하고 조정하는 시공간작업판 (visuo-spatial scratch board)
3. 정보에 기초한 음향(speech)을 유지할 수 있는 음운 노래
4. 내부언어를 바탕으로 한 명확한 발음조절

기억은 음운적인 기억내에서 약 1.5~2초가 지나면, 사라지거나 회복할 수 없다고 주장한다. 그러나 기억의 흔적은 목소리의 시연으로 새로워 질 수 있다(Baddeley, 1990).

아이가 단어를 목소리로 시연한다면, 그 단어를 단기기억에 그리고 어쩌면 장기기억에 머물게 할 수 있을 것이다.

이것은 음운론적인 저장을 위한 기억기간이 약 2초라 볼 때 흥미있는 일이다. 이것은 아이가 2초에 발음할 수 있는 단어의 전체양을 작동기억속에 보존할 수 있다는 것을 의미한다. 이미 짐작했듯이 학습장애아 즉 단어를 올바르게 발음하기 어렵거나 단어를 발음하는데 아주 느린 경우에 이것은 문제가 될 수 있다. 이런 아이의 경우에 그가 작동기억 속에 알고 있는 단어는 거의 없고, 설사 있다하더라도, 장기기억으로 가는 것은 거의 없다. 장기기억은 의미에 의해 좌우되는 반면, 단기기억 저장은 음운론적인 암호 화에 달려있다(Baddeldy, 1990). 문제는 아이가 만약에 발음을 할 수 없고, 그것의 의미를 알고 있다고 볼 때, 그것은 장기 기억화 될 수 없다는 것이다. 이것은 발음 중심의 어학 교수법(phonics rules)이 장기기억 저장에 필요한 이유이다. 작동기억은 기억되는 작업장이지 기억으로 가는 길은 아니라는 것을 명심해야 한다. 발음중심 어학교수법에 대한 정보는 장기기억으로 부터 작업기억에 까지 이끌 수 있고 단어를 발음하는 것을 도와서 그 단어가 장기 기억 안으로 들어가게 할 수 있다. 무관한 불충분한 추적은 아이가 수동적 시각저장(passive visual store)에 접근하는 것을 방해 할 수 있고 단어 처리과정에 반대로 영향을 줄 수 있다. 작동기억은 일시적인 저장과 정보처리과정과 관련된 기전이다(Losehky, 1998). 작업기억은 가장 영리한 사람들 에게조차도 제한된다. 연구자들은 사람들에게 다섯숫자의 나열을 기억하게 하거나, 텍스트를 읽는 동안 각 문장의 가장 마지막 단어를 기억하도록 했다(Recca, 1999). 가장 잘 한 사람이 기억에서 전체 5개의 단어를 유지할 수 있었다. 잡지를 읽는 사람들은 일반적으로 그 페이지를 볼것인지 아니면, 넘길 것인지를 1/10초도 안걸리게 결정한다. 표제를 다루는데 원고를 구체화하기 위해 5차례 독자들에게 채택하는 것을 통계에서 볼 수 있다. 본문은 보통 단지 10%독자들에 의해 읽혀진다(Lee, 1999). 우리의 뇌는 본문내용을 읽을 필요가 있는지 없는지에 대해 필요로 할 때 대단히 빨리 결정한다. 작동기억을 처리할 때, 심리적 역치에서 어마어마한 수의 기능이 일어난다. 메세지와 단어들이 처리되고, 초기의 빠른 해석이 되고, 관계없는 것들은 삭제하게 된다. 감각 정보는 새로운 근원과 장기기억으로 부터 작동기억을 끌어낼 수 있다.

음운고리는 수동적인 음운저장과 명확한 발음 시연 과정을 포함한다. 저장된 정보는 시간이 지남에 따라 붕괴되거나 새로운 낱말의 요소로부터 방해하는 문제이다. 저장되어진 정보의 소실 방지는 목소리 시연(subvocal rehearsal)도 가능하다. 또한 계속되는 시연으로 인해 저장 요소들은 원칙적으로 무기한 보존될 수도 있을 것이다. 무관한 말 또는 음향(speech)이 있을 때 저장의 시도는 손상된다. 붕괴효과는 무관한 말 또는 음향이 음운적으로 이미 수동 저장되어진 요소와 유사할 때 더욱 커진다. 음운고리의 시도는 회상하는 단어를 발음하는데 걸리는 시간에 따라 제한된다 "refrigerator", "university"와 같은 다섯음절로 된 단어들은 한 음절로 된 "salt" 혹은 "chair" 같은 단어보다 회상 하는데 더 힘들고 많은 시간이 걸린다. 고리의 능력은 2초동안 얼마나 많은 소리를 시연 할 수 있는지에 의해 제한되어진다(Richardson, 1996). 그래서 음운고리는 말하는 시스템과 연결되어 있다. 그들이 2초 또는 그 안에 발음 할 수 있는 단어는 많지 않다.

음운고리가 언어시스템(speech system)과 연결되는 것처럼 시공간 scratch pad는 신체적인 안구운동을 조절하고 만들어내는 것과 연결되어 있다. 불충분한 안구운동 기술은 불충분한 발음 중심 교육법이 음운고리를 방해 하는 것처럼 시각적 scratch pad를 보는 것을 방해 할 것이다.

시공간적 scratch pad는 시공간적 이미지를 세우고, 조정하는데 관계있다고 생각된다. 시공간적 시스템은 어느 정도 명확한 발음고리와 유사하다. 고리처럼 그것은 지각(시지각)을 통해 직접적으로 혹은 시각이미지의 발생에 의한 간접적으로 공급되어질 수 있다. 최근 연구들은 시각적으로 제공되어진 어떤 정보는 필연적으로 작동기억에 의해 생성 되어진 것 없이 장기기억에 저장된 지식에 접근하는 것을 보여준다. 작동기억은 시각심상(visual imagery) 과제와 일시적인 시각과 공간적인 정보의 기억력과 관련된 것으로 생각되어진다는 것을 잊어서는 안된다(Richard, 1996). 음운고리가 언어시스템과 연결된 것처럼 시공간 scratch pad는 신체적 움직임을 생성하는 것과 연관된다. 아이가 불량한 안구운동기술을 가진 것처럼 대단히 불량한 신체 움직임 조절 능력을 가졌다면, 시공간적인 scratch pad는 또한 영향을 받을 것이고, 불충분한 발음 중심 교육법이 몇몇 단어들을 장기기억으로 가져가는 것을 방해하는 것처럼 장기기억으로 몇몇 단어들을 가져가는 움직임을 방해할 것이다. 학습장애아들을 일반인들과 비교했을 때 친숙하지 않은 단어를 발음할 수 없고, 시공간적 정보를 회상하는데 더 힘들어한다.

작동기억의 세번째 부분은 중추실행(central executive) 능력이다. 중추실행능력은 정보를 시공간적인 작업기억과 음운고리 두 군데에서 받는다. 중추실행능력은 철자법, 분절, 단어의 모양 회전 등과 같은것을 허용하는 시각적 혹은 음운적 형식으로 더 많이 제공되는 도구들을 이끌어 낼 수 있는

scratch pad와 음운고리에 저장된 정보를 의존할 수 있다(Richardson, 1996). 장기기억안에 있는 항목의 음운론적 설명의 사용능력은 단기기억과제 수행을 돕는다. 부분적으로 쇠퇴해진 단기기억의 음운론적인 추적을 재건하는데 이러한 장기기억 설명이 사용되어지고 있다고 제의되고 있다.

기억은 신체, 뇌 그 자체, 전체로부터 오는 신호와 지속적인 신경활동 사이에서 일어나는 선택적인 맞춤의 결과이다. 잇따라 계속 일어나는 신경연접의 변화는 유사 혹은 다른 신호에 대한 뇌의 추측 반응에 영향을 준다. 이런 변화들은 정신적 혹은 육체적 행위를 시간에 맞춰 그리고 변화하는 배경을 고려해서 반복하는 능력에서 고려되어진다(Edelman, 1998). 이것은 만약에 여러분이 특별히 선들과 각도 혹은 글자 부분들을 사용하는 시공간적인 기억활동들을 연습하고 그런 다음, 진짜 단어들을 작동기억속으로 넣을 때 그것들은 진짜 단어로 쉽게 구성되어지고 조작된다. 이것의 한 예로 일본 언어이다. 집단으로 일본아이들이 미국아이들 보다 두가지 시각회상 테스트에서 점수가 높다(Sugishita, 2001). 이 테스트는 Wechsler Memory Scale Revised(WMS-R)에서 나온 Visual Reproduction Ⅰ과 Ⅱ이다. 이러한 회상 테스트는 미국 그룹의 나이 전역에 걸친 그룹만큼 쇠퇴하지 않았다. 일본과 미국 양국의 고등학교 학생들은 대충 6000에서 8000단어를 안다. 일본은 중국 문자를 쓰고, 매일 사용하는 중국 문자수는 거의 2000개 정도이다. 반면 영어 알파벳은 26 자가 있다.

대략 2000여개의 한자들을 배우기 위해서는 엄청난 노력이 필요하다. 한자의 기본 개수가 알파벳의 11배이기 때문에 그것들을 익히는 데에는 알파벳을 익히는 경우보다 120배의 노력이 든다. 그러나 일본인들은 한자를 많이 사용하고, 일본 신문에서의 한자 사용이 세계에서 가장 높다(미국의 20%에 비교해 일본이 58%). 이것은 학습 능력과 깊은 관계가 있으며, 또한 한자 사용은 그들의 시각 회상 능력에 영향을 준다(Sugishita, 2001).

새로운 단어들의 음운론적 구조를 배울 수 있는 아이들은 자신이 가진 어휘적 지식의 사용으로 입으로 나오기까지의 짧은 시간동안 그것들을 유지할 수 있는 능력에 의해 이루어진다(Lafee, 2002). 비단어적인 것들의 반복과 단어적 지식들을 사용할 수 있는 능력들은 음운적 순환능력과 언어의 장기적 지식에 의해 이루어진다(Lafee, 2002). 여러 연구에서 독서 장애 아동과 읽고 쓰기, 인지 기능들의 적절한 조화를 가진 아이들 사이에서의 차이점은 작업기억력(working memory)의 제한에 의한 것임을 보여준다. 독서 장애아동들은 구두와 시공간적 작업기억력의 저하를 가진다(Swanson, 2000). 우리는 아동들을 시공간적 작업으로 훈련시키고, 학교에서는 음운론적 기술을 가르쳐 줄 필요가 있다. 이런 영역에서 하나의 결점을 보인다면, 아동은 읽기 학습과 장기기억에 필요한 정보를 수집하는데 어려움을 보이게 될 것이다. 당신은 몇 주 동안 한번에 8시간씩 음운론적으로 훈련을 시킬 수 있다. 그러나 아이가 시공간적 기술에 문제를 보여 독서장애를 보이게 되면, 이런 치료 방법으로는 아이가 여전히 학교에 서 큰 문제를 겪게 될 것이다.

성공적인 시각적 기억력 향상을 위한 프로그램

1. 아이가 새로운 단어를 배울 때, 마음속으로 되새기도록 가르친다. 각각의 단어마다 최소 5번은 마음속으로 따라하게 한다.
2. 긴 숫자들은 덩어리로 나누어 외우도록 가르친다. 예를 들어, 756134968의 숫자는 756-134-968 또는 75-61-34-968로 기억하도록 한다.
3. 아이가 기억할 수 있는 숫자의 개수를 기억할 것을 기대하지 않는다.
4. 글자나 긴 숫자를 기억하는 것 대신에, 아이가 실제로 읽고 이해하는데 더 관련 있는 단어들이나 짧은 문구, 혹은 섞여진 것들을 아이에게 시도해본다.
5. 이번 단원을 본 뒤에는 시공간적인 작업과 관련해서 운동을 시키고, 오직 언어와 관련된 기억력 훈련 한가지만 따로 하지 않도록 한다.
6. 당신이 더 관련해서 미리 해보는 것이 매우 중요하다. 이것은 "통째로 익히기"가 최고의 방법이라고 여기던 교사들과 부모들의 생각에 반하는 것이다. 연구가들은 한번에 많은 양을 제공해야 하는 것 보다는 치료시간 동안 계속 이루어지는 것이 훨씬 좋은 결과를 나타낸다는 것을 알게 되었다. 방법은 주어진 항목으로 약간의 여유를 준 후 첫 평가를 해서, 만약 아이가 그것을 올바르게 회상한다면, 그 다음 번부터는 기억하고 있어야 할 시간을 점차 늘려간다. 반면, 틀린 것으로 회상해 낸다면, 그것을 기억하고 있어야 할 시간적 간격을 줄이고, 다시 조금씩 시간을 늘려 간다. 예를 들

어, 아이에게 새 단어를 보여준다. 만약 아이가 정확하게 기억한다면, 30분간 그것을 기억하게 하고, 그 다음엔 2시간, 다음에 8시간, 하루로 차츰 늘려 간다. 그러면 통째로 한번에 외우는 것보다 치료시간 내내 늘려가는 방법으로 아이는 조금씩 향상을 보일 것이다.

7. 아이가 만약 학교생활에 어려움을 겪는다면, 기억력에 대한 검사를 해본다. 글자나 숫자 하나만으로 검사를 하지 않도록 한다. 오직 학교생활에 필요한 기억력과 관련된 가상의 단어나 숫자들을 사용한다.

참고문헌

Baddeley, A. (1990). Human memory theory and practice. Needham Heights, MA: Allyn & Bacon.

D'Esposito, M. (2000). Brain aging and memory: New findings help differentiate forgetfulness and dementia. Geriatrics, 55(6), 55.

Dur Stewitz, D. (2000). Neurocomputational models of working memory; Nature. Neuroscience, 3, 1184-1191.

Economist. (1992). The human mind: Touching the intangible. 325(7791), 115-120.

Edelman, G. M. (1998). Building a picture of the brain. Daedalus, 127(2), 37-69.

The Fort Worth Star Telegram. (2003) The new fitness regimen: Jogging your memory. June 26.

Garzia, R. P. (1994). Vision and reading I. Journal of Optometric Vision Development, 25, 4-26.

Haber, R. N. (1970). How we remember what we see. Scientific American, 225(5), 104-112.

Lafee, S. (2002). Mental blocked. The brain in the news, 9(1).

Lee, R. (1999). Thinking about thinking: Harnessing brain's power. communication World, 20-21.

Losehky, L. (1998). What is working memory? American Journal of Psychology, II(4), 632-638.

McGaugh, J. L. (2000). Memory: A century of consolidation. Science, 278, 54, 51, 248.

Parachin, V. M. (1997). A good memory means success: Seven ways to sharpen memory. Supervision, V5810, 9-11.

Recca, L. (1999). Thinking about thinking: Harnessing the brain's power. Communication World. 16(9), 20-21.

Richardson, J. T. F. (1996). Working memory and human cognition. Oxford, England: Oxford University Press.

Sugishita, M. (2001). Learning Chinese characters may improve visual recall. Perceptual and Motor Skills, 93, 579-594.

Swanson, H. L. (2000). Are working memory deficits in readers with learning disabilities hard to change? Journal of Learning Disabilities. 33(6), 551.

Weiss, R. P. (2000). memory and learning. Training and Development, 54(10), 46-50.

Form VM - 1
숫자 개수에 대한 기억력 (IDENTIFYING DIGIT SPAN)

목적 : 아이가 기억 가능한 숫자 개수에 따른 작업 기억력(Working memory)의 한계를 확인하기 위해서 이 활동이 기억력을 위한 활동임을 명심한다. 당신은 아이가 좌절하지 않는 범위까지 하도록 아이를 격려한다. 예를 들어, 만약 아이가 숫자 3개를 기억할 수 있다고 해서 5개를 시도하지 않도록 한다. 아이가 더 하기를 원할 때, 개수를 늘린다. 그러나 좌절을 느끼기 시작하면 하지 않는다.

준비물 : 개수가 다양한 여러 가지 숫자 카드.

방법 : 한 번에 하나의 숫자를 아이에게 보여준다. 3개의 숫자가 적힌 카드부터 시작한다. 아이가 몇 번 반복해서 되새기게 한다. 숫자 개수를 적절하게 늘리면서 반복한다. 적힌 숫자 개수만큼 시간(초)동안만 아이에게 카드를 보여준다. 예를 들어, 3초 동안 3개의 숫자가 적힌 카드를 보여주고, 숫자 4개가 적힌 카드는 4초간 보여준다. 2번씩 시도한다. 만약 첫 번째 카드를 실패했다면, 같은 숫자가 적힌 카드를 다시 보여준다. 아이가 마지막까지 한 숫자 개수가 아이가 최대로 기억 할 수 있는 개수의 한계이다.

7 4 2	2 4 3 8
8 1 6	6 9 3 8

Form VM - 1 (계속)
숫자 개수에 대한 기억력 (IDENTIFYING DIGIT SPAN)

9 5 3 7 6
8 4 9 5 3

Form VM - 1 (계속)
숫자 개수에 대한 기억력 (IDENTIFYING DIGIT SPAN)

6 3 2 4 9 1
1 6 8 2 7 4

Form VM - 1 (계속)
숫자 개수에 대한 기억력 (IDENTIFYING DIGIT SPAN)

6 1 7 3 4 5 2
8 1 3 4 9 2 5

Form VM - 2
시계 기억 게임 (CLOCK MEMORY GAME)

목적 : 공간 기억력

준비물 : 칠판

방법 : 아이가 아이의 코 높이에 X를 위치하도록 해서 칠판 앞에 서게 한다. X를 기준으로 지름이 12인치에서 18인치가 되게 시계 방향으로 8개의 숫자를 적는다. 예를 들어 :

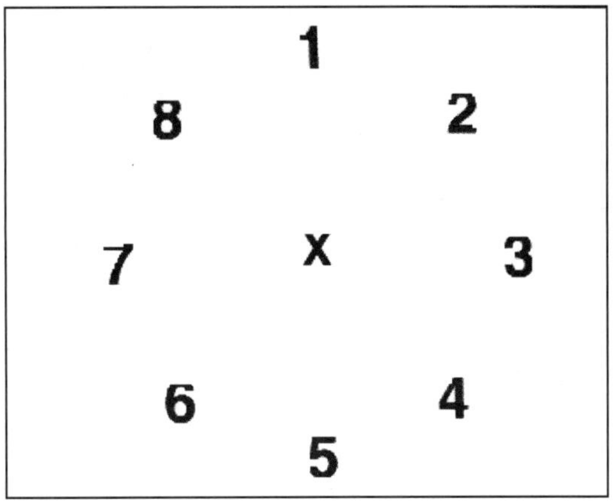

레벨 2 : 아이가 숫자를 본 후, 눈을 감는다. 아이가 몇 개를 기억했는지 확인하고, 눈을 감은 채로 당신이 불러준 숫자의 위치에 손가락으로 지적하게 한다.

레벨 3~5 :

1. 단계 2와 마찬가지로, 연속적으로 2, 6, 7처럼 몇 개의 숫자를 부른다. 아이가 기억해서 그것을 정확하게 순서대로 지적한다.
2. 앞의 방법처럼, 숫자 대신 글자를 사용한다.

Form VM - 3
청각적 확대(AUDITORY SPAN)

목적 : 청각 기억 .

준비물 : 연필과 종이

방법 : 아이를 탁자에 앉힌다. 5살 이하의 아이들은 숫자를 최대 4개, 그 이상의 아이들은 최대 7개까지 실시한다.

레벨 1 : 몇 개의 숫자를 불러주면, 아이가 그것들을 따라서 반복한다. 예를 들어 : 5, 7, 6, 8

레벨 2 :

1. 몇 개의 숫자를 불러주고, 아이가 몇 초간 눈을 감고 그것들을 시각화 한 후에 따라서 반복하게 한다.
2. 앞서와 마찬가지로 하되, 나이가 좀 많은 아이들은 숫자를 쓰게 한 뒤, 그것들을 말하라고 한다.

레벨 3 : 숫자들을 불러 주면, 아이들은 그것들을 반복한 뒤 받아 쓴다. 그러나 그 중 하나를 빠뜨리고 불러준다. 예를 들 어, "7, 8, 9, 6"을 불러주고, 아이에게 숫자를 받아적되, 7은 빠뜨리게 한다. 아이는 4, 8, 9, 6이라 말하고 쓸 것이다.

레벨 4~5 : 5세 이하의 아이들은 숫자 3개로부터 시작한다. 아이가 3개를 잘 따라하면, 4개, 5개로 차츰 늘려간다. 숫자를 불러 준 후, 숫자 하나를 빠뜨리고, 나머지 숫자들은 거꾸로 써보라고 한다. 예를 들어, " 4, 7, 6, 5"를 불러주고 6을 빼고 쓴다. 아이는 5, 7, 4라고 쓴다.

Form VM - 4
색 순서 익히기 (COLOR SEQUENCING)

목적 : 단어 기억.

준비물 : 색연필.

방법 : 몇 개의 원을 그리고 색을 칠한다. 예를 들어 : 빨강, 파랑, 노랑, 초록으로 칠한다. 몇 초간 아이에게 그것들을 보여 준 후 감춘다.

레벨 1 : 원 3개를 그린다. 몇 초간 보여주고, 그 순서를 말하게 한다.

레벨 2 :

1. 원 4개를 그린다. 몇 초간 보여 주고, 그 순서를 말하게 한다.
2. 색깔의 순서를 반대로 말하게 한다.

레벨 3~5 :

1. 7개의 원을 그린다. 순서대로 또는 반대로 색깔을 말하게 한다.
2. 아이에게 특정 색을 빼고 말하게 한다. 예를 들어, 검정, 파랑, 빨강, 노랑, 초록색을 보여주고, 빨강색을 빼고 순서대로 말하게 한다. 대답은 검정, 파랑, 노랑, 초록색이다.

레벨 4 :

1. 원 7개를 그린다. 색깔을 순서대로 말하는 대로 써보게 한다.
2. 특정 색을 다른 것으로 바꾸어보게 한다. 예를 들어, 색이 파란색을 본 뒤, 그것을 빨간색이라고 대답하게 한다.

Form VM - 5
순서대로 기억하기 (SEQUENCE MEMORY SKILLS)

목적 : 공간 기억.

준비물 : 방안에 있는 다양한 사물을 메트로놈.

방법 : 방안에 있는 다양한 사물에 글자나 숫자를 지정한다. 예를 들어, 의자는 숫자 1, 탁자는 숫자 2, 전등은 숫자 3으로 지정한다.

레벨 1 : 당신이 연속적으로 불러주면, 아이는 방을 돌아다니며 그 순서대로 사물을 만진다. 최대 3개까지 불러준다.

레벨 2 :

1. 당신이 연속적으로 불러주면, 아이는 방을 돌아다니며 그 순서대로 사물을 만진다. 최대 숫자 4나 사물 4개까지 한다.
2. 순서를 다양하게 해본다. 예를 들어, 4, 2, 1, 3.

레벨 3 :

1. 아이 몸에 각 부위별로 숫자를 지정한다. 예를 들어, 오른 팔은 1번, 왼발은 2번을 지정한다. 순서대로 몸을 움직여 본다. 예를 들어, 1번 오른팔, 2번 왼발, 3번 오른 발, 4번 왼손 순서로 움직인다. 당신이 번호를 부르면, 그 번호에 따라 순서대로 아이는 몸을 움직인다.
2. 메트로놈 박자에 맞추어 실시한다.

레벨 4~5 : 아이 몸의 각 부위별로 숫자를 지정한다. 그리고 당신의 몸에는 글자를 지정한다. 예를 들어, 아이의 오른 팔은 1번, 왼쪽 다리는 2번, 머리는 3번, 당신의 오른쪽 다리는 ㄱ, 왼쪽 팔은 ㄴ, 당신의 머리는 ㄷ으로 지정한다. 그런 후, 순서대로 숫자나 글자를 말하면, 아이는 순서에 맞게 신체의 한 부분을 지적한다. 예를 들어, 2, 3, B라고 말하면, 아이의 왼쪽 다리와 머리, 그리고 당신의 왼쪽 팔을 지적한다.

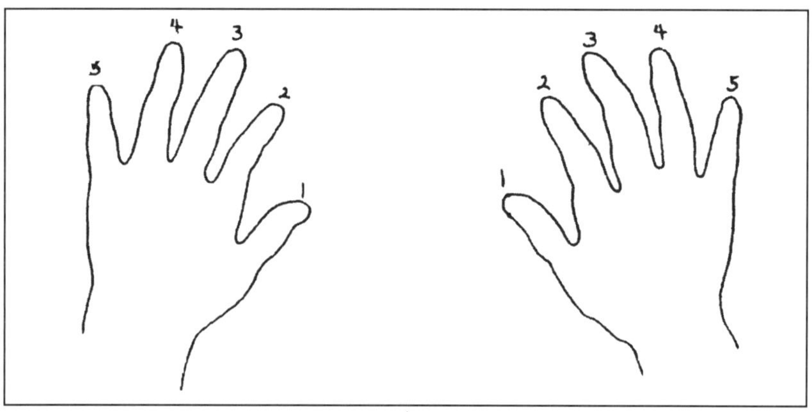

Form VM - 6
리듬 맞추기 (RHYTHM)

목적 : 단기 청각 기억.

준비물 : 메트로놈

방법 : 탁자에 아이와 마주앉아, 아이는 리듬에 맞춰 활동을 한다.

레벨 1 : 당신의 한손을 두드려 일정한 비트음을 낸다. 아이는 이것을 보고 똑같이 한다. 이때, 3번 이상은 두드리지 않는다. 예를 들어, 둑-닥, 둑-닥, 둑-닥

레벨 2 :

1. 한 손을 두드려 일정한 비트음을 내고, 아이가 똑같이 따라한다.
2. 앞에서와 같이 , 아이는 눈을 감고, 당신의 박자에 맞게 시도해본다.
3. 앞의 1, 2와 같이 하되, 둑-닥-닥, 둑-닥-닥과 같이 3번 두드린다.
4. 양 손을 교대로 두드려 일정한 비트음을 낸다. 아이는 당신을 보고, 자신의 손으로 두드려 따라한다. (R : 오른손, L : 왼손)
   a. 양손 교대로 예, R-L-R-L
   b. 3번 교대 예, R-R-L-L-R-R
   c. 불규칙하게 두드린다. 예, RR-L, RR-L, 다양하게 시도해본다.

레벨 3 : 양손으로 탁자를 두드리면, 아이는 눈을 감고 리듬을 똑같이 하여 아이 자신의 손으로 흉내를 내본다. 양손을 교대로 두드리는 것부터 시작한다. 예를 들어, R-R-L-L-R-R, 그런 다음 3번 교대로 R-R-R-L-L-L, 마지막으로 불규칙하게 R-R-R-L-L-R-R로 두드린다.

레벨 4 :

1. 메트로놈을 함께 사용한다. 메트로놈이 한번씩 소리가 날 때, 아이의 엄지 손가락에 나머지 손가락으로 맞닿게 한다. 각 손가락에 번호를 지정한 후, 메트로놈 박자에 맞춰, 당신이 번호를 불러준다. 예를 들어, 2, 3, 4 또는 2, 4, 5.
2. 양손을 사용한다. 예를 들어, 오른손으로 3, 2, 4 그리고 왼손 3, 2, 4.

레벨 5 :

1. 메트로놈을 함께 사용하고, 아이는 눈을 감는다. 아이가 메트로놈 박자에 맞춰서 다른 손가락으로 엄지손가락에 맞닿게 한다. 앞의 방법과 똑같이 각 손가락에 번호를 지정하고, 당신이 예를 들어, 2, 3, 4, 5 또는 2, 4, 5라고 부르면 순서에 맞게 아이는 그 순서대로 손가락을 만진다.
2. 눈을 감고, 양손을 교대로 실시한다. 예를 들어, 오른손 2, 4, 5, 왼손 2, 5.
3. 앞의 1, 2와 동일하게 눈을 감고, 한 쪽 손의 엄지 손가락에 다른 쪽 손의 나머지 손가락으로 서로 맞닿게 한다.

Form VM - 7
손동작 순서 익히기 (HAND SEQUENCING)

목적 : 운동의 순서화

준비물 : 없다.

방법 : 아이와 탁자에 마주보고 앉아 당신이 보여주는 손의 움직임을 따라하게 한다. P는 탁자 쪽으로 손바닥을 향하게 한다는 의미이다. S는 탁자 쪽으로 손의 옆이 향하게 하고, F는 탁자 위에서 주먹을 쥔다는 의미이다. 예를 들어, PPS (손바닥, 손바닥, 손의 앞면)를 보여주면, 아이는 그대로 따라하게 한다. 다음의 단계 1부터 4까지는 한손으로 실시한다.

레벨 1 : PP 또는 SP와 같은 2가지 패턴을 따라하게 한다.

레벨 2 : PSP 또는 FSP, PPP와 같은 3가지 패턴을 따라하게 한다.

레벨 3 : PPFS 또는 PSSF와 같은 4가지 패턴을 따라하게 한다.

레벨 4 : PPSSF 또는 SFFPP와 같은 5가지 패턴을 따라하게 한다.

레벨 5 : 4가지 패턴을 오른손 PP와 왼손 FS 또는 오른손 SF와 왼손 PS처럼 양손을 교대로 실시한다. 이때 아이는 거울 보듯이 같은 쪽 손을 사용한다.

Form VM - 8
숫자 기억하기 / 공간적 작업 활동 (DIGIT SPAN / SPATIAL TASK)

목적 : 실행력 향상

준비물 : 칠판이나 종이, 연필

방법 : 당신은 아이가 시각적으로 얼마 만큼 숫자를 기억하는지 알아야 한다. 예를 들어, 아이가 숫자를 5개까지 짧은 시간 동안 기억할 수 있다면, 그 이상은 시도하지 않는다. 종이에 바둑판 모양을 그린다. 예를 들어, 단계 1을 실시할 때는 아래의 그림을 사용한다.

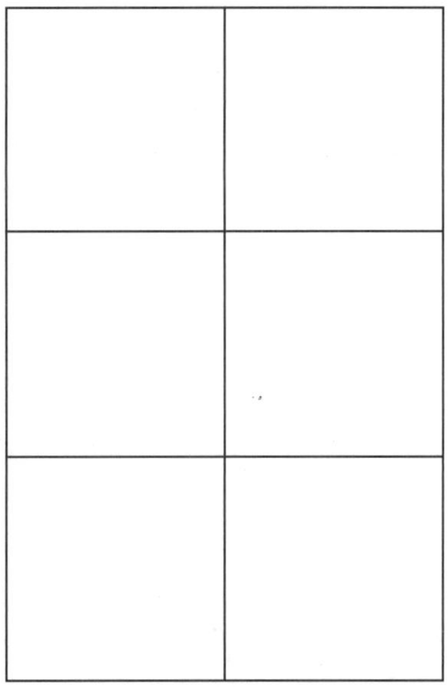

그 이상의 단계를 실시할 때는 아래의 그림을 사용한다.

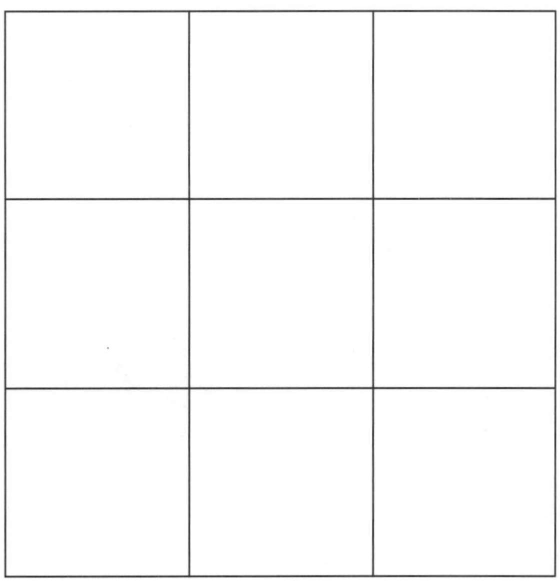

Form VM - 8 (계속)
숫자 기억하기 / 공간적 작업 활동 (DIGIT SPAN / SPATIAL TASK)

레벨 1 : X를 아래의 예와 같이 표시하여 보여준다.

X	

아이에게는 빈 바둑판 무늬의 그림만 주고 당신의 그림을 감춘다. 그리고, 당신이 가진 그림에서의 X위치와 같은 곳에 빈 바둑판 그림에 표시하라고 한다. 그런 후 X를 2개 사용하여 똑같이 실시한다.

레벨 2 : 단계 1과 마찬가지로 하고, 격자무늬 칸을 늘리고, X를 3개 사용한다.

레벨 3 : 아이가 숫자를 기억할 수 있는 개수만큼 사용한다. 당신이 가진 바둑판 칸에 숫자를 쓰고, 아이에게 보여 준 후 감춘 뒤, 똑같은 위치에 아이가 가진 종이에 그 숫자들을 쓰게 한다. 이 때, 당신의 그림은 5초간 보여준다. 예로 들면:

2		6
	4	
7		

=

2		6
	4	
7		

Form VM - 8 (계속)
숫자 기억하기 / 공간적 작업 활동 (DIGIT SPAN / SPATIAL TASK)

레벨 4~5 :

1. 여러 위치에 X들을 표시하고 아이에게 보여 준 후, 아이가 기억할 만큼의 개수로 숫자들을 써서 보여준다. 예를 들어, 6, 4, 3, 1, 7을 써서 보여주고 기억하게 한다. 그리고 그것을 당신이 가진 X가 그려진 바둑판 위에 숫자를 쓰게 한다. 이 때, 아이가 이거할 수 있는 만큼의 시간(초)동안 당신이 가진 바둑판 그림을 보여준다. 예를 들어, 숫자나 X가 5개인 경우는 5초간, 6개는 6초간 보여준다.
2. 당신은 아이에게 바둑판 그림을 보여준 후, 숫자들을 보여준다. 그리고 X의 위치와 숫자의 위치를 기억하게 한다.

X		X
	X	
X		X

=

6		4
	3	
1		7

Form VM - 9
문장 끝마치기 (SENTENCE ENDING)

목적 : 실행력 향상

준비물 : 읽을거리

방법 : 아래의 활동들을 아이가 따라하게 한다.

레벨 2~3 : 아이가 여러 문장을 읽고, 각 문장의 마지가 단어를 기억하게 한다. 단계 2에서는 두 문장을, 단계 3에서는 셋 또는 네 문장을 읽는다.

레벨 4~5 : 여러 문장들을 큰 소리로 읽고, 각 문장의 마지가 단어를 반복하도록 한다. 네 문장부터 시작하여 각 문장의 수를 늘린다. 아이가 질문에 얼마만큼 정확하게 대답할 수 있는지 확인한다.

Form VM-10
일일 기억 (DAILY MEMORIES)

목적 : 장기기억력 평가

준비물 : 없음

방법 : 아이들이 아래 활동을 따라하게 한다.

레벨 1~5: 다섯 단계 모두 같은 방법을 사용한다. 아이들의 부모들은 이 활동에 협력 할 필요가 있다. 어린이가 치료실로 들어올 때 활동에 어울리는 질문을 한다. 매우 일반적으로 쉬운 것들과 좀 더 수준 높은 특정한 것을 질문한다.

쉬운 질문 :

1. 아침식사로 무엇을 먹었니?
2. 몇시에 일어 났니?
3. 네가 타고 온 차는 무슨 색이니?

더 어려운 질문 :

1. 네 어머니는 어떤 옷을 입었니?
2. 네가 오늘 학교에서 처음으로 본 사람은 누구니?
3. 어제 네가 입은 셔츠의 색깔은 뭐였어?

Form VM-11
순차적 운동성 (MOTOR SEQUENCING)

목적 : 순차적 운동 기억력

준비물 : 없음

방법 : 아이에게 아래 활동을 따라 하게 한다.

레벨 1~5 : 모든 단계들은 움직임의 형태가 같다. 그러나 1단계는 대부분 두가지 동작으로 이루어진다. 2-5단계를 할 때, 아이들은 동작을 하는 동안 숫자(digit span)를 기억한다. 예를 들어, 숫자 5를 기억하고 있다면 5번 동작활동 한다.

아이와 차렷자세로 서로 마주 보게 선다. 각 움직임 이후 다시 이 자세로 되 돌아 온다.
당신은 아이에게 연속된 동작을 보여주고 아이는 정확한 순서대로 반복하도록 한다.
아이는 또한 각 움직임 이후 차렷 자세로 되돌아 와야 한다.
순차적 운동성의 예는 다음과 같다.

1. 오른쪽 팔을 옆으로 뻗는다.
2. 머리를 앞으로 구부린다.
3. 왼쪽다리를 위로 들어 올린다.
4. 고관절을 굴곡시킨다.
5. 양쪽 팔을 똑바로 위로 올린다.

Form VM-12
상.하 위치 구별 (UPPER AND LOWER CASE)

목적 : 공간 시각에 관한 중추적 실행력(central executive), 패드모음

준비물 : 칠판, 종이 연필

방법 : 윗칸과 아랫칸에 대각선 방향으로 쓰여진 글자들을 아이에게 보여준다. 다른 대각선 방향의 칸에는 글자가 쓰여져 있지 않게 한다.

b	
	B

아이에게 윗칸과 아랫칸에 대각선으로 쓰여진 글자의 위치를 기억하게 한다. 이때, 각 글자의 개수 만큼 몇 초간 보여준다. 예를 들어; 2개의 글자는 2초간, 6개의 글자는 6초간 보여준다.

레벨 2 : 4칸으로 된 정사각형에 3개의 글자를 써넣어 사용한다.

레벨 3~5 : 글자 개수와 정사각형의 격자 칸의 수준을 늘인다.

b		d
	D	
	B	

Form VM-13
관련된 의미 (SEMANTIC ASSOCIATION)

목적 : 중추적 실행력(central executive)

준비물 : 종이나 칠판에 단어 목록을 적는다.

방법 : 아이에게 단어 목록을 보여준다. 만일 아이들이 글을 모른다면 소리내어 읽어 준다. 아이들이 이 목록을 기억하게 한다. 아이에게 단어를 알려주고 아이가 기억했던 단어 목록에 그 단어가 있는지 말하라고한다. 예를 들어, 바지 셔츠, 신발이란 목록이 있다. 당신이 자동차라고 말하면 아이는 그것은 목록에 없는 것이라 말한다. 만약, 당신이 스웨터라고 하고 그것이 목록에 있는 것이라고 가정한다. 당신이 구두라고 말하면 아이는 있다라고 대답할 것이고, 당신이 스웨터라고 하면 없다라고 대답할 것이다.

레벨 5~3 수준 : 목록의 예는 다음과 같다.

1. 차 버스, 자전거, 트럭
2. 농구, 야구, 축구공, 테니스 공, 비치볼
3. 풀, 잡초, 꽃 ,나무
4. 연필, 펜, 분필, 크레용
5. 개, 고양이, 곰, 사자, 소

Form VM - 14
묶어서 기억하기 (CHUNKING)

목적 : 단기 기억 향상

준비물 : 연필과 종이

방법 : 아이가 기억하기 쉽도록 어떤 방법으로 묶어서 기억하는 지 직접 시범을 보여준다. 숫자 4개를 기억하는 것처럼 숫 자를 네 묶음으로 나누어 기억하는 것이 쉽다. 예를 들어, 일련의 순자 2-4-7-8-1-3-6-9를 기억하는 대신, 24-78 -13-69 기억하도록 한다. 아이에게 여러 가지 일련의 숫자를 보여주고, 각각 숫자를 두개 혹은 세 개로 나누어 묶는 것을 보여준다. 예를 들어, 앞의 숫자를 더 쉽게 247-813-69로 세 개로 나누어 기억할 수도 있다.

레벨 2~5 : 아이가 실제 적응해 보도록 한다. 숫자 4개부터 시작하여 아이가 할 수 있는 한도까지 늘려간다. 예를 들어, 4789를 47-89로 나누고, 620145는 62-01-45로 나누어 보게 한다.

Form VM - 15
숫자 탐색과 수학 계산하기 (NUMBER SCANS AND MATH)

목적 : 실행력 증진

준비물 : 연필과 종이

방법 : 아이에게 숫자 목록을 보여주고, 정확한 순서대로 기억하게 한다. 아이가 이것들을 반복하기 전에 간단한 수학 문제를 제시한다. 예를 들어, 7, 8, 6, 1, 3을 보여주고, 반복해서 따라하기 전에 아이에게 12빼기 4가 얼마인지 물어본다. 이것은 매우 어려운 방법이므로, 당신은 숫자 개수를 적게 시작 한다. 예를 들어, 숫자 2개부터 시작해서 개수를 늘린다.

레벨 2~5 : 위의 방법과 동일하게 한다. 기억할 숫자 2개와 매우 간단한 수학 문제부터 시작한다.

Form VM-16
색상에 따른 지시 (COLORS FOR DIRECTIONS)

목적 : 공간 시각에 관한 찰과상 패드와 중추적 실행

준비물 : 칠판 연필과 종이

방법 : 아이가 X를 움직여 Y로 가게 한다. 이때 아이가 움직일 방향은 색깔로 아이가 기억하여 대체한다. 아이에게 기억할 수 있도록 1분간 이 지시 사항을 보여준 후 바둑판 모양의 그림을 보여준다. 그런 후 아이는 X에서 Y로 갈 수 있는 방법을 색깔로 몇 가지의 경우를 말하게 한다.
예를 들어 : 파랑 = 오른쪽
흰색 = 왼쪽
회색 = 위쪽
빨강 = 아래쪽

아동에게 1분내로 시간을 주어 이것들을 기억하게끔 보여준다. 그 후 격자를 보여준다. X를 Y로 옮기면, 그는 파랑, 파랑, 회색, 회색 또는 회색, 회색, 파랑, 파랑이라고 말할 것이다.

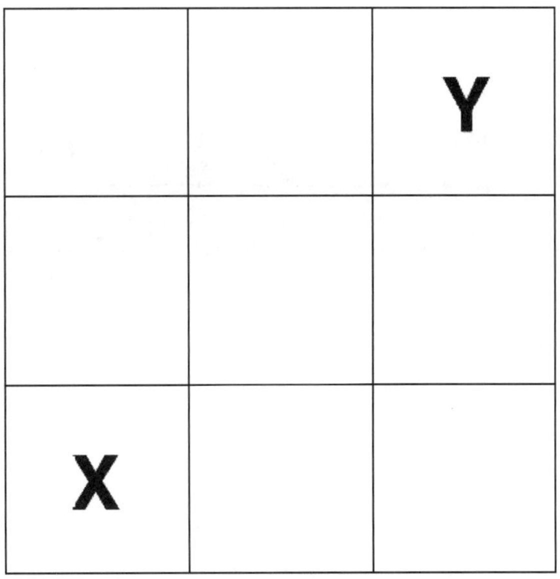

레벨 3~5 : 바둑판 모양의 칸 수나 X의 위치를 다양하게 해본다. 만약 아이가 방향을 잘못 말한다면, 직접 X를 움직여 잘못된 방법인 것을 알 수 있도록 보여주어 확인 시켜준다.

Form VM-17
탐색 기억 (SCAN MEMORY)

목적 : 시각화와 단기 기억

준비물 : 종이 연필 칠판

방법 : 어린이에게 눈을 감게 하고 , 자신의 손이 움직인다고 상상하게 한다. 이때 실제로 손을 가만히 있고 단지 눈을 감고 시각화 하는 것이다.여러 가지 연속적인 방향을 말해주어 아이가 실제로 자신이 손으로 그 방향대로 움직인다고 가정하고 시각화하게 한다. 예를 들어 왼쪽,위로, 오른쪽, 아래로의 방향으로 사각형을 완성토록 한다

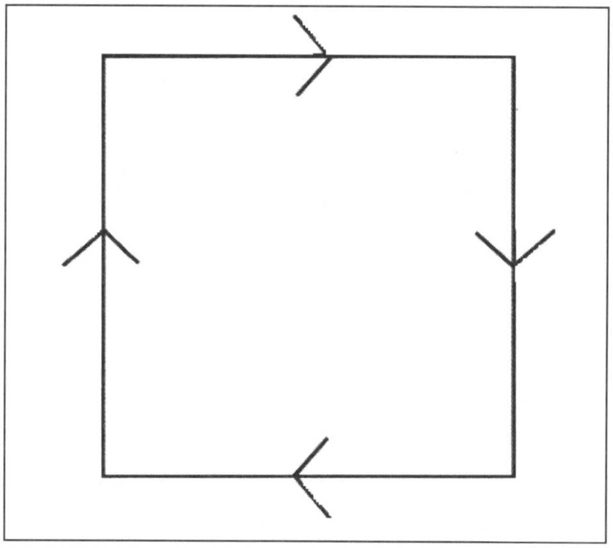

또는 왼쪽,위로,오른쪽,위로의 방향

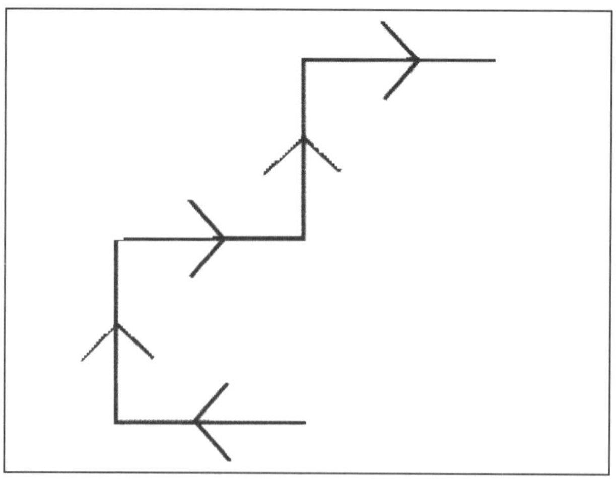

레벨 2~5 :
아이가 그것을 시각화 해본 후 실제로 그 것을 그려보게 하고 서로 비교해보게 한다.

Form VM - 18
시 공간 기억력 (VISUAL SPATIAL MOMORY)

목적 : 시공간에서 소뇌 기능 활동

준비물 : 칠판, 연필, 종이

방법 : 아이가 아래의 활동을 따라한다.

레벨 2~3 : 30초가 다음의 예를 아이에게 보여준 후, 그것을 감춘다. 그런 다음 아이에게 두 번째 모형을 첫 번째 모형 꼭대기에 올려놓으면 무슨 모양처럼 보이는지 물어본다.

레벨 3 : 두 번째 모형을 시계 방향으로 회전시키거나 반시계 방향으로 90° 또는 180°로 회전시켜 첫 번째 모형 위에 올려놓는다면 무엇처럼 보이는지 아이에게 물어본다.

레벨 4~5 : 이번에는 두 모형을 보여주지 않는다. 단지 아이가 두 모형을 상상하게 하고, 앞의 단계 3처럼 회전시켰다면 무엇처럼 보일지 물어본다.

이 활동에서 사용할 수 있는 예시

H+H= 두 번째 H를 90° 회전 시키고, 첫 번째 H 뒤에 올려놓는 경우,

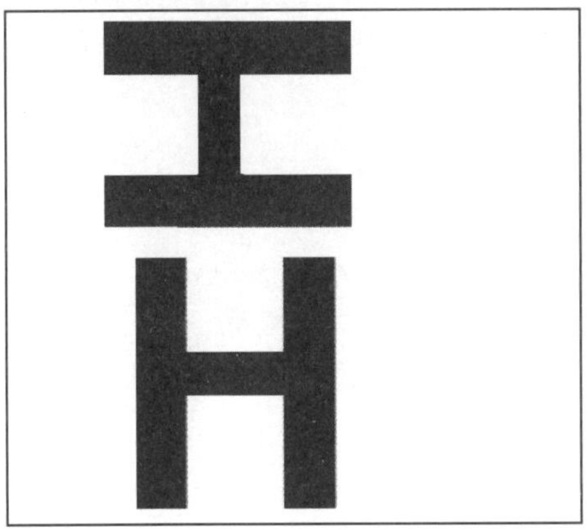

K+H= H를 45° 회전시키고, K위에 올려놓는 경우.

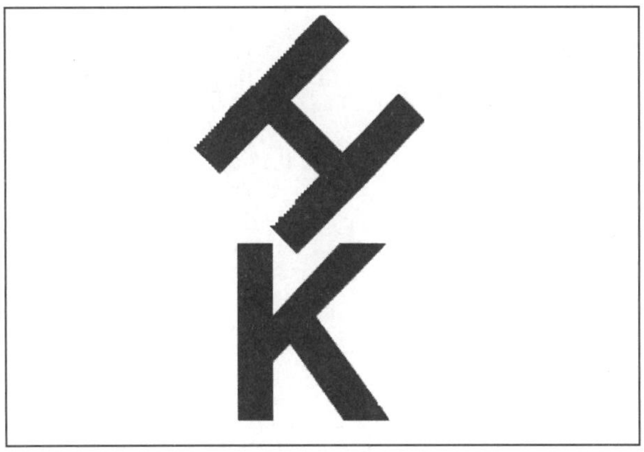

또 다른 예시들 :

B + B
A + B
L + D
J + H

첫 번째 글자를 회전시키고, 두 번째 글자 위에 올려놓는다면 어떻게 보이는지 아이에게 물어본다.

Form VM - 19
같은 단어로 시작하는 말 (INITIAL BLENDS)

목적 : 같은 단어로 시작하는 말 찾기. 이 활동은 기억력 향상에 가장 중요한 것 중에 하나라고 생각된다. 여러 자음을 만들어 단어 만들기와 작업 기억력은 장기 기억력 향상과 읽기 능력 향상에 많은 도움을 줄 것이다.

준비물 : 단어 목록, 칠판이나 종이, 연필

방법 : 당신은 아이에게 여러 단어 목록을 보여준다. 아이가 기억할 수 있는 개수를 확인하고, 그것들을 기억하게 한다. 각 단어마다 2초씩 보여준다. 예를 들어, 당신이 5개의 단어를 보여 줄 것이라면 10초간 보여준다. 아이는 그것들은 큰 소리를 반복해서 읽고, 당신이 그것들을 감추면 정확한 순서대로 말하게 한다. 이때, 아이는 정확한 발음으로 말해야 한다.

레벨 1 : 아이가 기억할 수 있는 단어들이 몇 개인지 확인한다.

레벨 2 : 3개의 단어부터 시작한다.

레벨 3~5 : 같은 단어로 시작하는 말들은 다음과 같다.

BL: black, block
CL: clean, club
FL: flea, fly
GL: glad, glue
PL: play, plug
SL: sled, slide
SC: scale, score
SK: sky, skip
SM: smell, smile
SN: snap, snow
SP: spark, spell
ST: star, step
SW: swap, swim
BR: brain, bread
CR: cream, crib
DR: dress, draw
FR: free, frog
GR: grape, press
TR: train, tree
TW: twelve, twin
SLR: scrape, scratch
SPL: splash, split
SPR: spray, spring
SQU: square, squirt
STR: straw, street
THR: thread, thru

Form VM - 20
글자의 상징화 (수화) (SIGN LANGUAGE ALPHABET)

목적 : 장기 기억력 향상을 위한 공간 작업 기억

준비물 : 수어 그림

방법 : 아이가 수어가 그려진 그림을 따라 익혀본다.

레벨 1~2 : 아이에게 손 자세를 보여주고, 당신을 따라하게 한다. 이 단계에서는 단지 손자세만 따라하게 한다.

레벨 3~5 : 아이에게 하루에 하나의 글자만 보여준다. 그리고 다음 치료시간에는 그것을 당신에게 보여 달라고 한다. 그리고 아이가 몇 개의 글자를 익힐 수 있는지 확인해본다.

아래에 수화 그림이 나와 있다.

Form VM - 20(계속)
글자의 상징화 (수화) (SIGN LANGUAGE ALPHABET)

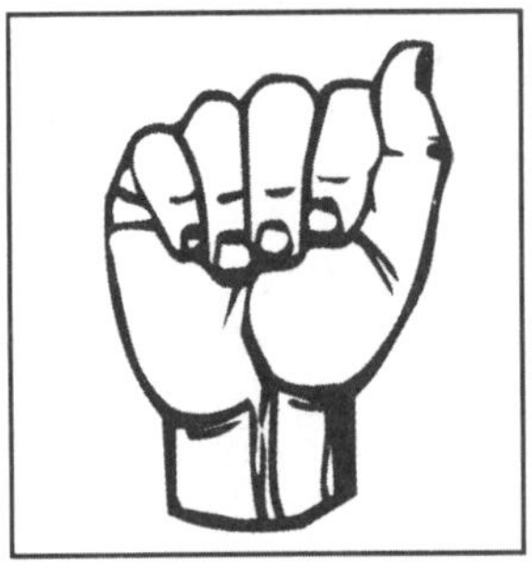
A

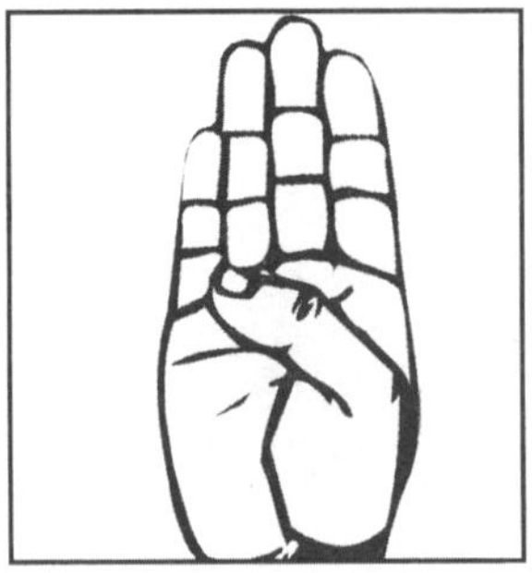
B

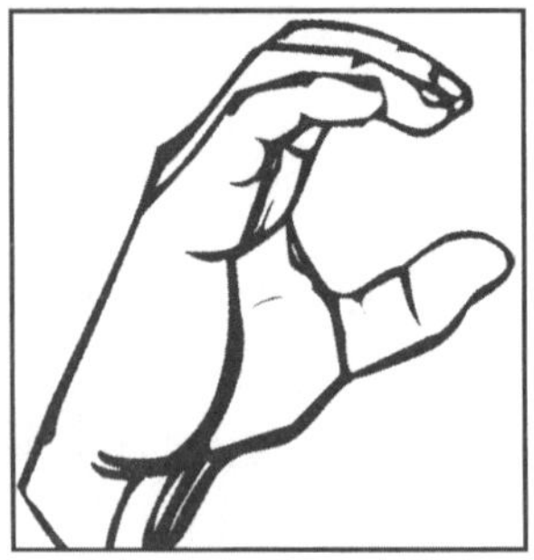
C

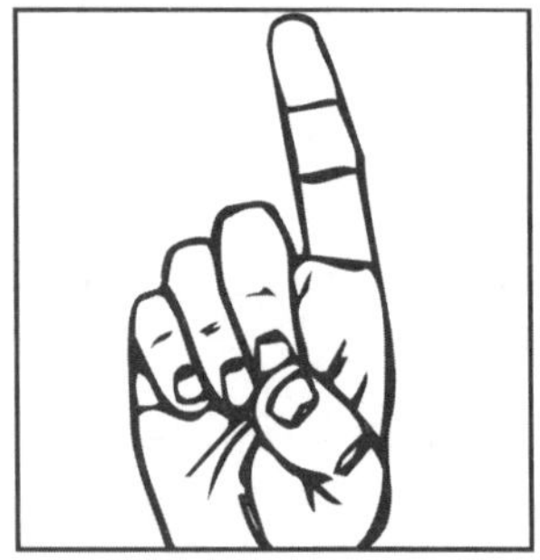
D

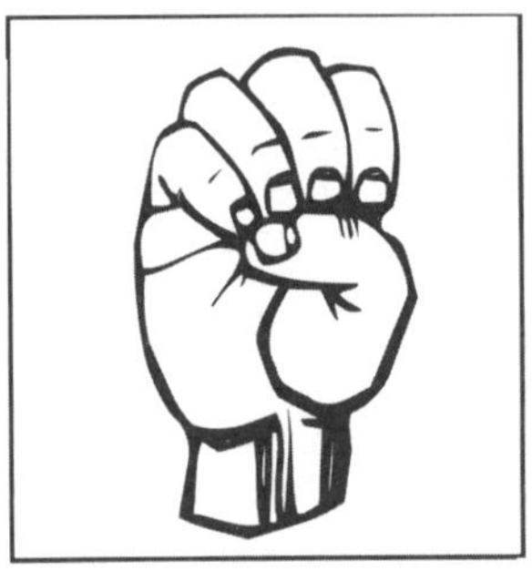
E

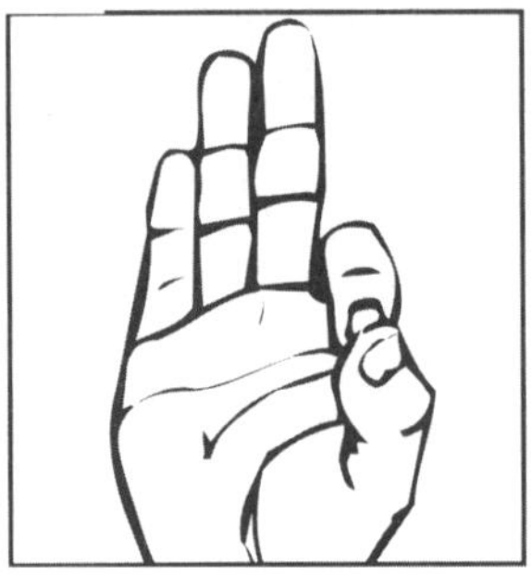
F

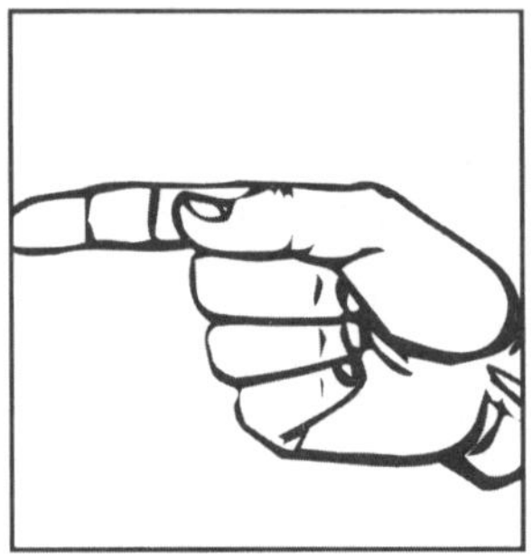
G

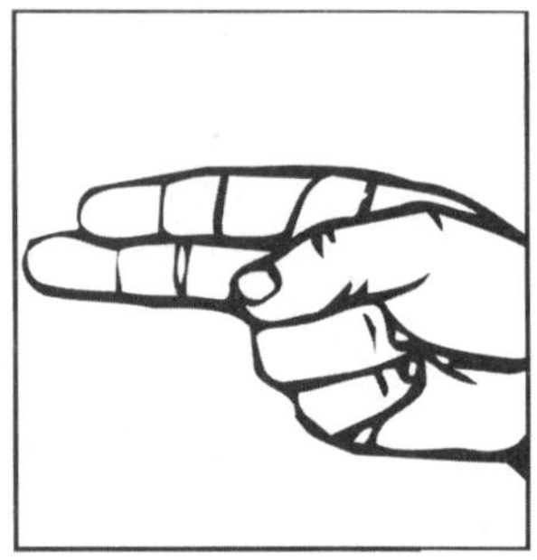
H

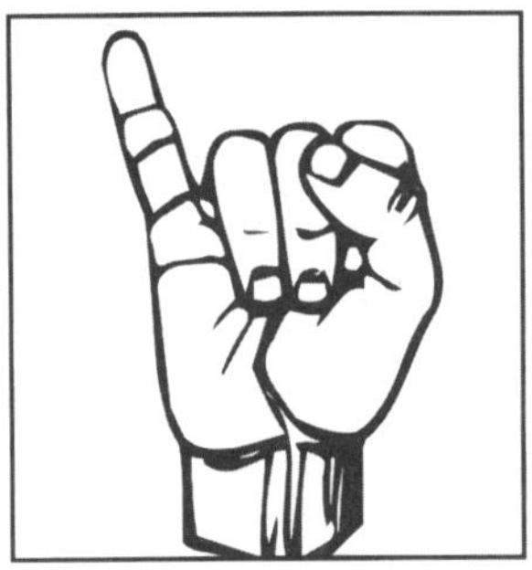
I

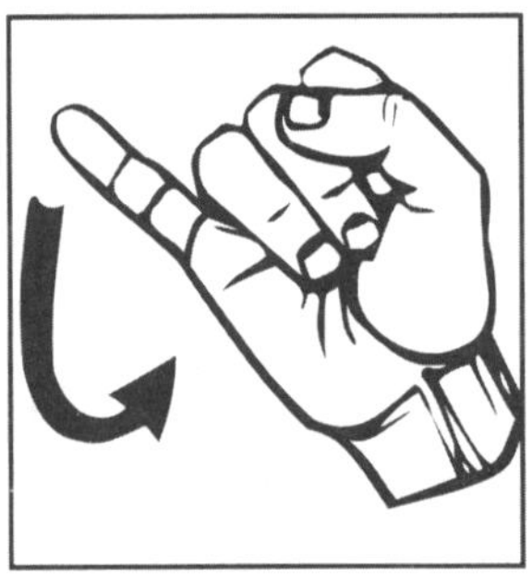
J

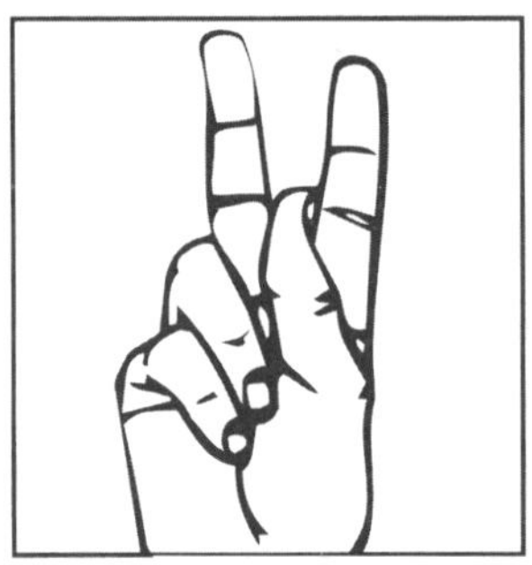
K

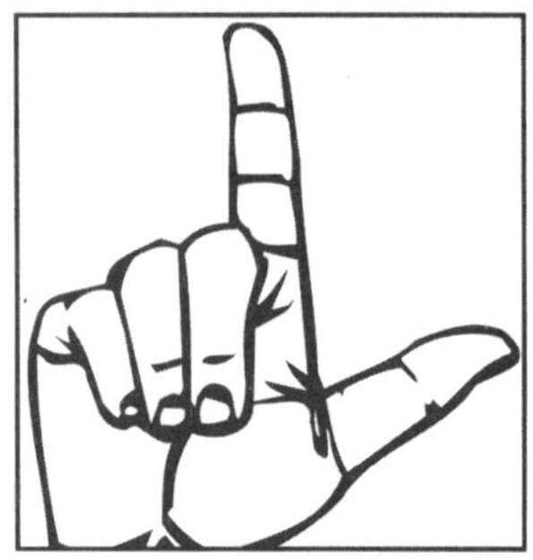
L

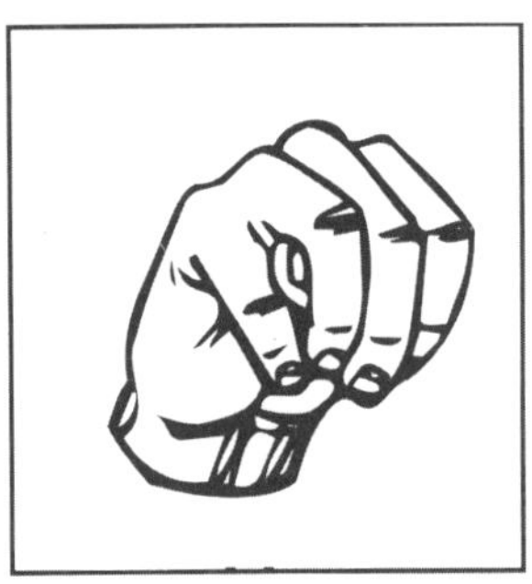
M

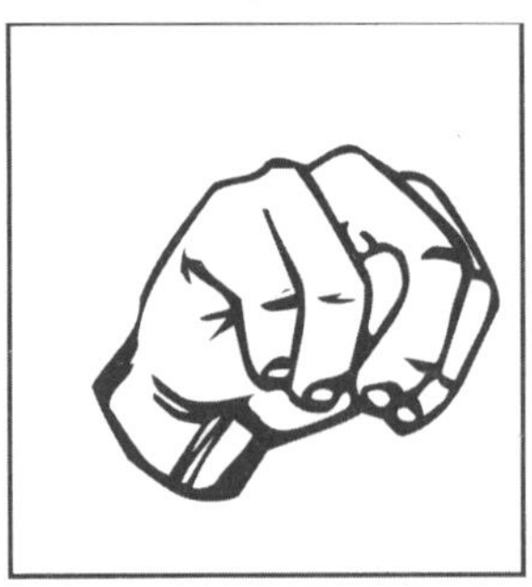
N

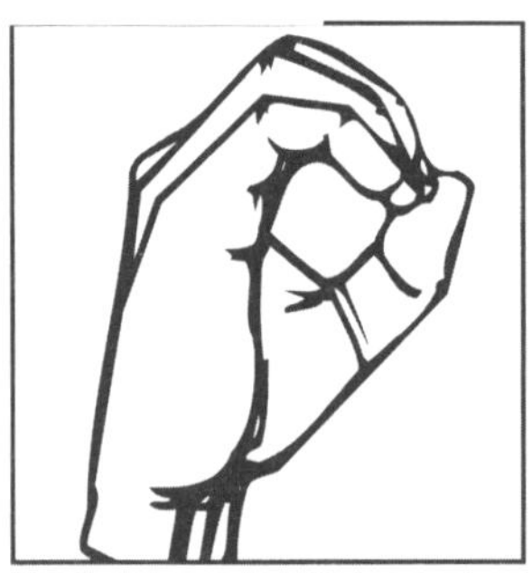
O

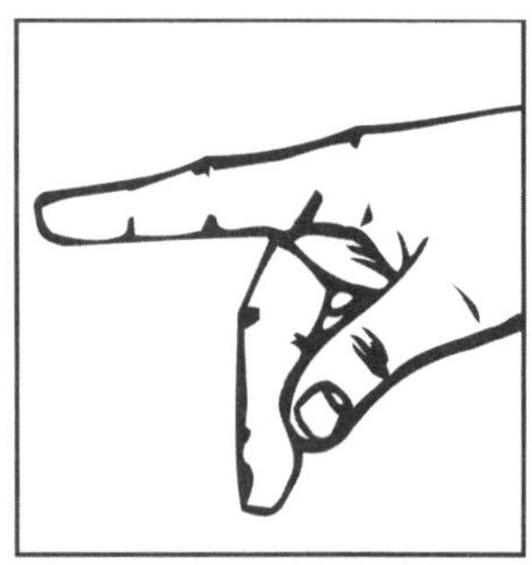
P

Form VM - 20(계속)
글자의 상징화 (수화) (SIGN LANGUAGE ALPHABET)

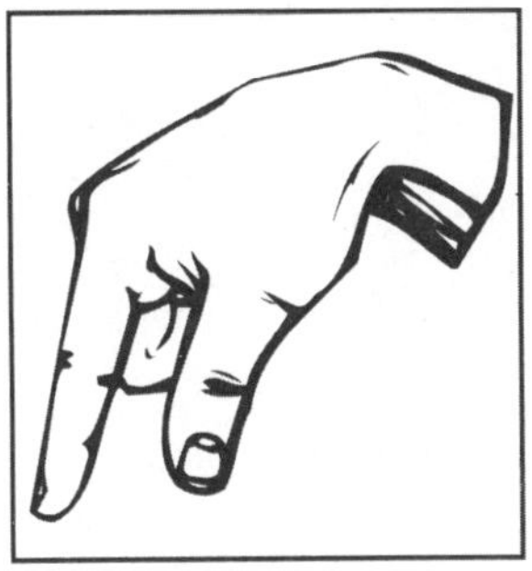

Q

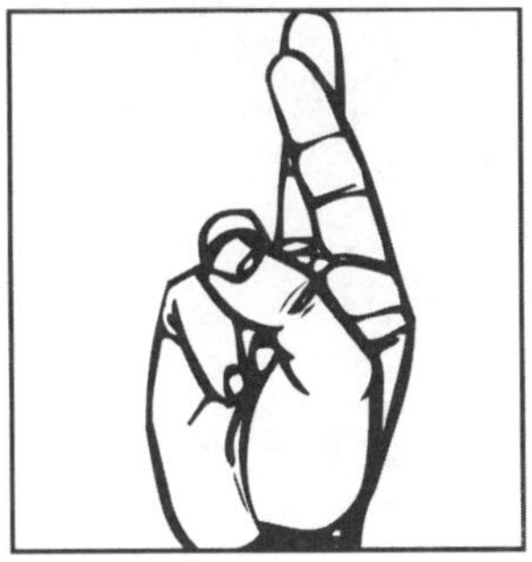

R

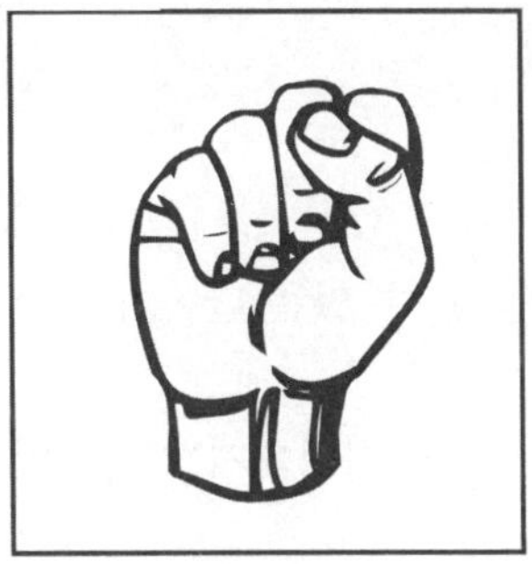

S

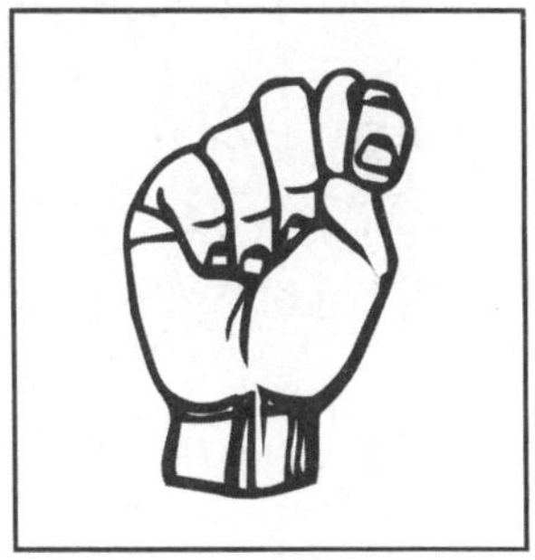

T

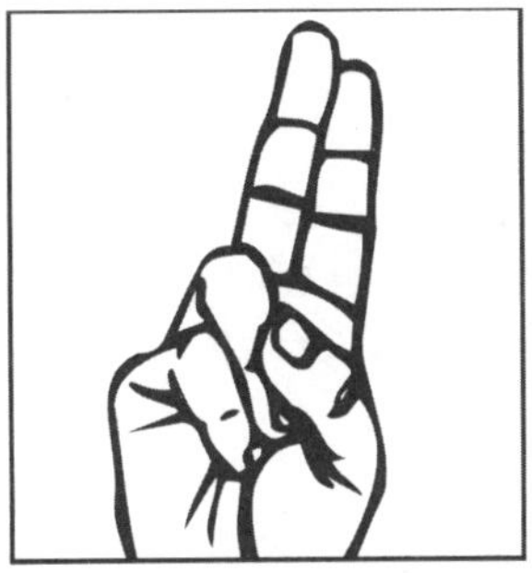

U

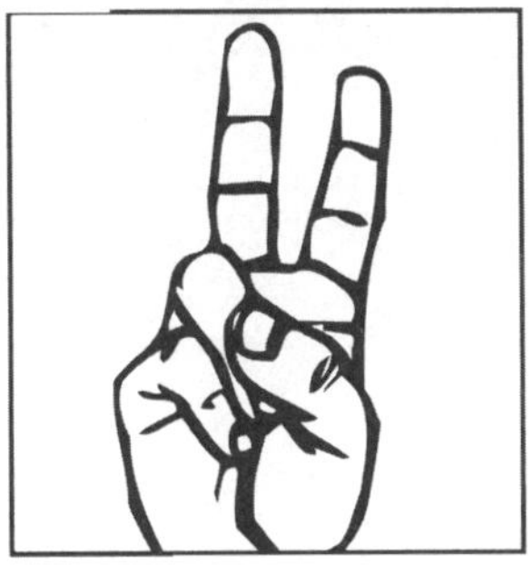

V

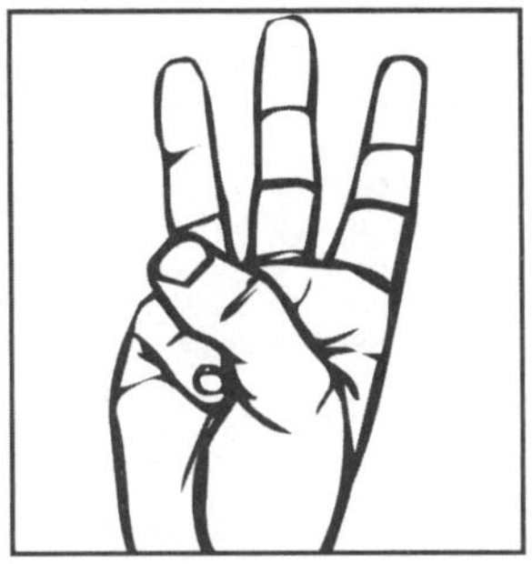

W

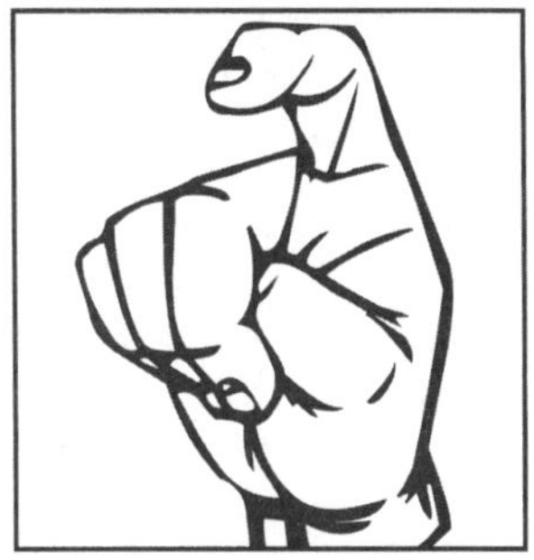

X

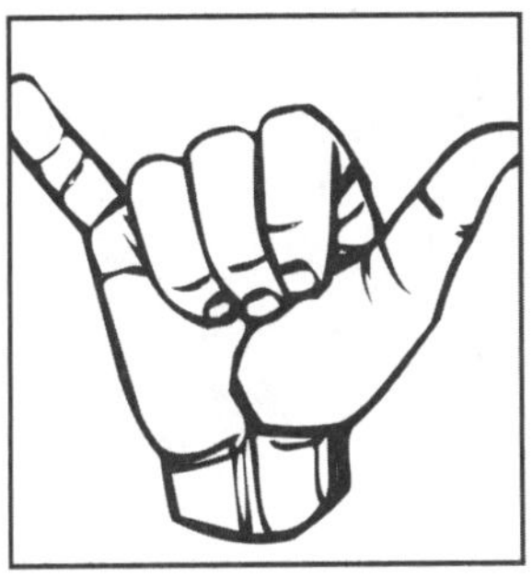

Y

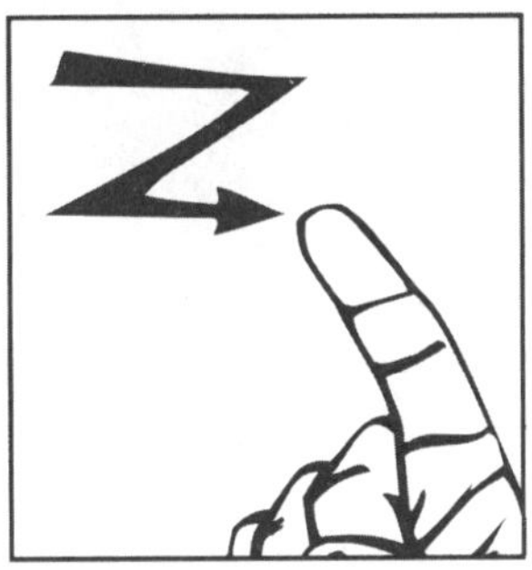

Z

Form VM - 21
단어 목록 / 2초 동안 기억하기 (WORD LIST / TWO SECOND SPAN)

목적 : 작업 기억 향상

준비물 : 단어 목록

방법 : 2초 후에 아이가 기억 할 수 있는 단어가 몇 개인지 확인하는 것이 이번 활동의 목표이다.

레벨 1~2 : 글자 목록들을 만든다. 아이에게 2초 동안 그것을 보여주고 몇 개를 기억하고 있는 확인한다.

레벨 3~5 : 단계 1과 2와 동일하지만 아래의 단어 목록에서 단어를 사용한다. 목표는 2초안에 6단어이다.

1	2	3	4	5	6
the	he	go	who	saw	big
a	I	see	an	home	where
is	they	then	their	soon	am
you	one	us	she	stand	ball
and	me	him	said	upon	live
we	about	by	did	first	four
that	had	was	boy	came	last
in	if	come	three	girl	color
not	some	get	down	house	away
for	up	or	work	find	red
at	her	two	put	because	friend
with	do	man	were	made	pretty
it	when	little	before	could	eat
on	so	has	just	book	want
can	my	them	long	look	year
will	very	how	here	mother	white
are	all	like	other	run	got
of	would	our	old	school	play
this	any	what	take	people	found
your	been	know	cat	night	left
as	out	make	again	into	men
but	there	which	give	say	bring
be	from	much	after	think	wish
have	day	his	many	back	black

Form VM - 21 (계속)
단어 목록 / 2초 동안 기억하기 (WORD LIST / TWO SECOND SPAN)

7	8	9	10	11	12
may	ran	ask	hat	off	fire
let	five	small	car	sister	ten
use	read	yellow	write	happy	order
these	over	show	try	once	part
right	such	goe	myself	didn' t	early
present	way	clean	longer	set	fat
tell	too	buy	those	round	third
next	shall	thank	hold	dress	same
please	own	sleep	full	fall	love
leave	most	letter	carry	wach	hear
hand	sure	jump	eight	start	yesterday
more	thing	help	sing	always	eyes
why	only	fly	warm	anything	door
better	near	don' t	sit	around	clothes
under	than	fast	dog	close	though
while	open	cold	ride	walk	o' clock
should	kind	today	hot	money	second
never	must	does	grow	turn	water
each	high	face	cut	might	town
best	far	green	seven	hard	took
another	both	every	woman	along	pair
seem	end	brown	funny	bed	now
tree	also	coat	yes	fine	keep
name	until	six	ate	sat	head
dear	call	gave	stop	hope	food

Form VM - 22
단어의 구성 (CONSONANTS)

목적 : 단기 작업 기억 향상

준비물 : 여섯 글자 이하로 구성된 단어

방법 : 4초간 단어를 아이에게 보여 준 후 감춘다. 아이는 그 글자가 무엇인지 정확하게 말한다. 예를 들어, 그 단어가 "system"이라는 단어라면, 아이에게 어떤 글자로 이루어져있는지 물어본다. 그리고 차츰 일곱 글자까지 늘려나간다.

레벨 1~2 : 아이에게 단어를 말해주고 모두 몇 글자인지 물어본다.

레벨 3~5 : 단어는 어떻게 이루어져 있는 토론해본다.

Form VM-23
동사 만들기 (VERB GENERATION)

목적 : 소뇌와 작업 기억력

준비물 : 단어 목록

방법 : 플래쉬 카드에 단어를 놓는다. 우선 3개부터 시작하여 7개까지 서서히 늘린다. 아이는 단어를 반복한 다음, 그 단어들과 어울리는 동사를 당신에게 말한다.

예: 사과= 먹다
자동차=타다
사람= 달리다

레벨 2 : 아이가 단어를 반복하게만 한다.

레벨 3~5 : 어린이는 단어를 말하고 그것과 어울리는 동사를 당신에게 말한다.

Form VM-24
GRID DOTS (격자무늬(표)안의 점(혹은 X)를 맞추는 게임 등등)

목적 : 시공간적인 스크래치 패드

준비물 : 마커보드나 종이, 연필

방법 : 사각형 중 하나에 X가 있는 표를 어린이에게 보여준다. 아이 앞에는 X가 없는 바둑판무늬의 칸 그림을 놓는다.
아이에게 당신의 바둑판 무늬의 그림을 잠깐 보여준 후 가린다. 그리고 아이에게 다음과 같은 질문을 한다. 만약 X가 오른 쪽으로 두칸, 아래쪽으로 한칸 움직였다면 X는 어디에 있게 될까? 아이에게 X가 마지막에 도착하게 될 것이라고 생각되는 부분에 X를 그려넣게 한다.

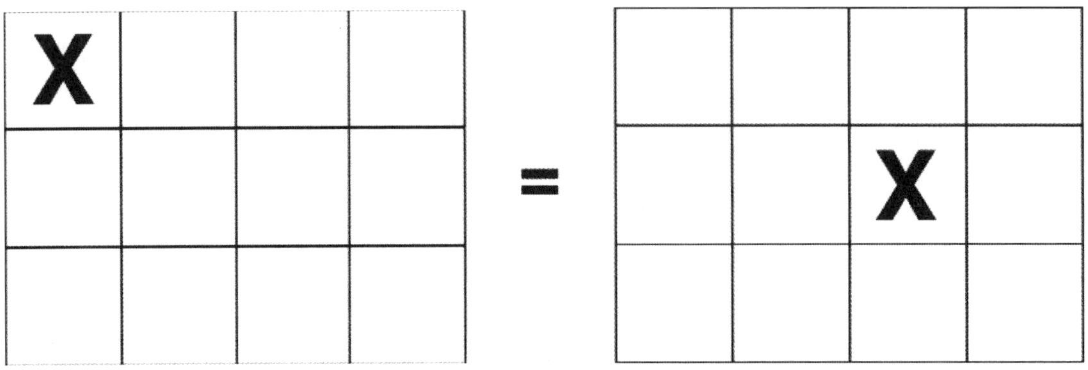

단 2초 동안 당신의 표를 그에게 보여야 한다. *grid: 바둑판무늬 (격자무늬)

레벨 1 : 당신이 체크한 X의 위치를 아이가 모방하도록 한다. 작은 격자를 사용한다.

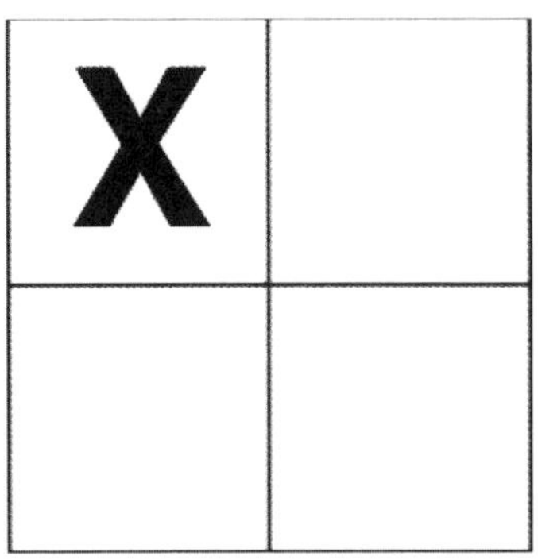

Form VM-24 (계속)
Grid Dots (격자무늬(표)안의 점(혹은 X)를 맞추는 게임 등등)

레벨 2 : 단계1때부터 칸 수를 늘리고 방법은 동일하다.

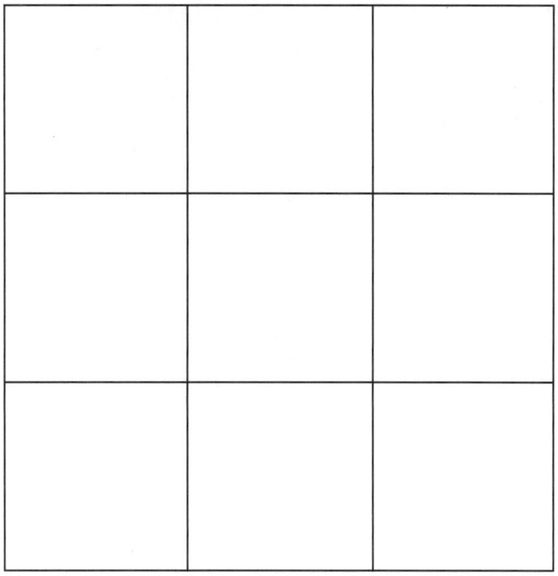

레벨 3~5 : (이제, 방법에서 설명한 예처럼 실시한다.) 아이에게 바둑판 무늬를 보여준 후 치운다. 그런다음 X가 움직여 마지막에 도착하게 된 위치를 물어본다.

Form VM-25
단어 형태 A (WORD SHAPES A)

목적 : 실행과 작업 메모리

준비물 : 칠판 또는 종이, 연필

방법 : 형태가 다른 글자들을 분류하여 적는다.
짧다 : a, c, e, I, m, n, o, r, s, u, v, w, x, z
높다 : b, d, f, h, k, l, r
길다 : g, j, p, q, y

글자 철자법의 예는 다음과 같다.
1. 읽히는 단어가 있을 것이다.
2. 소형의 단어가 있을 것이다.
3. 길이 단위의 단어가 있을 것이다.

레벨 3 :
1. 음색과 같은 범주로 해본다. 어린이에게 세글자로 된 것으로 짧고 짧고 높게 발음되는 것이 무엇인지 묻는다.
   답은 red이다.
2. 어떤 단어가 높고 높고 짧고 짧게 되는 음색을 보이겠는가? 답은 blue이다.
3. 다른 단어로 계속 한다.

레벨 4 : 단계 3과 같지만 동물, 음식, 음료수 같은 다른 범주를 사용한다.

Form VM-26
이중 작업 (DUAL TASK)

목적 : 실행력

준비물 : 칠판이나 종이, 연필

방법 : 아이에게 종이를 차례대로 보여준다. 예를 들어, A C T Y O. 아이에게 그것을4초 동안 보여주고 감춘다. 아이에게 질문을 하고, 이어 그것이 맞는지 틀리는지를 답해야한다.

예를 들어, 다음의 순서를 이용하여

1. ㅊ은ㄱ과 ㄷ사이에 있다: 틀리다
2. ㄹ은ㄷ다음에 있다: 맞다
3. ㄴ은 ㅂ앞에 있지만 ㄱ의 뒤에 있다: 맞다

레벨 3 : 4개의 종이로 시작한다

레벨 4~5 : 다섯 개의 종이를 사용하고 그것을 내려놓는다. 2초에서 4초를 기다린다.

Form VM-27
단어 형태B (WORD SHAPES B)

목적 : 실행력 그리고 단기 기억력

준비물 : 칠판이나 연필,종이

방법 : 다른 모양의 글자를 배열한다.
예를 들어, 아이에게 모양들의 카드와 글자를 어떤 글자들이 그 모양을 대신하는지 쓰라고한다.

레벨 3~5 : 아래의 방법대로 할 수 있도록 지시한다.

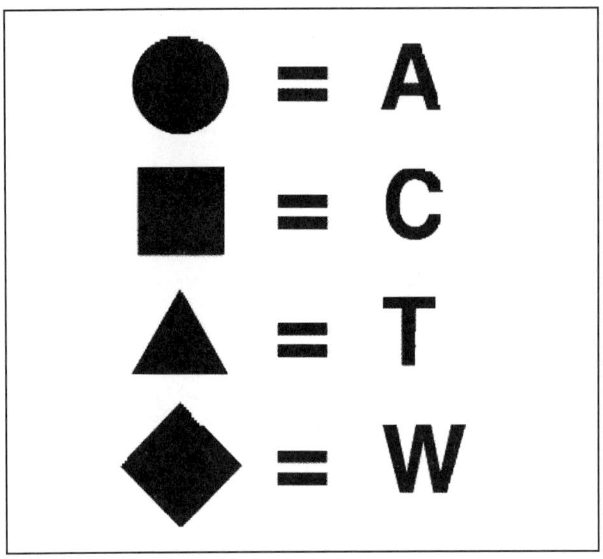

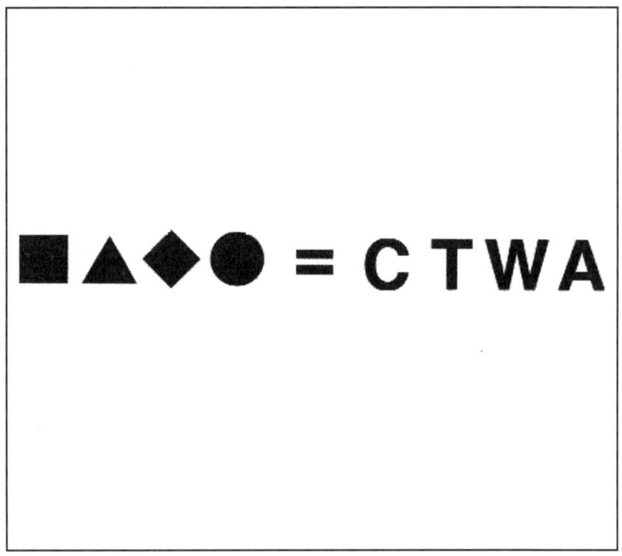

제8장

편측성(LATERALITY)

편측성(laterality)이란 몸의 양측과 양측의 차이점에
대한 내적 자각을 나타내는 말이다. (LeFebrure, 1975)

소개

편측성(laterality)이란 무엇일까? 왜 그것이 중요하며 어째서 우리 중 어떤 사람은 왼손잡이가 되고, 다른 이는 오른손잡이가 되는 것일까? 이런 의문에 대한 해답이 바로 이 장(chapter)에 나와 있다. 아이들과 일하는 사람은 누구든지 편측성(laterality)라는 용어에 대해 알고 있지만, 왜 그것을 배워야만 할까? 다음 내용은 편측성(laterality)에 대한 몇가지 정의들이다.

1. Kephart: 편측성(laterality)이 몸의 양쪽 면과 그것의 차이점을 아는 내적 자각이라고 정의했다 (LeFebrure, 1975).
2. Piaget: 편측성(laterality)은 자신과 상대편, 그리고 공간 내에서의 물체의 오른쪽과 왼쪽에 대한 의미를 깨닫는 능력이라고 정의했다(LeFebrure, 1975).
3. Pieron: 편측성(laterality)이란 양측 사지(손, 눈)의 한면 혹은 다른 면의 우세성이라고 말한다 (LeFebrure, 1975).

편측성(laterality)에 대한 더욱 완벽한 설명은 양측 대뇌 반구(two brain hemispheres)를 포함한 몸의 양측 면에 대한 조직적인 사용과 그 사용 과정의 최종 완성인 "편의 (lateralization)"라 불리는 것에서 나온다. 편의(lateralization) 의 과정은 4가지 주요 단계로 나눌 수 있다.

1. 일측성 편의(Monolateralization): 출생 후 대략 3개월까지 나타난다. 이 단계에서는 뇌를 포함한 몸의 양측면은 한쪽 면이 다른쪽 면에 의해 감지된 경험이 없는 상태로 부터 각각의 기능이 독립적으로 나타나는 것을 말한다.
2. 교차성 편의(Duolateralization): 생후 3개월에서 12개월 사이에 나타난다. 동일한 경험을 한 양쪽 면이, 통합을 완성하기 위해 동시에 혹은 급격한 교대 움직임을 보이는 것을 말한다.
3. 양측성 편의(Bilateralization): 12개월에서 24개월까지 나타난다. 아동의 기본적인 생물학적, 운동 지각 그리고 인지 기능 안에서 쌍으로 짝지워진 사지 내에 더욱 복잡하게 얽혀 지면서 통합되는 단계에 도달하려고 할 것이다.
4. 양측통합(Integrated lateralization): 대략 42개월부터 시작한다. 이 단계의 적절한 조직화는 뇌를 포함한 몸 전체의 효과적인 사용을 가능케 할 것이며, 외부 세계로부터 들어오는 자극에 동화되는 것을 막고, 적절한 반응을 통해 이런 자극들을 수용하여 그 결과 과거와 현재의 경험을 통해 균형을 잡아 미래의 일을 예견할 수 있도록 한다(LeFebrure, 1975).

다음은 편측성(laterality)에 관련된 몇 가지 재미있는 사실들이다.

1. 우세성의 교차에 대한 것으로 우세 눈은 우세 손의 반대편이 된다(Maples, 2002).
2. 남성은 여성에 비해 왼손잡이가 10%이상 더 많다(Health News, 1992).
3. 잘 쓰는 손은 5세 때 결정된다(Maples, 2002).
4. 7세 이하의 아동은 눈과 손에서 우세성이 나타난다.
5. 자신의 몸의 왼쪽과 오른쪽에 대한 자각은 보통 6에서 7세 사이에 나타난다; 그러나 다른 사람의 왼쪽/오른쪽의 구별은 9에서 12세까지 나타나지 않는다(Tigh e, 1968).
6. 71%의 사람들은 오른쪽 눈이 우세 눈이다(Maples, 2002).
7. 크로마뇽인 때부터 인간은 오른손잡이가 대부분이었다(90%)(Maples, 2002).
8. 테스토스테론에 의한 좌반구의 성장 지체가 왼손잡이 남자들의 비율이 높은 데에 대한 근거가 된다(Geschwind, 1982).
9. 6에서 7세 사이의 아동에게서 왼쪽과 오른쪽에 대한 감각이 나타난다(Dequiros, 1979).
10. 58%의 사람들의 오른쪽 눈이 우세이며, 왼쪽 눈 우세는 41.6%이다. 오른손잡이는 87.1%이며 왼손잡이는 12.9%이다.
11. 41.4%는 눈과 손의 우세 측이 교차되어 있으며; 35%는 오른손잡이, 왼쪽 눈 우세이다.
12. 왼손잡이는 유전이다.
13. 남성들이 왼손잡이인 경향이 더 많다(Rosenbaum, 2000).
14. 왼손잡이인 사람들의 경우, 최소 30%는 우반구가 말과 언어를 조절한다(Rosenbaum, 2000).
15. 왼손잡이가 더 빨리 사망한다.
16. 왼손잡이인 사람 중 많은 이가 범죄자다.
17. 지난 세기말 지미 카터를 제외한 모든 미국 대통령들은 왼손잡이다(Rosenbaum, 2000).
18. 모든 종을 통틀어 오직 인간만이 강력한 오른손잡

이다.

우세 손에 대한 수년을 걸친 설명은 태아 때의 자세, 해부학적 비대칭, 몸이 중력 중심과 유전, 우세 눈, 호르몬 불 균형 및 대뇌의 우세성, 사회적 상태를 포함하게 된다. 오른손잡이의 세상이다. 오래 전 영국에서는 오른손은 강력 한 손이었고 왼손은 불길한 것으로 여겨졌다(Dequiros, 1979). 심지어 오늘날까지도 몇몇 문화권에서는 왼손잡이는 더러운 것으로 간주된다(Maples, 2002). 영어로 왼손은 켈트족 언어의 "약하다" 에서 유래되었다. 프랑스에서는 "어색하다" 의 뜻을 내포하며, 라틴어는 "불길하다" , 악마를 섬긴다 등의 뜻을 가진다. 고대 문명에서 결혼반지를 왼손에 끼는 것은 고귀한 금속이 사탄으로부터 몸의 약한 부분을 보호한다는 믿음 때문이었다(Health News , 1992).

수 년 동안 많은 사람들은 왜 우리 중 몇은 왼손잡이가 되고, 또 오른손잡이가 되는가에 대한 질문의 답을 알아내고자 노력해왔다. Annett(1985)는 왼쪽, 오른쪽, 손과 뇌 (Left, Right, Hand and Brain): 오른쪽 전환이론 (The Right-Shift Theory)이라는 논문에서 오른쪽 전환요인(right-shift factor)이라고 불리는 단순한 유전 물질이 있다는 가정 하에 손의 수행의 차이, 언어의 편측성 그리고 인지적 능력 사이에 관계를 설명할 수 있는 유전학의 모델(genetic model)을 주장하였다. Annett는 양손의 기술(skill)의 차이는 단일 유전 위치에 영향을 받는다는 우세 손과 대뇌의 편측성에 관한 이론을 가정하였다.

사람들은 오른쪽 전환(rs+)대립유전형질을 가지며 주로 오른손잡이이며, 언어에는 좌뇌 우세성을 가지며, 이형질 접합체(rs++ 유전자형)보다 동형질 접합체(rs+ 유전자 형)을 가지고 있고, rr 대립유전형질(rs 유전자형)없이는 손의 편측성 이나 대뇌의 우세성은 거의 찾아 볼 수 없다. 유사한 이론인 McManus(1985)의 이론은 기술(skill)보다 손의 편측성에 초점을 맞추고 있다. McManus는 먼저 오른손잡이 성향을 만드는 오른쪽의(D)대립유전형질이 있다는 가정을 하고 대립유전형질 자체는 방향성이 없어 우연히 그렇게 된 것이며, 손 또한 우연에 의한 것이라고 주장한다. 단순한 형식으로 보면, 이 모델은 D 대립 유전형질(DD 유전자형)에 대한 동질 접합체를 가진 사람은 오른손잡이가 된다는 주장이다(Palmer, 1996).

동시에 이런 C 대립유전형질(cc 유전자형)에 대한 동형질 접합체는 75%의 오른손잡이를 나타내며 이형질 접합체를 가졌을 때, 왼손 혹은 오른손잡이가 되기 쉽다. 이것은 오른손잡이가 되는 확률에 대해 다음과 같이 설명한다: 1/3은 100% 오른손잡이이고, 1/3은 반반의 확률을 가지 며, 나머지 1/3은 75%의 오른손잡이 확률을 가지게 된다. 거기엔 왼손잡이 유전에 대한 것은 나타나 있지 않다(p almer, 1996).

이 연구는 눈의 교차된 우세성이 초기 뇌의 비기능적 발달 때문이 아니라는 것을 나타낸다. 눈의 우세성은 3세 아동에게서 출현된다고 보고 되어있다(Maples, 2002).

W.C. Maples, OD의 Journal of Behavioral Op tometry에 실린 한 연구는 학교 성적과 눈과 손의 우세성에 대한 다음과 같은 새로운 발견들을 보고했다.

1. 1학년부터 5학년까지는 왼손잡이와 오른손잡이의 읽기 점수의 총점 비교 시 유의한 차이가 없었다.
2. 1학년부터 5학년까지의 비교차성 우세인 아이들과 교차성 우세인 아이들 사이에는 읽기와 읽고 이해하기의 총점을 비교 시 유의한 차이가 있었다. 비교차성 우세인 아이들이 높은 점수를 얻었다. 비교차성 우세라는 것은 양쪽 눈과 손이 같은 쪽을 우세로 가지는 것으로 예를 들어, 왼쪽 눈 우세에 왼손잡이를 말한다.
3. 오른손잡이아동, 오른 눈 우세아동, 그리고 비교차성 우세인 아동은 대조군에 비해 시각운동 통합검사(vis ual motor integration test, VMI)에서 우월 했다.
4. 오른 눈 우세인 아이들과 비교차성 우세인 아이들은 Wold Sentence Copy Test에서 대조군에 비해 우월했다(Maples, 2002).

편측성 에 관한 조언(Laterality Tips)

1. 아이가 충분히 그것을 할 만큼 성숙하지 않았을 때, 그런 것을 시키려고 노력할 필요가 없다. 예를 들어, 5세인 아이에게 아이와 외부 물건의 오른쪽/왼쪽 관계에 대해서는 이해시킬 수 없다.
2. 당신이 반대로 하는 연습을 시도하기 전에, 아이들에게는 그들 자신의 오른쪽과 왼쪽에 대한 충분한 이해가 필요하다.

참고문헌

Annett, M. (1989). The disadvantages of dextrality for intelligence. British Journal of Psychology, 80, 213-226.

Dequiros, J.B. (1979). Neuropsychological fundamentals in learn-ing disabilities. Novato, CA: Academic Therapy Publications.

Geschwind, N. (1982). Left handedness: Association with immune disease, migraine and developmental learning disorder. Psychology, 79, 5097-5100.

Lane, K.A. (1995). Parent's satisfaction with vision therapy. Journal of Behavioral Optometry, 6(6), 151- 153.

Lefebrure, J.J. (1975). Laterality: Multisensorial stimulation. Journal of Optometric Development, 5(2), 7-15.

Maples, W.C. (2002). Handedness, eyedness, hand-eye dominance & academic performance. Journal of Behavioral Optometry, 13(4), 87-90.

McMonnies, C.W. (1992). Reversals and left/right confusion. Journal of Behavioral Opmetry, 3(2), 31-34.

Palmer, R. (1996). Predicting reading ability from handedness measures. British Journal of Psychology, 87(4), 609-620.

Resch, F. (1997). Testing the hypothesis of the relationships between laterality and ability according to Annet's right-shift adults. British Journal of Psychology, 88(4), 621-635.

Rosenbaum, D.B. (2000). On left-handedness, its cause and costs. The New York Times. May 16, 2000.

The left-handed riddle. (1992). Health News, 10(2), 84.

Tighe, T.J. (1968). Perceptual learning in the discrimination processes of children: An analysis of five variables in perceptual pretraining. American Psychological Association, 77, 125-133

Form L-1
머리회전 (HEAD ROLL)

목적 : 편측성(laterality)

준비물 : 단계 2를 위한 메트로놈(metronome)

방법 : 아이가 팔을 옆구리에 붙인 채, 등을 대고 눕도록 한다. 아이가 머리 바로 위 천장에 물체를 쳐다볼 수 있도록 하라. 6세 이하의 아이들은 자신의 오른쪽과 왼쪽에 대한 충분한 이해를 가지지 못한다. 만약 6세 이하의 아동이라면, 이런 활동을 통해서 어느 쪽이 오른쪽이고 왼쪽인지에 대한 방향을 보여 줌으로써 도움을 준다.

관찰 : 아이가 머리를 돌릴 때, 눈도 같이 가도록 한다.

레벨 1 : 당신의 지도에 따라 아이가 머리를 오른쪽으로 돌려 아이의 오른쪽에 있는 물체를 보도록 합니다. 다음, 아이가 머리를 뒤로 돌려 천장을 쳐다보도록 하고, 마지막으로 지도에 따라 아이의 왼쪽 물체 역시 보도록 합니다. 예를 들어, 당신이 오른쪽이라고 말하면 아이는 오른쪽을 향하고, 다음엔 고개를 뒤로 젖혀 천장에 매달린 물체를 보도록 하는 것입니다.

레벨 2 : 1분에 40 비트로 메트로놈을 세팅합니다. 매 비트마다, 아이는 머리위치를 바꾸는데, 처음엔 오른쪽 다음엔 뒤로 젖혀 천장, 그리고 마지막엔 왼쪽으로 바꿉니다. 아이가 "오른쪽" 혹은 "왼쪽" 이라고 말하면서 머리를 돌리도록 합니 다. 당신이 그만 이라고 말할 때까지 계속해서 합니다. 예를 들어, 아이는 "오른쪽", "천장", "왼쪽", "천장", "오른쪽", "천장"이라고 말할 것 입니다.

Form L-2
몸통회전(BODY ROLL)

목적 : 편측성(Leterality)

준비물 : 없음

방법 : 아이가 팔을 양옆에 붙이고, 등을 대고 눕도록 한다.

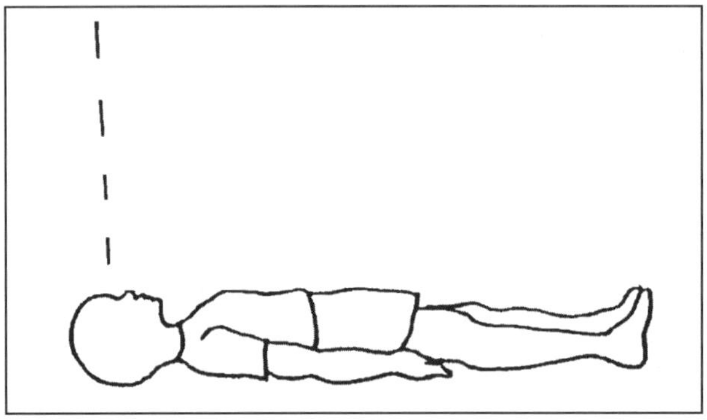

관찰 : 눈을 따라 움직이도록 한다.

레벨 1 :

1. 당신의 지도에 따라 천장을 바로 볼 수 있을 때까지 왼손을 밀어서 오른쪽으로 완전히 구르도록 한다. 오른쪽으로 돌고 있다고 말해준다. 그의 손이 오른손 혹은 왼손이라고 보여줘야만 한다.

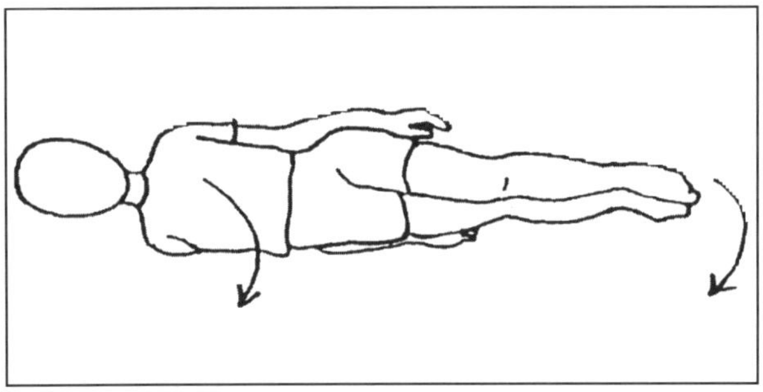

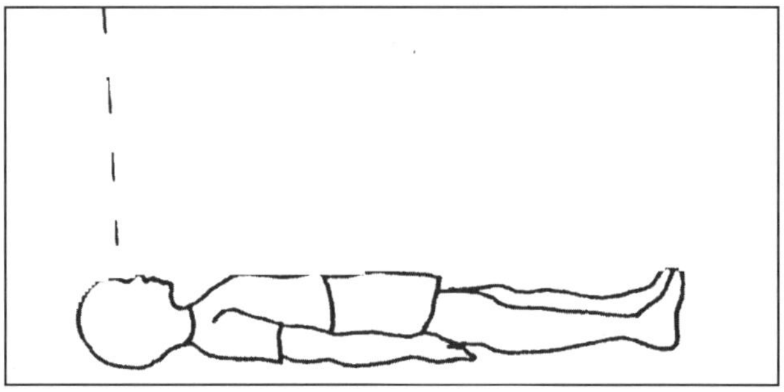

2. 반복한다. 다만 왼쪽으로 구르고 오른손으로 밀도록 한다. 왼쪽으로 구르고 있다고 말해준다.

레벨 2 :

1. 당신이 박수를 한 번 치면 그가 왼쪽 팔로 밀어 오른쪽으로 완전히 돌아 천장을 볼 수 있도록 한다. 왼쪽으로 돌 때, 아이는 "왼쪽"이라고 외친다. 박수 치기를 바꿔본다. 예를 들어, 당신이 박수를 한 번 쳐서 오른쪽으로 연속 두 번 구르기를 하도록 할 수 있을 것이다.

Form L-2 (계속)
몸통회전 (BODY ROLL)

레벨 3 : 단계 2와 동일하나 아이가 박수의 순서를 기억하도록 하여 적절한 순서로 구를 수 있도록 해야 할 것이다. 예를 들어, 짝.........짝짝..........짝 이라고 박수를 치는 것은 오른쪽 구르기, 왼쪽 구르기, 오른쪽 구르기가 될 것이다. 짝 ,짝..............짝짝 은 왼쪽 구르기, 왼쪽 구르기가 될 것이다. 한번 구르기에 다섯 가지 명령이 있도록 하라.

Form L-3
미로게임 (MAZE GAME)

목적 : 편측성(Laterality)

준비물 : 마커보드(Marker board)

방법 : 레벨 3을 위해 마커보드에 물체를 그려라. 다양한 크기와 각각 다른 거리에 위치하도록 하라. 예를 들어,

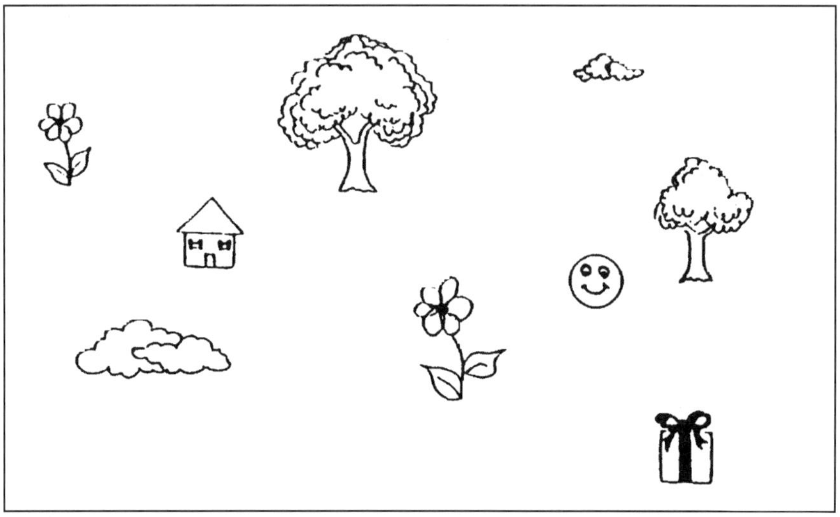

각 단계에서 아이들은 미로를 찾듯이, 물체를 건드리지 말고 통과해야만 한다.

레벨 2 :

1. 아이가 방 끝에 서도록 한다. 방에 의자나 다른 물건들을 흩뜨려 놓는다. 아이는 눈을 감고 미로를 걷듯이 통과해야 만 한다. 당신은 아이가 장애물 근처에 갔을 때 "왼쪽" 혹은 "오른쪽"이라고 말하며 그를 도울 수 있다.
2. 장애물이 있는 곳을 기억할 수 있다면, 레벨 1를 반복한다. 이번에는 "왼쪽" 혹은 "오른쪽" 이라는 말을 해서 그를 도와선 안된다.

레벨 3 :

1. 아이는 보드 끝에 자신의 표지(marker)를 둔다. 눈을 감고 다른 물체를 건드리지 않으면서 미로를 통과하도록 한다. 당신은 아이가 물체 가까이 다가가면 "위", "아래", "왼쪽", "오른쪽" 이라고 말함으로써 그를 도울 수 있다.
2. 수직과 수평 방향 모두에서 이렇게 해본다. 손을 교차해서 해보도록 한다.
3. 보드 위의 목표물의 수를 줄인 뒤 그가 그것을 기억할 수 있다면, 미로를 통과해서 획득하도록 하되 이번에는 방향을 가르쳐줘서는 안된다.

레벨 4, 5 :

1. 레벨 2#1과 2와 같지만, 아이들은 당신이 말한 것과 반대 방향으로 가야만 한다. 예를 들어, 당신이 "왼쪽" 이라고 말한다면, 그는 오른쪽으로 가서 장애물을 피할 수 있도록 하는 것이다. 만약 당신이 "위"라고 말한다면, 그는 아래로 가야 할 것이다.

Form L-4
보행용 손전등 (FLASHLIGHT WALKING)

목적 :편측성(Laterality)

준비물 : 두 개의 손전등 (Two flashlights)

방법 : 아이는 양손에 손전등을 든다.

레벨 3~4 : 아이는 천천히 앞으로 걸으면서 손전등을 든 손과 같은 방향의 발에 또는, 반대 방향의 발에 손전등을 비추도록 한다. 그는 어느 쪽 발인지 발의 이름을 외치고 그 발에 손전등을 비추면서 앞으로 나아간다. 예를 들어 "왼발"이라고 하면, 그는 앞에 나간 발을 손전등으로 비춘다. 또 예를 들어 "왼손"이라고 했을 때, 그의 손전등이 반대 방향 발을 가르킨다면, 순서는 "왼발"" 오른손", "오른발"" 왼손"식이 되는 것이다.

Form L-5
보행순서 (WALKING PROCEDURE)

목적 : 편측성(Laterality)

준비물 : 메트로놈(Metronome)

방법 : 아이가 다음 활동들을 하도록 한다.

레벨 2 : 아이가 걸으면서 "오른팔 위로", "오른발 위로", "오른팔 아래로 " "오른발 아래로"라고 외치게 한다. 매 순간 마다 아이는 움직였던 부위와 그가 움직이게 한 부분을 외쳐야 한다. 10-12 feet를 걷는 동안 오른쪽과 왼쪽을 교대로 하도록 한다.

레벨 3 :

1. 아이가 걸으면서 즉석에서 다리를 선택하도록 하고 그것을 외치도록 한다. 예를 들어, 왼발 위로. 라고 말한다. 그러면 그는 반대편 팔을 들어 올리고 그것을 또 외친다. 예를 들어, 오른손 위로. 라고 말한다. 그리고 먼저 팔을 다시 내린 후 아래로. 라고 외치고, 다리를 내린다. 스텝에 맞춰 같은 시간에 아래로. 라고 외친다.

2. 아이가 앞으로 걸어갈 때, 각각 올라가고 내려가는 팔들을 소리 내어 외치도록 한다. 예를 들어, "오른팔 위로 ", "오른팔 아래로", "오른팔 위로", "오른팔 아래로"처럼 외친다. 그가 뒤로 걷기 시작할 때, 어떤 발이 위로 혹은 아래로 움직였는지 외치도록 한다.

3. 1번과 동일하게 하나, 메트로놈을 1분에 40비트로 설정한다. 아이들이 한 비트에 한 단어만을 말하도록 한다. 예를 들어, 첫 번째 비트에 "오른쪽" 그리고 두 번째 비트에 "손" 그리고 세 번째 비트에 "위로" 처럼 한다. 이것은 매우 느린박자이고, 어떤 아이는 비트와 함께 움직이는 것이 어렵다.

레벨 4, 5 : 메트로놈을 1분에 40비트로 설정한다. 아이가 앞으로 걸어갈 때, 아이는 한 비트에 세 단어를 말한다. 예를 들어, 첫 번째 비트에 "오른팔 위로" 그리고 두 번째 비트에 "왼발 위로" 그리고 세 번째 비트에 "왼발 아래로"처럼 한다. 빨리 하는 게 어색한 아동에게는 한 비트에 세 단어를 말하고 말한 대로 움직이게 하는 것이 어려울 것이다.

Form L-6
마커보드의 숫자에 동그라미치기
(NUMBERED CIRCLES ON MARKER BOARD)

목적 : 편측성(Laterality)

준비물 : 마커보드와 메트로놈(Marker board, Metronome)

방법 : 마커보드에 무작위로 1에서 5까지의 숫자를 늘어놓는다(아이가 잘 할수록 숫자의 개수를 늘리도록 한다). 아이는 보드 앞에 서고, 세 번에 걸쳐 각각의 숫자에 동그라미를 그린다. 세 번 동그라미 후에 숫자 1에서 2까지 선을 그리고, 세 번 동그라미를 그리고 이어지는 다음 숫자에 계속 해나간다.

레벨 1 : 아이가 각 숫자에 세 번씩 동그라미를 그리도록 한다. 처음엔 오른손 그리고 다음엔 왼손으로 하도록 한다.

레벨 2 :

1. 모든 동그라미는 시계방향 혹은 반 시계 방향으로 그리도록 한다. 무엇이 시계 방향이고, 반 시계 방향인지 아이에게 미리 보여줘야만 한다.
2. 모든 짝수에 시계 방향으로 동그라미를 그리도록 하고, 나머지 수에는 반 시계 방향으로 그리도록 한다.

레벨 3~5 :

1. 아이가 모든 숫자에 시계 방향이나 반 시계 방향으로 동그라미를 그리도록 한다. 메트로놈의 비트에 맞춰서 숫자 들에 동그라미를 치고, 맨 위에 있는 동그라미는 첫 번째 비트에 그리고 두 번째 비트에는 맨 바닥에 동그라미를 그리도록 한다.
2. 동그라미에는 모든 조합과 모든 숫자를 이용하도록 한다. 글자를 쓸 수도 있는데 아이가 그 단어의 철자를 말하도록 한다.

Form L-7
눈속의 천사(ANGELS IN THE SNOW)

목적 : 편측성(Laterality)

준비물 : 마스던볼, 메트로놈(Marsden ball, metronome)

방법 : 팔꿈치를 옆에 붙이고 발뒤꿈치도 꼭 붙인 채로 등을 대고 바닥에 눕도록 한다. 그의 몸의 한 부분을 건드리거나, 소리 내어 불렀을 때, 그는 그 부분을 움직여서 그의 몸으로부터 멀리 떨어지도록 해야 한다.

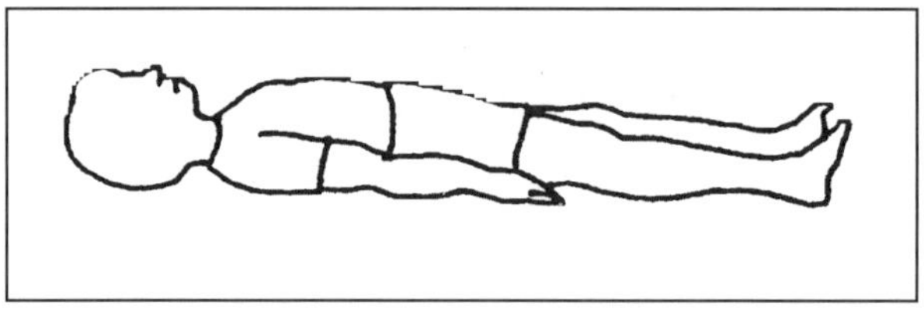

관찰 : 사지는 바닥에서 떨어지면 안된다. 바닥에 끌도록 해야 한다. 동시에 팔다리는 마무리 자세에 도달해야 한다. 마무리 자세는 다리가 가능한 넓게 벌려 있는 자세다.

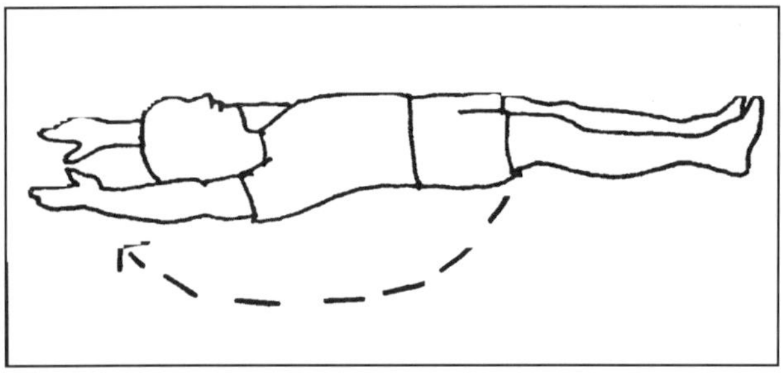

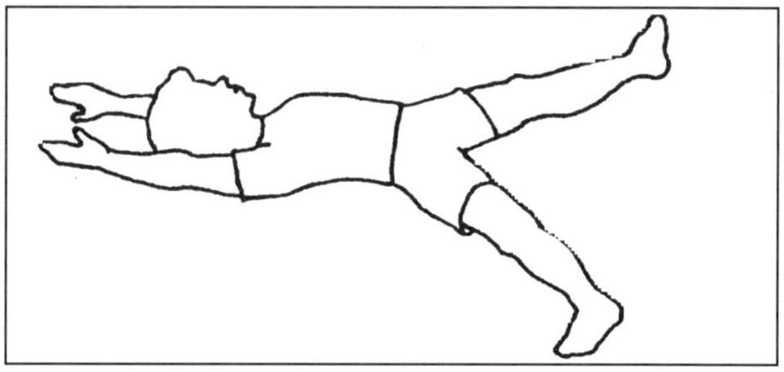

레벨 1 :

1. 움직임을 원하는 팔이나 다리를 건드려라. 아이는 지금 자신이 무엇을 하고 있으며 또 팔다리를 움직인다는 것을 소리 내어 외친다.
2. 1을 반복하지만 만지지 말고, 움직이길 원하는 부위를 지적하라.

레벨 2 : 동시에 아이는 팔 다리 중 두 부분을 움직여서 최대한 밖으로 향하는 자세를 취하게 된다. 예를 들어, 두 팔은 머리 위로, 혹은 오른쪽 팔과 오른쪽 다리 혹은 오른쪽 팔과 왼쪽다리가 동시에 움직일 수 있다.

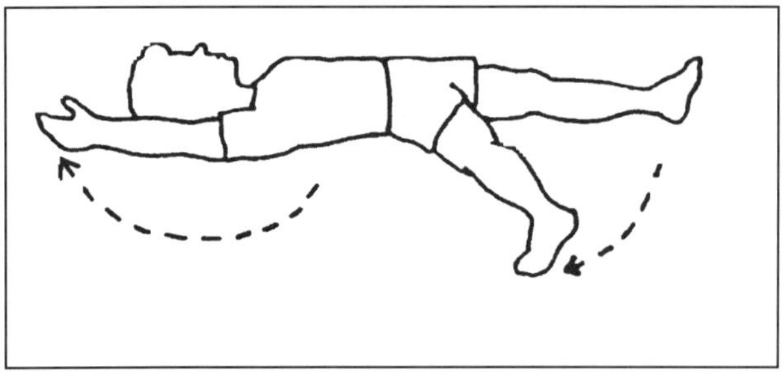

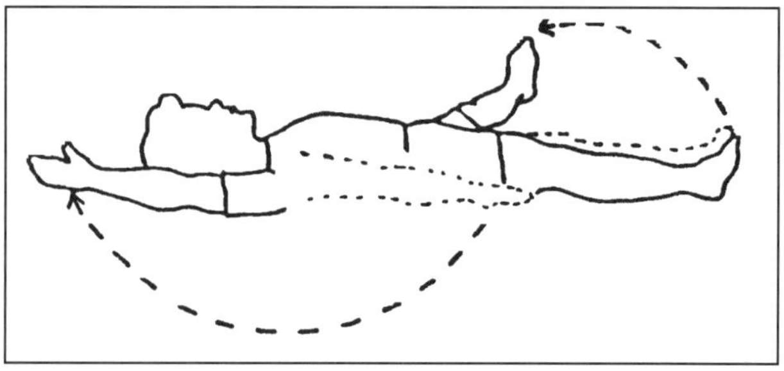

레벨 3 :

1. 메트로놈을 분당 40비트로 맞춰놓는다. 모든 팔다리를 조합할 수 있다. 팔다리는 특정 비트에 맞추어 움직이도록 하는데 보통은 4에 맞춰 시작한다. 4비트에 마지막 자세가 되도록 하고, 다음 4비트에는 원래 자세가 되도록 한다.
2. 8비트로 늘린다.

Form L-7 (계속)
눈속의 천사 (ANGELS IN THE SNOW)

레벨 4 :

1. 이 활동을 할 때 Marsden ball을 함께 사용할 수 있다. 이것은 테니스 공 만한 크기이고, 천장에 걸어서 아이의 흉부 3피트 위에 도달하도록 매어 놓는다. 아이는 Marsden ball 밑에 눕는다. 공이 포물선을 그리며 머리에서 발끝의 방향으로 움직이도록 한다. 아이에게 공이 아이의 머리 위에 도달했을 때, 오른팔과 오른다리가 펴져야 하고, 공이 발끝에 닿았을 때는 왼팔과 다리가 펴짐과 동시에 오른팔과 다리는 시작자세로 돌아와야만 한다.

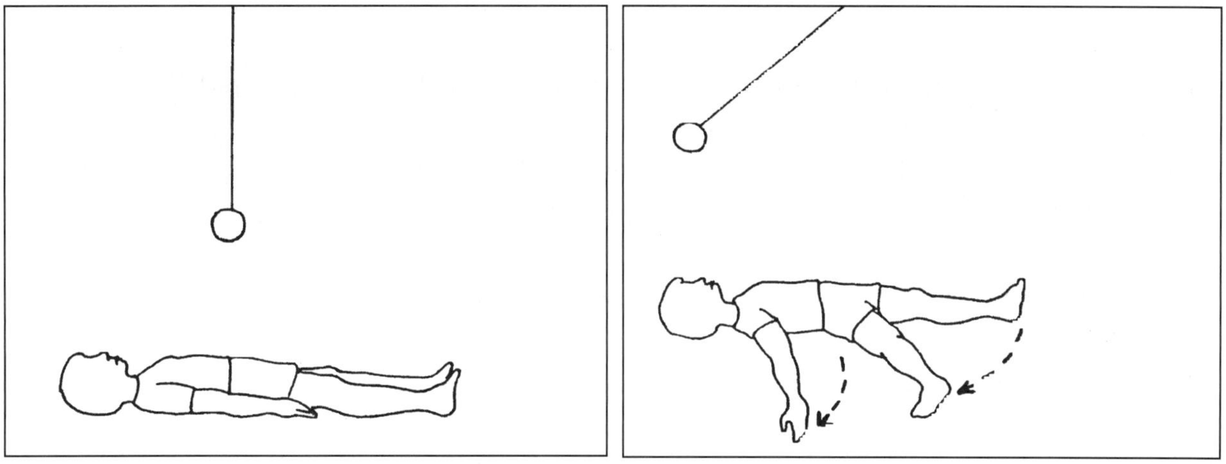

2. 공의 방향과 움직여야 하는 팔다리를 다양하게 바꿔라. 예를 들어, 공을 왼쪽에서 오른쪽으로 흔들리게 할 수 있다. 공이 그의 오른쪽에 왔을 때, 양팔이 머리 위로 올라오도록한다. 왼쪽으로 왔을 때는 양다리가 밖으로 펴지고, 팔은 옆구리에 붙어 처음 자세로 되돌아오도록 한다.

레벨 5 : 1분에 40비트로 메트로놈을 맞춘다. 어떤 팔다리든 자유롭게 조합해서 사용할 수 있다. 특정 비트에 팔다리가 움직이도록 정한다. 정해진 비트의 마지막에 최대 자세를 취하고 정해진 비트에 처음 자세로 다시 되돌아 와야 한다. 팔다리에 따라 비트수를 다양화하라. 예를 들어, 4비트에 팔을 머리 위로 올리고 8비트에는 다리를 벌리도록 한다. 팔다리의 어떤 부위든, 어떤 비트든 자유롭게 조합해서 사용하라.

Form L-8
마커보드에 암호화 (CODING OR MARKER BOARD)

목적 : 편측성(laterality)

준비물 : 마커보드(Marker board)

방법 : 아이 키 높이에 맞춘 마커보드에 아동의 등과 어깨 부분의 외곽선을 그린 뒤 거기에 아홉 개의 작은 원을 그려 넣는다. 그의 등에 있는 점들 중 하나를 건드리면, 아이는 그것에 일치하는 점을 보드 위에서 지적할 것이다.

레벨 2 : 아이가 각각의 점을 마커보드에 정확하게 짚어 낼 때까지 그의 등에 있는 아홉 개의 점들을 건드려라.

레벨 3 : 한 점에서 다른 점으로 리드미컬하게 두드리고, 처음엔 두 개에서 시작하여 점차 세 개 이상으로 올리도록 한다. 불규칙한 리듬으로 반복한다. 아이는 이 패턴을 보드 위에 똑같이 옮긴다.

레벨 4, 5 : 등에 있는 한 개의 점에서 다른 점으로 옮겨가며 선을 긋는다. 보드 위에 똑같이 옮기도록 한다. 반드시 같은 방향으로 그려야만 한다.

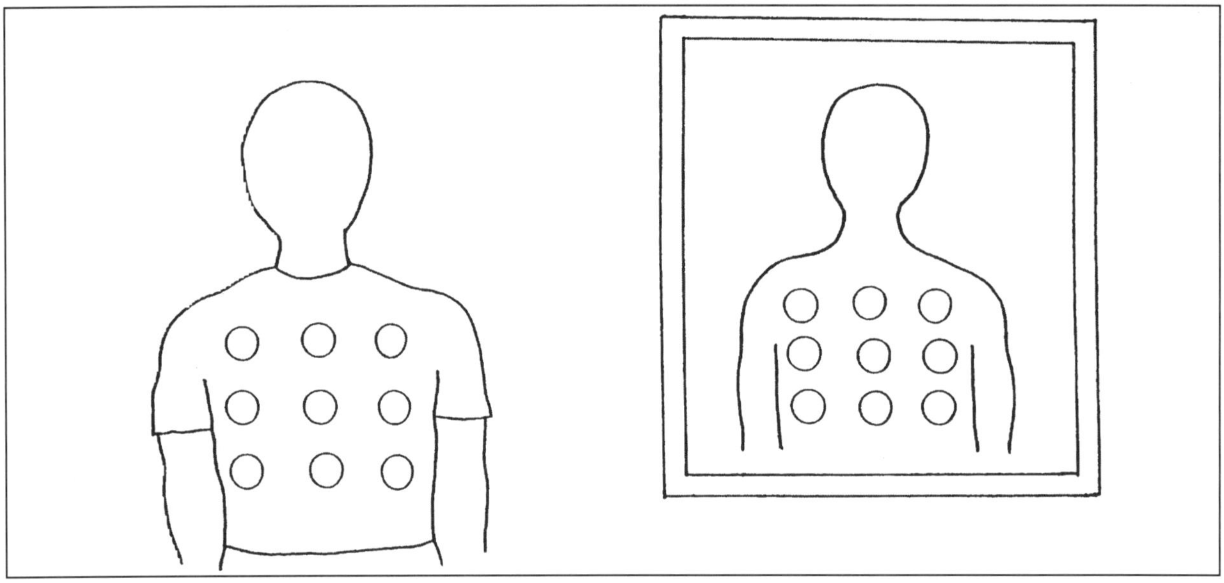

Form L-9
촉각강화(TACTILE REINFORCEMENT)

목적 : 편측성(Laterality)

준비물 : 단계 3에 사용할 플라스틱 글자들

방법 : 아이는 눈을 감은 채, 당신의 지시를 따를 것이다.

레벨 2 :

1. 아동의 눈을 감게 하고, 몸의 한 부분을 건드린다. 아이는 어떤 부위인지 어느 쪽인지 말한다. 예를 들어, 얼굴의 오 른쪽. 이라고 할 수 있다.
2. 아이는 눈을 감은 채 손을 테이블 위에 둔다. 그의 손가락 중 하나를 건드리고, 그것을 움직이도록 한다. 두 개의 손 가락을 동시에 건드리고, 그것을 움직이도록 한다.

레벨 3 :

1. 눈을 감고 손은 편안한 상태로 둔다. 예를 들어, 테이블 바로 앞에 아이를 두고, 아이의 손을 2초 동안 새로운 자세 가 되도록 한 뒤 다시 원래 자세로 돌려놓는다. 아이는 눈을 뜨고 방금 움직였던 그 자세를 취해본다. 이 활동을 할 동안 한 손 혹은 양손을 사용할 수 있다.
2. 아이는 눈을 감은 채, 손에 다양한 물체나 글자들을 올려놓는다. 눈은 계속 감은 채, 이것이 무엇인지 말하도록 한다.

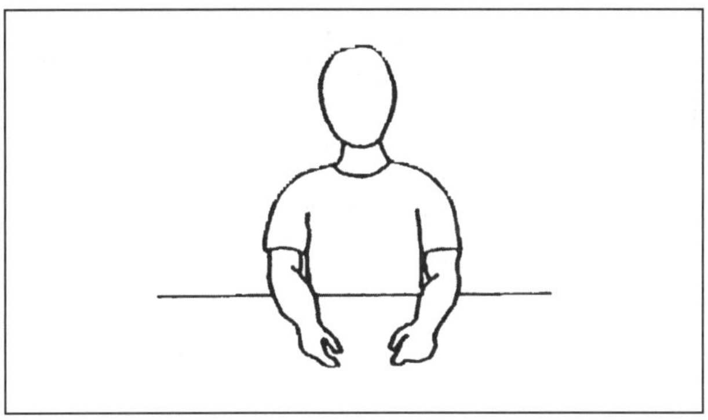

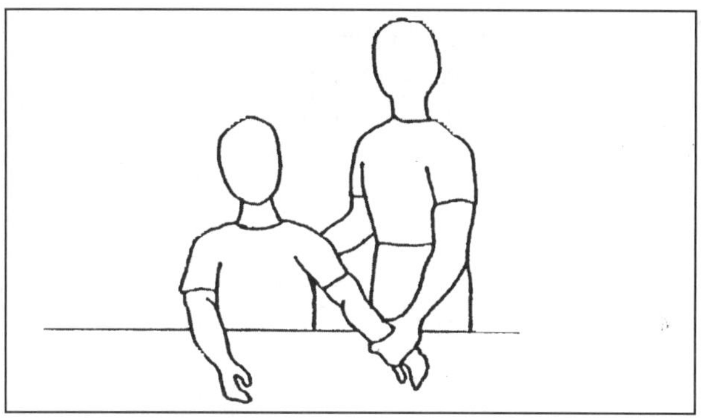

레벨 4, 5 : 아이가 눈을 감게 하고, 손등에 단순한 디자인을 그려 본 뒤 눈을 뜨고 보드에 그 디자인을 그리도록 한다.

Form L-10
시계게임 (THE CLOCK GAME)

목적 : 편측성(Laterality)

준비물 : 마커보드(Marker board)

방법 : 마커보드에 지름이 대략 18인치 정도 되는 원주에 1에서 8까지의 수를 같은 간격으로 배치한다. 예를 들어,

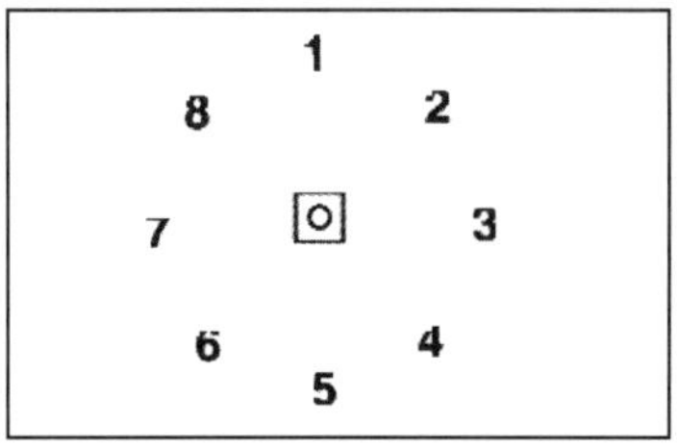

숫자 중 1과 5는 수직선상에 두어야 하고, 3 과 7은 수평선상에 두어야 하며, 2와 6 그리고 4와 8은 대각선상에 두어야만 한다. 중앙에는 안에 동그라미가 들어 있는 네모를 그려 놓아야 한다. 원 중앙에 있는 박스는 모든 움직임의 종결부분이 된다. 모든 활동에서 아이는 두 손을 동시에 움직여서 같은 목표에 동시에 도달해야만 한다. 시작 숫자에 각각 손을 올려 좋고 종결 숫자로 손이 이동하도록 한다. 아이는 손을 움직이기 전에 움직여야할 손과 방향을 말해야만 한다. 예를 들어, 단계 2에서 아이는 "왼손은 왼쪽으로 오른손은 오른쪽으로 움직일 거예요"라고 말할 것이다.

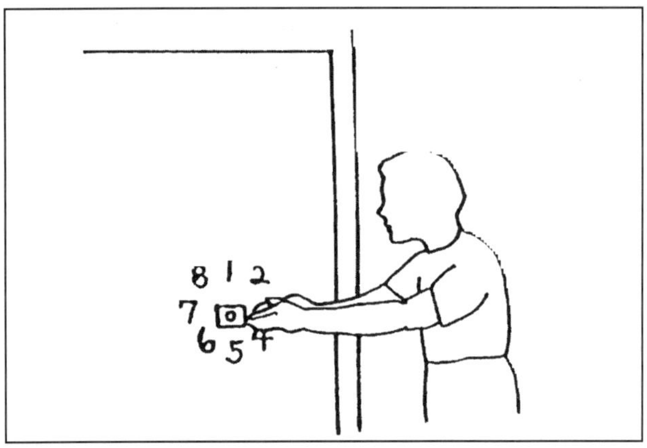

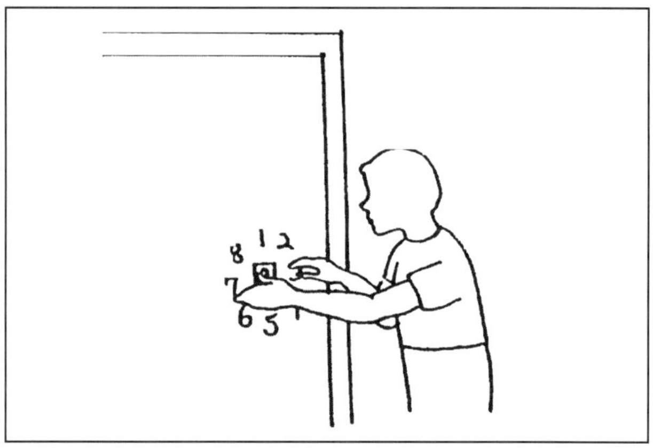

레벨 2 :

1. 원의 중심을 향한다. 이 활동에서 아이는 두 손을 원주에 두고 시작하며, 그 손들을 다시 중심으로 가져오도록 해야 한다. 다음과 같은 식으로 시행하라.

왼손(Left Hand)		**오른손(Right Hand)**	
start	stop	start	stop
7	o	3	o
1	o	5	o
5	o	1	o
8	o	4	o
6	o	2	o

Form L-10 (계속)
시계게임 (THE CLOCK GAME)

2. 중심으로부터 반대방향으로 움직이기

왼손(Left Hand)		**오른손(Right Hand)**	
시작(start)	멈춤(stop)	시작(start)	멈춤(stop)
o	7	o	3
o	1	o	5
o	5	o	1
o	8	o	4
o	6	o	2

3. 평행으로 움직이기

왼손(Left Hand)		**오른손(Right Hand)**	
시작(start)	멈춤(stop)	시작(start)	멈춤(stop)
7	0	0	3
0	7	3	0
1	0	0	5
0	1	5	0
5	0	0	1
0	5	1	0
8	0	0	4
0	8	4	0
6	0	0	2
0	6	2	0

Form L-10 (계속)
시계게임 (THE CLOCK GAME)

레벨 3 :

1. 정점으로 움직이기, 중심으로 움직이기

왼손(Left Hand)		**오른손(Right Hand)**	
시작(start)	멈춤(stop)	시작(start)	멈춤(stop)
7	o	1	o
7	o	5	o
1	o	3	o
5	o	3	o
8	o	1	o
8	o	3	o
8	o	5	o
6	o	1	o
6	o	3	o
6	o	5	o
8	o	2	o
6	o	4	o
7	o	2	o
7	o	4	o
1	o	2	o
1	o	4	o
5	o	2	o
5	o	4	o

2. 중심으로부터 멀어지게 움직이기

왼손(Left Hand)		**오른손(Right Hand)**	
시작(start)	멈춤(stop)	시작(start)	멈춤(stop)
o	7	o	2
o	7	o	5
o	1	o	3
o	5	o	3
o	8	o	1
o	8	o	3
o	8	o	5
o	6	o	1
o	6	o	3
o	6	o	5
o	8	o	2
o	6	o	4
o	7	o	2
o	7	o	4
o	1	o	2
o	1	o	4
o	5	o	2
o	5	o	4

Form L-10 (계속)
시계게임 (THE CLOCK GAME)

레벨 4~5 :

1. 정점으로 움직이기, 왼쪽에서 오른쪽으로 움직이기

왼손(Left Hand)		**오른손(Right Hand)**	
시작(start)	멈춤(stop)	시작(start)	멈춤(stop)
7	o	o	1
7	o	o	5
7	o	o	2
7	o	o	4
8	o	o	3
8	o	o	5
8	o	o	1
8	o	o	2
6	o	o	3
6	o	o	1
6	o	o	4
6	o	o	o

2. 왼쪽으로 움직이기, 정점으로 움직이기

왼손(Left Hand)		**오른손(Right Hand)**	
시작(start)	멈춤(stop)	시작(start)	멈춤(stop)
o	7	1	o
o	7	5	o
o	7	2	o
o	7	4	o
o	8	3	o
o	8	5	o
o	8	1	o
o	8	2	o
o	6	3	o
o	6	1	o
o	6	4	o
o	6	5	o

Form L-11
중심선 훈련 (MIDLINE TRAINING)

목적 : 편측성(Laterality)

준비물 : 펜 전등(Penlight)

방법 : 단계별 지시에 따른다. 중심선(midline)에 대해서 설명하고, 아동의 중심선과 당신의 중심선을 보여줘야 한다.

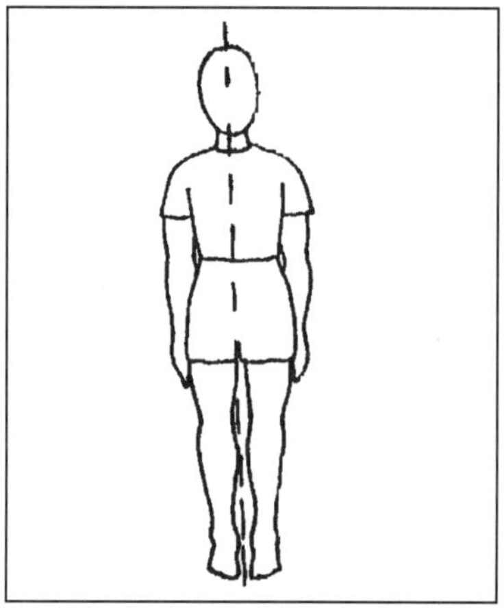

레벨 1 : 아이가 앞으로 나란히 자세를 취하도록 한다. 아이가 팔을 양옆으로 최대한 많이 벌리도록 하고, 다시 시작자세로 되돌아오도록 한다. 팔을 밖으로 뻗을 때마다 "밖으로" 라고 외친다. 팔을 안으로 모을 때마다 "안으로" 라고 외친다. 눈을 감고 반복한다.

레벨 2 : 얼굴은 똑바로 앞을 향하게 하고, 오른팔은 오른쪽을 향하도록 한다. 팔을 중심선으로 모으도록 하고, 이때 "밖에서 안으로" 라고 외치도록 한다. 중심선에서 멈춘 뒤 "안에서 밖으로" 라고 외치며 오른팔이 중심선을 넘어 왼쪽으로 향하도록 한다. 이것을 아이의 왼팔로 한번 더 반복하고, 이때 왼팔이 왼쪽에서 오른쪽으로 넘어가도록 한다. 눈을 뜨고 하고, 눈을 감고도 해본다.

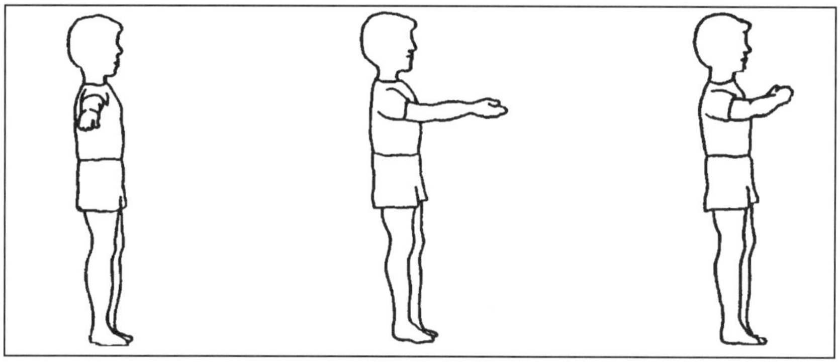

Form L-11 (계속)
중심선 훈련 (MIDLINE TRAINING)

레벨 3 :

1. 얼굴은 똑바로 앞을 향하게 하고, 오른팔은 오른쪽을 향하도록 한다. 아동이 팔을 중심선으로 향하면서"오른쪽에서 왼쪽으로" 라고 말하고 중심선에서 멈춘다. 중심선을 넘어 팔을 계속해서 왼쪽으로 향하며"왼쪽" 이라고 말하도록 한다. 이 동작을 왼팔로 왼쪽에서 오른쪽을 향하는 식으로 한번 더한다.
2. 1을 반복하나, 오른 팔은 왼쪽을 향하다가 왼쪽에서 오른쪽으로 움직이면서 "왼쪽에서 오른쪽으로" 라고 외친다. 왼팔로 이것을 반복하는데 오른쪽으로 갔다가 오른쪽에서 다시 왼쪽으로 움직이도록 한다.
3. 1과 2의 과정을 반복하나, 중심선에서 멈추지 않는다. 오른쪽에서 왼쪽으로, 왼쪽에서 오른쪽으로 멈추지 말고 동작을 끝까지 수행하게 한다. 눈은 뜨고, 또 감고 할 수 있다.

레벨 4, 5 : 어두운 방에 아이를 의자에 앉혀 둔다. 그의 오른쪽에서 시작하면서 "오른쪽에서 왼쪽" 이라고 외치도록 한다. 그리고 중심선에 이르면 다시 "오른쪽에서 왼쪽으로" 라고 외치며 중심선을 넘어가도록 한다. 같은 동작을 왼쪽에서 다시 한번 해본다.

Form L-12
교차적 움직임 (RECIPROCAL MOVEMENTS)

목적 : 편측성(Laterality)

준비물: 없음

방법 : 아동은 당신의 움직임을 따라해야 한다.

레벨 1 :

1. 양손은 가슴 높이로 앞으로 올린 채로 반듯이 서게 한다. 한쪽 손을 닫을 때 한쪽 손은 열리도록 한다. 이런 동작은 메트로놈과 비슷하다.
2. 어깨 높이로 팔을 좌우로 벌리고 한쪽 팔이 내려갈 때, 다른 한쪽 팔은 올라가도록 하라.
3. 한쪽 팔은 들어 올리고, 반대쪽 다리는 바깥쪽으로 뻗도록 한다.

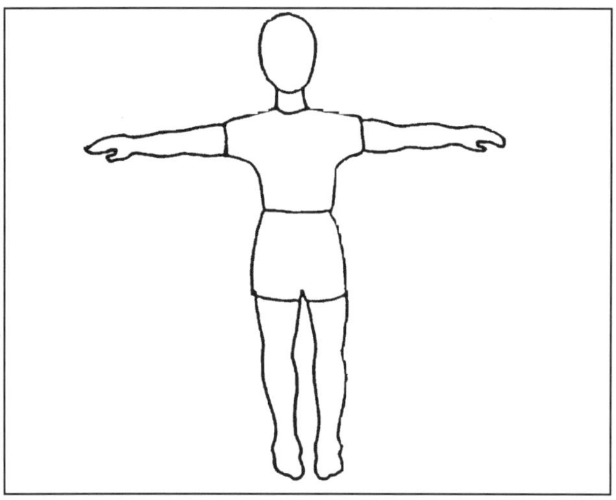

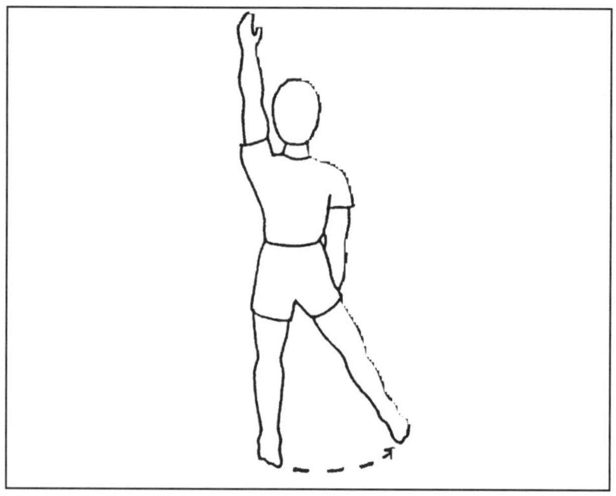

레벨 2 :

1. 아이와 마주보고 선 뒤, 어깨 높이로 팔을 옆으로 벌린 후 아이가 이 동작을 따라 하도록 한다. 예를 들어, 당신이 오른 팔을 들었다면 아이는 왼쪽 팔을 들어야 한다.
2. 아이와 마주보고 선 뒤, 당신이 한 것과 같은 부위를 움직이도록 한다. 만약 당신이 왼쪽 팔을 들었다면, 아이도 아이의 왼쪽 팔을 들어야 할 것이다.

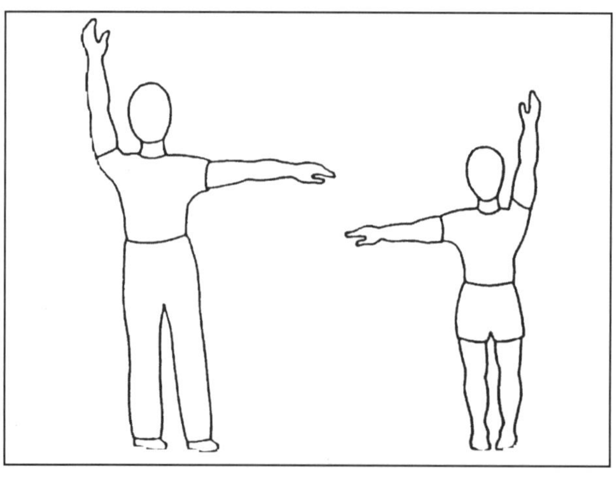

Form L-12 (계속)
교차적 움직임 (RECIPROCAL MOVEMENTS)

레벨 3 : 아이와 마주보고 서서, 양팔을 어깨너비로 벌린다. 아이에게는 당신이 움직인 것과는 같은 쪽 사지를 반대쪽을 움 직여야 한다고 말해둔다. 예를 들어, 당신이 오른쪽 팔을 들어 올렸다면, 아이는 오른쪽 팔을 내려야한다. 당신이 팔을 몸 쪽으로 모으면 아이는 바깥쪽으로 뻗어야 한다.

레벨 4, 5 : 양팔을 어깨 너비로 벌린 채 아이 옆에 선다. 아이는 반드시 당신의 몸과 반대쪽 사지를 이용하여 당신이 한 행동을 반대로 하여야 한다. 예를 들어, 당신이 오른쪽 팔을 들어 올리면 그는 왼쪽 팔을 내린다.

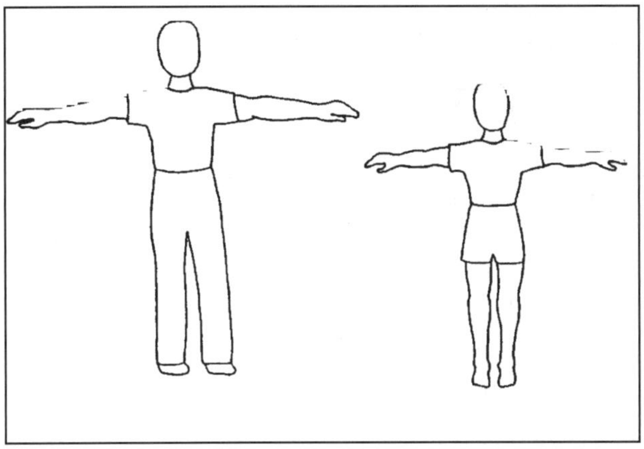
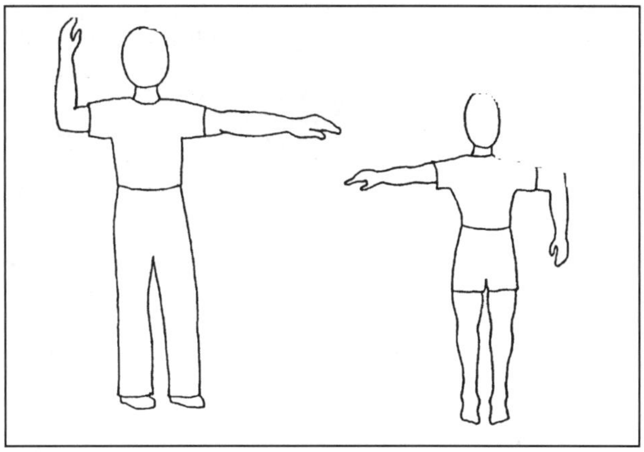

Form L-13
틱-택-토 (TIC-TAC-TOE)

목적 : 편측성(Laterality)

준비물 : 마커보드(Maker board)

방법 : 당신은 마커보드를 이용하여 아이와 함께 틱-택-토 게임을 한다.

레벨 2 :

1. 아이는 X표를 그리고 싶은 칸을 불러야만 한다. 예를 들어, "맨 위에서 왼쪽" 이라고 말할 수 있다.

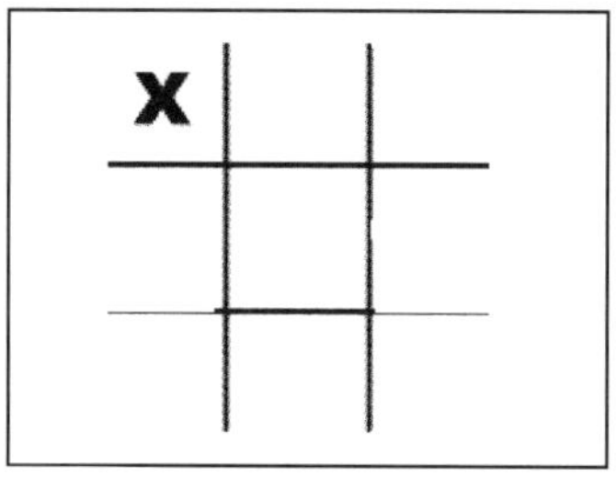

2. X를 칸 안에 그려 넣고, 당신은 당신이 원하는 칸에 O를 그려 넣어야 한다.

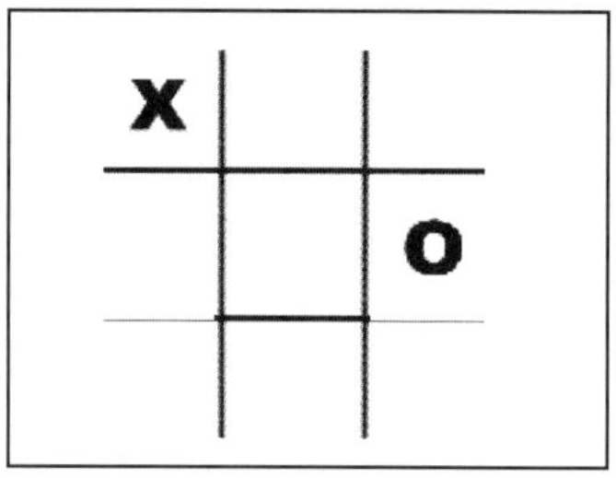

3. 알맞은 칸을 부르는 데는 한번의 기회밖에 없다. 만약 "맨 위의 오른쪽"이라고 한다면 그곳에 X표를 그려 넣어야 한다.

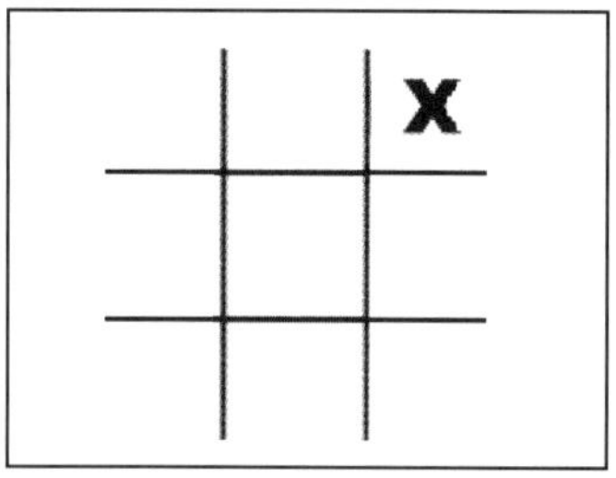

레벨 3~5 : 아이는 X표를 그려 넣을 칸을 반드시 불러야 한다. 예를 들어 "맨 위에서 왼쪽"의 식이다. 이 활동을 할 때는 아이는 보드에 표시하지 않는다. 그는 어디에 X표를 넣을지 기억해야만 한다. 당신은 보드에 O를 그려 넣을 수 있으나, 그는 X를 넣을 자리를 기억해야만 한다.

Form L-14
Xs 순서 (XS PROCEDURE)

목적 : 편측성(Laterality)

준비물 : 마커보드, 메트로놈(Marker board, metronome)

방법 : 일곱 개의 X자를 마커 보드에 늘어놓는다. 중심에 있는 X는 코 높이여야 한다. 양옆의 X는 중심 X에서 12-18인치 정도 떨어져 있어야 한다(간격은 아이의 크기에 따라 달라진다). 다른 두개의 X들은 양옆에 X들의 바로 위와 바로 아래에 위치한다. 아이는 양손에 분필을 하나씩 쥐어야한다.

X		X
X	X	X
X		X

아이는 분필로 X자를 표시하기 시작하는데, 당신은 그가 움직여야할 팔과 움직일 방향에 대해서 말해줘야 한다. 각각의 손은 시작점 X에서 시작하여 지시된 X자까지 갔다가 다시 시작점 X로 되돌아오게 한다.

레벨 2 :

1. 오른손의 마커는 오른쪽 X에 놓여 있어야 하고, 왼손 마커는 왼쪽 X위에 놓여 있어야 한다. 아이에게 중앙의 X를 봐야한다고 말해 주어라. 그 뒤에 각각의 마커를 중앙의 X로 움직이고, 다시 처음 위치로 되돌아가는데 한번에 하나씩 하고, 어느 손이 움직이는지 아이가 스스로 말하면서 하도록 한다.
2. 오른손을 먼저 움직이고 나중엔 왼손 그 후엔 양손을 같이 움직이는데 "오른쪽", "왼쪽", "양손" 이라고 움직이고 있는 부위에 대해서 말하도록 한다. 결국 오른손이 중앙으로 오고, 왼손이 중앙으로 온 뒤 양손이 모두 제자리로 돌아가게 하는 것이다.
3. 다르게 변형시켜서 할 수도 있는데 "오른손, 양손, 왼손"식이 된다. 그가 오른쪽이라고 말하고 오른쪽에 있던 오른 손을 중앙으로 옮긴다. "양손" 하고 말하고 왼쪽에서 중앙으로 손을 옮기고, 오른손은 중앙에서 다시 오른쪽으로 옮겨간다. 그리고 "왼쪽" 이라고 말한 뒤 왼손을 중앙에서 왼쪽으로 보낸다.

레벨 3~5 :

1. 아이는 어떤 X를 어디서 어디로 옮겨야 하는지 교육받는다. 예를 들어, 왼손이 왼쪽 X에서 왼쪽 아래쪽의 X로 옮겨가는 동안 오른손은 오른쪽 X에서 맨 위의 오른쪽 X로 옮겨야 한다. 예를 들어, 오른쪽, 왼쪽, 양쪽, 이라고 지시를 들으면, 오른쪽 마커는 맨위 오른쪽 X로 왼쪽 마커는 왼쪽 아래 X로, 옮기고 양손은 다시 처음 위치로 되돌 아간다.
2. 메트로놈을 이용한다. 박자마다 한 가지 움직임을 취해야 한다.
3. 방향을 네 가지에서 다섯 가지로 늘린다. 예를 들어, 네 방향이라고 하면 "오른쪽, 양쪽, 왼쪽, 양쪽"이라고 할 수 있다.
4. X들은 다른 방향에 둔다. 수평에 늘어놓은 3개의 X는 같은 위치에 두지만, 수직선의 X는 변경할 수 있다.

Form L-15
보드 위에 화살 (ARROWS ON BOARD)

목적 : 편측성(Laterality)

준비물 : 마커보드, 메트로놈(Marker board, Metronome)

방법 : 화살표 네 개를 보드에 그린다. 하나는 위로, 하나는 아래로, 하나는 오른쪽, 그리고 남은 하나는 왼쪽을 향하도록 한다. 아이는 그 보드의 10피트 전방에 서 있도록 한다. 예를 들어.

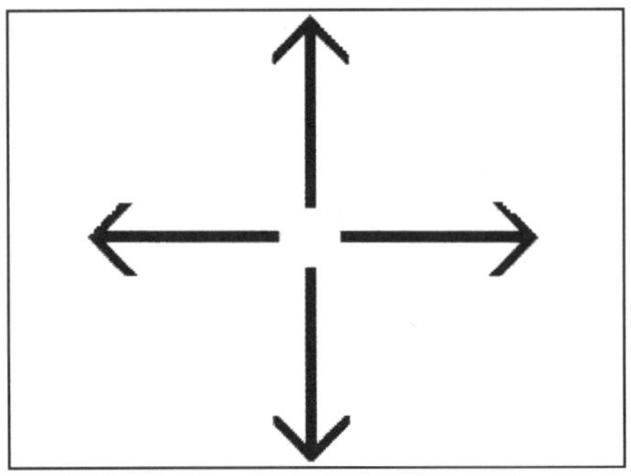

메트로놈의 소리를 들으면서, 그는 손을 화살표 방향으로 움직이면서, 어떤 방향인지 말한다. 시계방향이나 반시계방향으로 돌아가면서 할 수 있다.

레벨 1 : 아이는 화살 앞에 선다. 메트로놈 소리를 듣고, 손을 모은 후 화살을 가르키고 그 방향에 대해서 말한다. 맨 위 화살에서 시작하여 시계 방향이나 반시계방향으로 움직인다. 예를 들어,

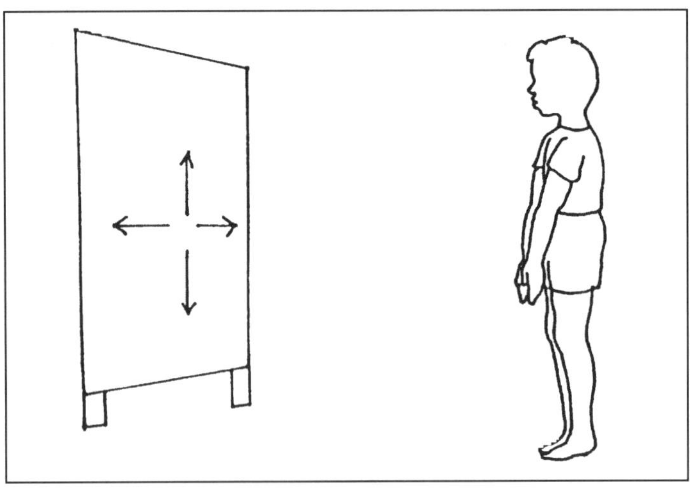

레벨 2~3 : 이번엔 양손이 각각 다른 쪽을 가르키도록 하는데, 위 방향과 아랫방향을 동시에 짚도록 한다거나, 오른손으로는 오른쪽 화살을, 왼손으로는 왼쪽 화살을 가르키도록 할 수 있다.

Form L-15 (계속)
보드 위에 화살 (ARROWS ON BOARD)

레벨 4~5 :

1. 4개 화살을 더 그려 넣어라. 예를 들어, 다음과 같다.

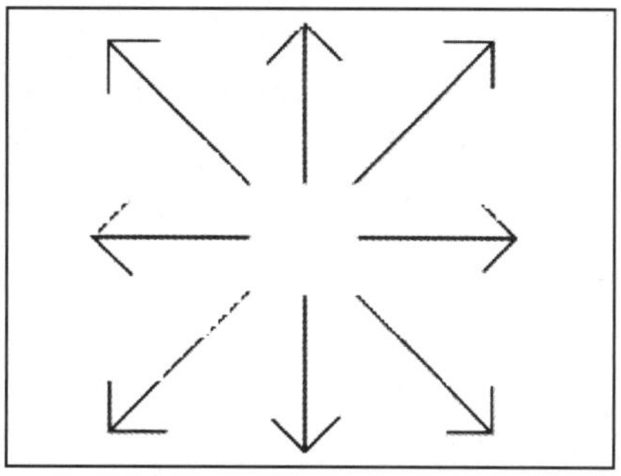

아이는 한손 만 써야하고 메트로놈의 한 박자마다 화살의 방향을 외쳐야 한다.
예를 들어, 위, 오른쪽 위, 오른쪽, 오른쪽 아래, 아래, 왼쪽 아래, 왼쪽, 왼쪽 위 이렇게 말할 수 있다.

2. 양손을 동시에 하나는 위에 하나는 아래 화살에 두고, 오른손은 오른쪽 화살에 그리고 왼손은 왼쪽 화살에 두는 등 다양한 방법으로 할 수 있다.

Form L-16
수직선 (VERTICAL LINES)

목적 : 편측성(Laterality)

준비물 : 시각 운동 활동 시트, 메트로놈(Visual motor activity sheet, metronome)

방법 : 아이는 테이블 앞에 앉히고 당신은 아이 옆에 앉아라. 아이가 활동시트를 들어야 하는데 이때 간격은 일반적인 읽기 간격정도로 한다. 메트로놈의 박자에 맞춰서, 수직선과 수평선에서 좌표를 부르도록 한다. 예를 들어, 왼쪽에서 오른쪽으로 이어지는 맨 윗줄은 오른쪽 위로, 중간 아래, 오른쪽 아래, 왼쪽 위로 같은 형식이다.

레벨 3~5 :

1. 왼쪽에서 오른쪽 방향으로 각 열의 위치를 부르도록 한다.
2. 수직선 방향으로 가도록 한다.
3. 메트로놈 없이, 수평과 수직 방향을 동시에 하여 시간을 잰다. 속도를 기록하라.

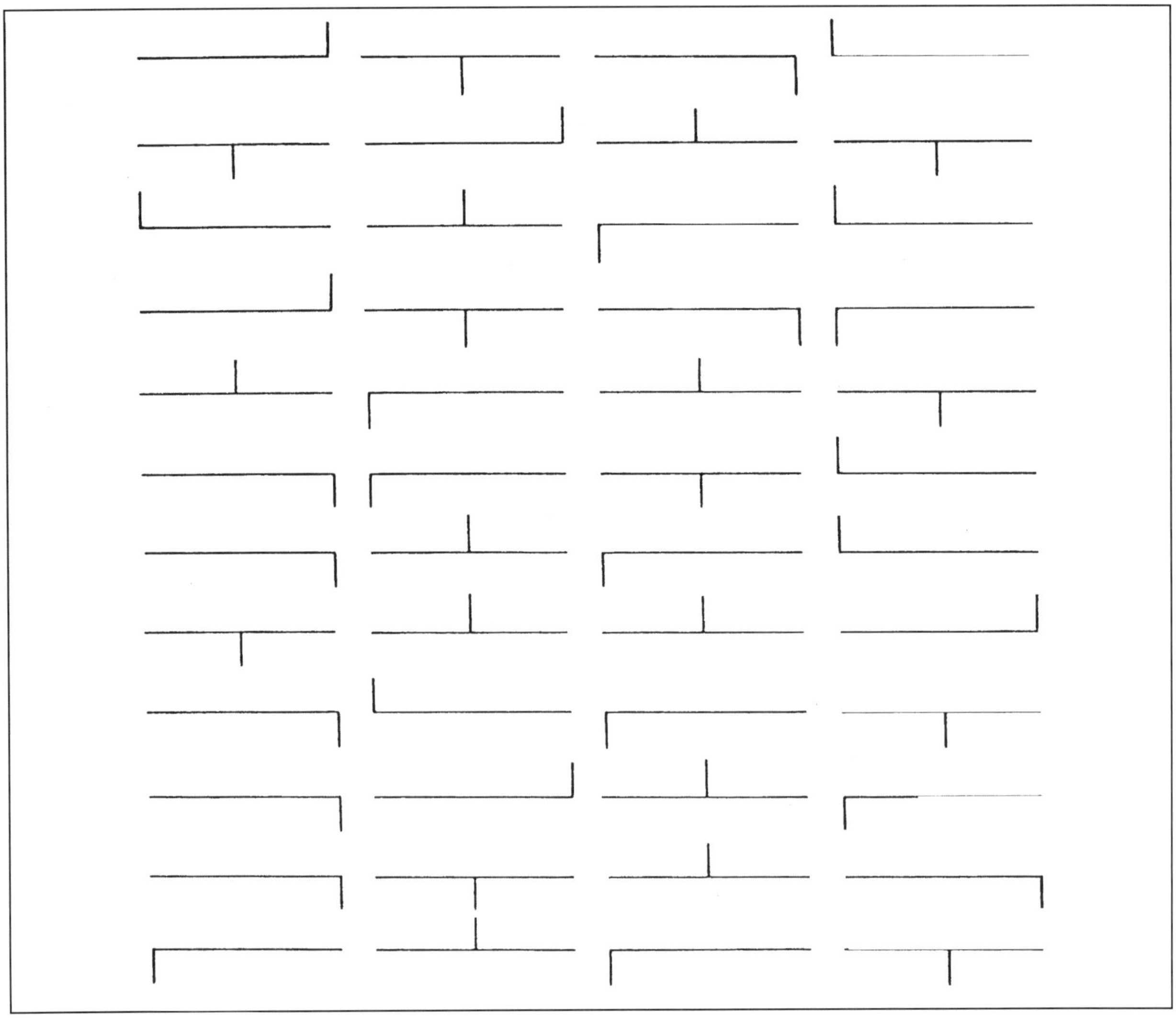

Form L-17
신체지각 (BODY AWARENESS)

목적 : 편측성(Laterality)

준비물 : 없음.

방법 : 아이가 다음 사항들을 이행하도록 한다.

레벨 1~2 : 아동이 무릎을 구부리고, 발바닥은 바닥에 붙인 채로 바닥에 앉게 한다. 다음과 같은 순서대로 하도록 말해준다.

1. 왼손을 오른발 끝에 두어라.
2. 손뼉을 두 번 쳐라.
3. 왼손을 왼발 끝에 두어라.
4. 팔꿈치를 함께 두어라.
5. 발뒤꿈치를 만져라.
6. 눈을 만져라.
7. 발을 따로 따로 두어라.
8. 한쪽 팔꿈치를 만져라.
9. 두 팔꿈치를 만져라.
10. 공중에 네모를 그려라.
11. 박수를 한번 쳐라.
12. 목 뒤로 손을 올려 꼭 쥐어보아라.
13. 한쪽 어깨를 만져라.
14. 무릎을 한데 모아라.
15. 오른쪽 무릎을 왼쪽 손으로 만져라.
16. 왼쪽 무릎을 오른 손으로 만져라.
17. 두 손바닥을 붙여라.
18. 박수를 두 번 쳐라.
19. 한쪽 무릎과 한쪽 발을 만져라.
20. 손을 머리 위에 올려놓아라.
21. 코를 만져라.
22. 팔을 교차시켜서 발가락을 만져라.
23. 한 손으로 코를 만지고 다른 손으로 무릎을 만져라.
24. 오른 손으로 왼쪽 무릎을 만져라.
25. 가슴 앞에서 팔을 교차시켜라.
26. 오른 손을 왼쪽 눈 너머로 올려라.
27. 가슴 앞에서 팔을 교차시켜라.

Form L-17(계속)
신체지각 (BODY AWARENESS)

28. 왼손으로 오른쪽 무릎을 만져라.
29. 오른 손으로 왼쪽 엉덩이를 만져라.
30. 가슴 앞에서 팔을 교차시켜라.
31. 왼손으로 오른쪽 엉덩이를 만져라.
32. 가슴 앞에서 팔을 교차시켜라.
33. 왼손을 오른발 위에 두어라.
34. 가슴 앞에서 팔을 교차시켜라.
35. 오른손을 왼발 위에 두어라.
36. 오른 팔을 가슴 앞에서 교차시켜라.
37. 왼손을 오른 귀에 두어라.
38. 가슴 앞에서 팔을 교차시켜라.
39. 오른손을 왼쪽 귀 위에 두어라.
40. 가슴 앞에서 팔을 교차시켜라.

Form L-18
편측성 암호화 (LATERALITY CODING)

목적 : 편측성(laterality)

준비물 : 마커보드 또는 종이, 편측성 암호화차트(Marker board or paper, Laterality Coding Chart)

방법 : 다음과 같은 상징들이 이 활동에 쓰인다.

b = **손**	d = **발**
lb = **왼손**	bl = **오른손**
ld =**왼발**	dl = **오른발**
db = **양손**	qp = **양발**
dbl = **오른발과 오른손**	
ldb = **왼발과 왼손**	

편측성 암호화 차트(Laterality Coding Chart)를 사용하여 당신이 각 상징들을 가르킬 때 아이는 손을 들어 올리거나 알맞은 발을 세게 구를 것이다. 또 아이는 자신이 사용한 손이나 발에 대해서 말할 것이다. 예를 들어, 왼발, 오른손처럼.

레벨 3~5 : 차트의 왼쪽에서 오른쪽 방향으로 통과하라. 그런 후 위에서 아래로 통과하도록 하라.

db	lb	dl	qp
dbl	ldb	lb	ldb
d	b	dbl	dl
bl	dl	qp	ldb
ld	dl	db	dbl

Form L-19
"U" 방향의 단속적 눈의 움직임 (DIRECTIONAL "U" SACCADES)

목적 : 방향성(Directionality)

준비물 : "U" 방향의 작업표(Directional "U" worksheet)

방법 : 메트로놈을 1분에 60비트로 맞춘다(필요하다면 좀 더 느리게 혹은 빠르게 설정할 수도 있다). 아동은 벽에 걸린 작업표(worksheet)에서 20피트 정도 떨어져 있어야 한다.

레벨 1 : 아이에게 손을 모아 쥐고, 앞으로 쭉 뻗으라고 한다. 메트로놈의 한 박자마다, "U"자의 벌어진 방향을 따라 모아 쥔 손을 움직인다. 각각의 열을 왼쪽에서 오른쪽으로 수행하도록 한다.

레벨 2~5 :

1. 아이가 손을 모아 쥐고 앞으로 쭉 뻗도록 한다. 매트로놈의 한 박자마다 "U"자 모양의 벌어진 방향을 향해서 손을 움직이도록 하며, 그때마다 방향을 외치도록 한다(오른쪽, 왼쪽, 위 혹은 아래). 각 열을 왼쪽에서부터 시작한다.
2. 1번을 반복하는데, 방향은 위에서 아래로 수직방향으로 하도록 한다.
3. 메트로놈 없이, 손을 쓰지 않고, 수평 수직열에서 U자의 열린 방향을 외치도록 하여 얼마나 빨리 수행하는지 관찰한다.

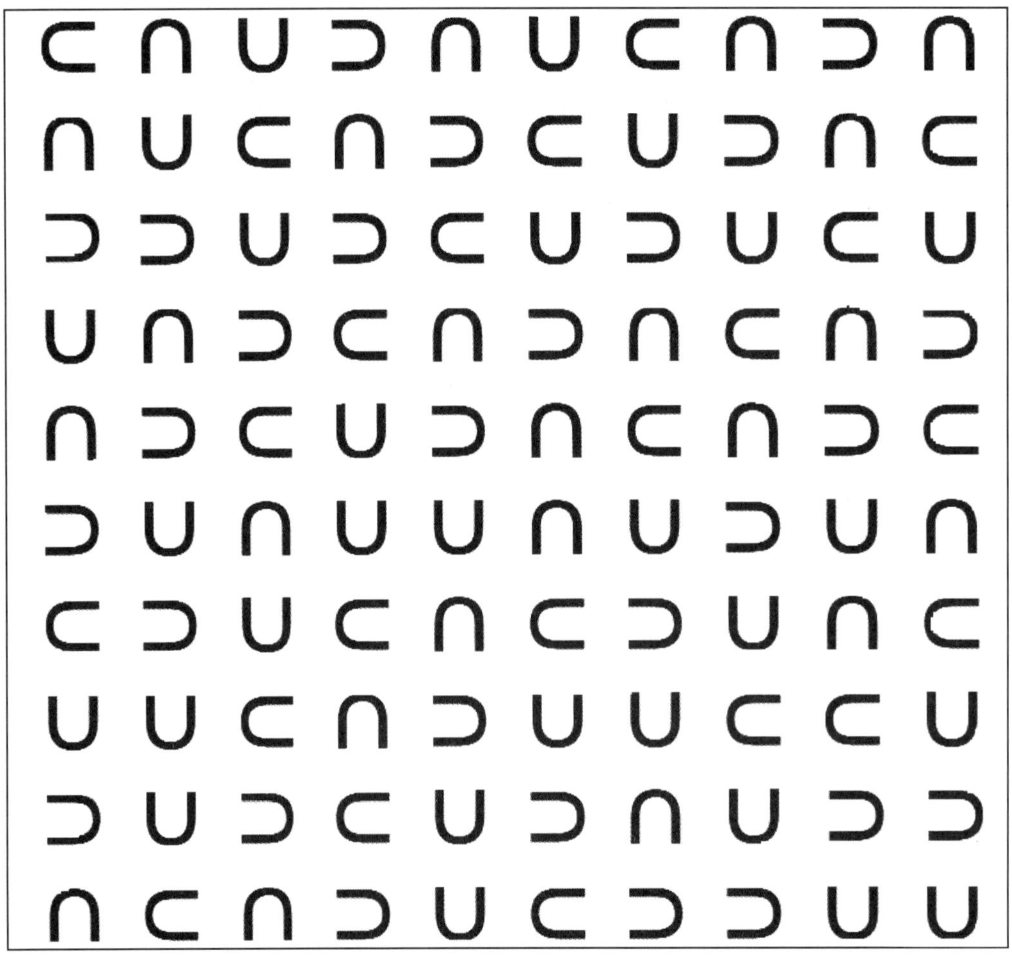

Form L-20
화살표 방향 (DIRECTIONAL ARROWS)

목적 : 방향성(Directionality)

준비물 : 메트로놈(metronome), 다음과 같은 방향을 가르키는 화살표가 그려진 폼

방법 : 아이를 테이블 앞에 앉히고 당신은 아이 옆에 앉는다. 아이 앞에 작업표를 두는데 일반적인 읽기 할 때의 거리정도로 간격을 둔다.

레벨 2 :

1. 매트로놈 박자에 맞춰서, 아이는 각 화살의 방향을 말해야 한다. 수직선의 왼쪽에서 부터 시작하도록 한다.
2. 1번과 동일한 방법으로 수행하나, 위에서 아래로, 수직선상으로 진행하도록 한다.
3. 매트로놈 없이 수행하며, 수평 수직 모두 수행하는데 얼마나 빨리 수행하는지 시간을 잰다.

레벨 3~5 : 매트로놈의 각 박자마다, 아이는 평균대 위를 걷는 것처럼 발가락 끝에 발뒤꿈치를 대는 형식으로 걷는다. 걸 으면서, 화살의 방향을 말하도록 한다. 수평 방향과 수직 방향 모두 이렇게 수행한다.

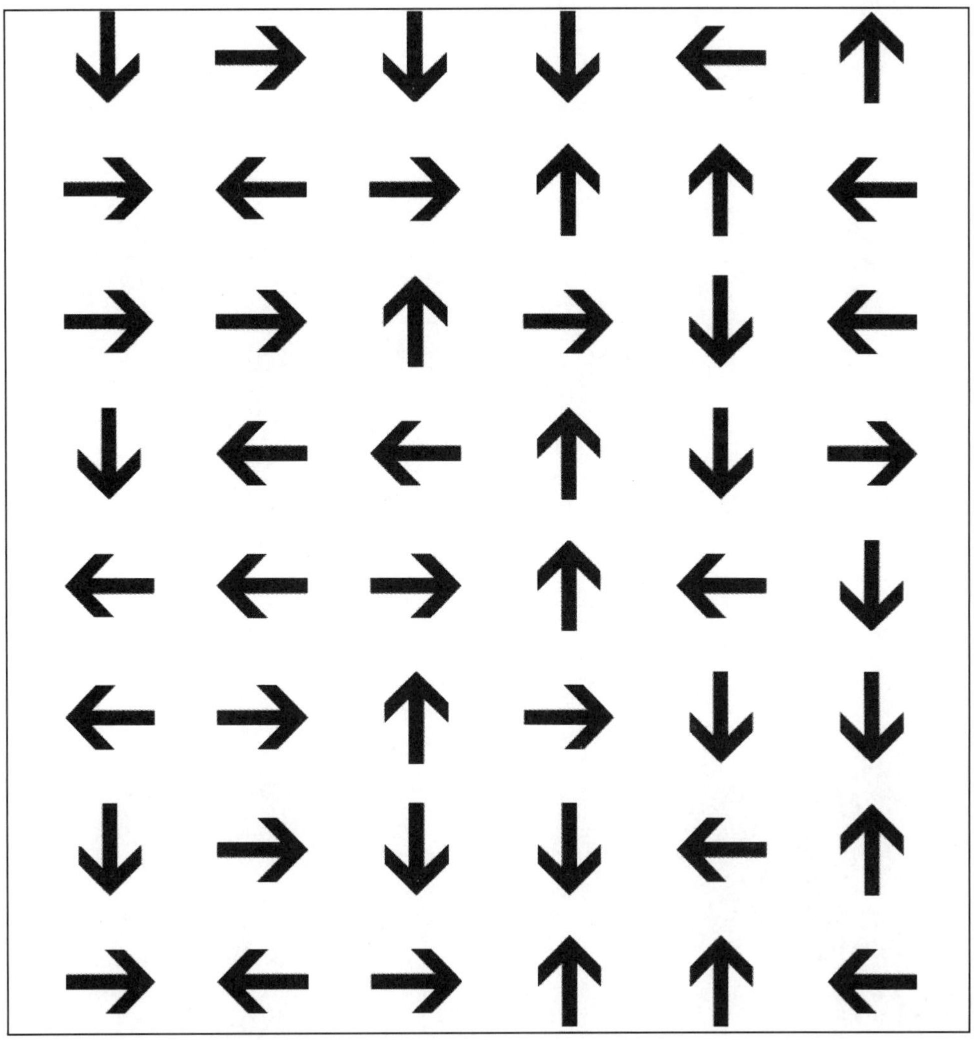

제9장

반전(REVERSALS)

아이가 성장하면 반전(reversal)이라는 현상이
없어진다는 가설은 신빙성이 없다. (McMonnies, 1992)

반전(reversals)에 대해서 당신이 기존에 가지고 있던 지식은 다음과 같은 것이다.

1. 반전이 정상적인 것 같지만, 심하면 실독증(dyslexics) 이 된다(McMonnies, 1992).
2. 수직반전(위, 아래를 혼동하는)보다 수평반전이 두 배 정도 더 많다. 오른쪽에서 왼쪽으로의 반전이 왼쪽에서 오른쪽으로의 반전에 비해 2:1 정도로 더 많기 때문에, 아이들이 눈의 탐색(Visual scanning)시 눈을 왼쪽에서 오른쪽으로 옮기는 습관을 깨기가 힘들다(Fischer, 1971).
3. 어린 아이들이 상하가 뒤집혀 있는 물체를 보더라도 여전히 같은 물체인 것을 알아챌 수 있는 능력은 물체 항상성(object constancy)이라고 한다. 어떤 사람들은 b나 d, p 그리고 q와 같은 순서를 가진 글자의 반전 혼동의 원인이 물체 항상성 때문이라고 믿는다.
4. 읽기를 잘 못하는 사람은 잘하는 사람에 비해 왼손잡이에게서 더 많은 반전 현상을 보인다(Harman, 1982).
5. 왼손잡이가 거울에 비춰 읽고 쓰는 것은 더 일반적인데, 왜 그런지는 모른다(Heilman,1980).
6. 어린 아이들은 패턴을 볼 때 오른쪽부터 보는 경향이 있으며, 좀더 나이든 아이들과 어른들은 왼쪽에서부터 보는 경향이 있다(McMonnies, 1992).
7. 실독증에서 b/d를 혼동하는 비율은 최소 65%이다. 실독증의 특성 중 반전에 의한 실수는 실독증이 가진 읽기 문제 중 20-25%를 차지한다.
8. 실독증을 가진 사람들 중, 12-14세의 아동 중 3 0%, 15-81세의 아동 중 12%는 b/d 혼동을 보인다.
9. 만약 7-8세 이상의 아동이 반전을 보인다면, 읽기 장애로 이어질 수 있다(Kaufman, 1980).
10. 반전과 읽기 수행에는 .49의 관련성이 있다(Kaufman, 1980).
11. 아이들이 자라면 반전이 없어진다는 가설은 신뢰할 수 없다(McMonnies, 1992).
12. 반전은 4세 아동의 45%에게서 나타나며, 5세가 되면 23%로 떨어지고, 7세에는 5%정도로 떨어진다(Moyer, 1977).

오리엔테이션(orientation)은 샘플 테스트에서 짝 맞추기를 수행할 때 아이가 그것을 할 수 있도록 질적 체계 중 가장 적은 특징들을 처리하거나, 추정한다. 3세~8세까지의 아동들은 형태 안에 그려 넣어진 어떤 세부적인 그림에 반응하기 전에 그 형태의 윤곽에 먼저 반응한다는 보고가 있다. 오리엔테이션은 구별할 수 있는 힌트(cue)가 되는 최소한의 정보들을 검토한다. 3~5세의아동은 오리 엔테이션에서 차이점을 발견하지만, 판단할 때 그것을 고 려하진 않는다. 어린 아이들에게 오리엔테이션이란 별 가 치가 없는 것으로 보인다(Kaufman, 1980).

반전은 몇몇 뇌손상 환자의 사례에서도 찾아 볼 수 있는데 특히 두정영역과 후두영역의 손상인 경우 그러하다.

다른 어떤 것보다 더 자주 당신에게 요청되어졌을 영역은 바로 반전이다. 부모들은 아이들이 글자나 단어를 반전하여 쓴 것을 보고는 아이가 실독증일까 하여 겁에 질린다. 몇 달 전, 나는 반전을 보이는 아들을 데리고 내 사무실을 찾아온 한 어머니를 만났다. 아이는 다섯 살이었다. 우리는 아이가 다섯 살이라는 것에 웃을 테지만, 어머니는 심각 했다. 우리가 먼저 해야 했던 일은 그 나이 또래 아이들은 반전을 보일 수 있다는 것을 말해주는 일이었다. 아이들에게 위-아래(수직) 반전이 나타나는 시기는 정신연령이 5.5세~6.5세일 때 이며, 좌-우(수평)반전이 나타나는 시기는 7.5세이다(Harman, 1982). 2학년 말쯤이 되 면, 글자를 잘 못 읽는 아이들에게서만 반전이 나타난다(Fischer, 1971). 9세나 10세가 되면, 아이들은 흔히 어른들이 사용하는 공간위치의 규칙을 지키도록 요구받고, 그로인해 아이들이 다양한 각을 가진 물체들 사이의 관계를 이해할 수 있게 된다(Wallace, 2001). 한 가지 사실은 모든 아이들은 반전을 가질 것이라는 점이다. 단지 반전이 지나치게 많다거나, 다음단계로 굉장히 빨리 넘어가거나 하는 차이가 있을 뿐이다. 게다가 어른들도 가끔은 반전을 한다. 만약 아이가 읽기에 문제를 가지면 그것이 반전으로 인한 것인지를 결정하는 일은 우리에게 달렸으며, 만약 그렇다면 우리는 아이를 도와 그것을 극복할 수 있도록 해야 한다. 내 경험에 비춰 봤을 때, 아이가 반전을 보이는지, 그렇다면 얼마나 자주 그런지 부모에게 물어야 한다. 그리고 아이가 학교에서 읽기를 하는데 어려움이 있는지 묻는다. 만약 아이가 읽기에는 아무 어려움이 없고 단지, 드물게 한번씩 반전을 보인다고 한다면, 나는 그것에 대해 선 걱정하지 않는다. 그러나 만약 아이가 반전을 자주 보이며, 읽기에 어려움이 있다고 한다면, 치료가 필요하다.

반전에는 두 종류가 있다. 첫 번째는 동적 반전(Kinetic reversal)이다. 이것은 아이가 글을 쓰거나 그리기를 할 때, 손을 순서에 맞춰 움직여야 하는데 그 부분에 문제가 생긴 것을 뜻한다. 두 번째는 정적 반전으로서, 글을 읽으면서 문자나 문자의 순서에 대한 지남력에 혼동이 생긴 것이다. 정적 반전(static reversal)에 대해서 먼저 알아보자.

정적 반전 (Static Reversals)

가장 오래된 이론 중 하나는 Orton의 우세 뇌 이론으로서 1925년 Orton에 의해 주장되었다. 그는 stephosy mbolia나 뒤틀린 상징이라는 용어를 사용하여, 읽기 장애의 중요한 원인으로 이런 종류의 실수들을 설명하였다. Orton에 따르면, 뇌의 오른쪽 그리고 왼쪽에서 나타나는 거울이미지들의 불일치에는 반전 장애가 그 원인이라고 주 장하였다. 두 반구 중 어느 쪽도 우세가 아닐 때, 불일치하는 두 거울 이미지는 지각적 혼동을 만들어 낸다. 그러므로 반전은 신경학적 기능 부전을 단적으로 보여준다. 현재 Orton의 대뇌 우세성을 포함한 개념은 신경학자들 사이에서 신뢰성이 별로 없다고 평가된다. 대뇌반구의 특정화 개념에 의한 근대 신경학 이론의 뇌반구의 우세 개념은 각 반구가 다른 영역들 보다 몇 가지 기능을 수행하는 데는 더 효과적이라는 뜻이다 (Moyer, 1977). 다른 이론은 정상적인 책읽기를 하는 사람들 처럼 글자의 공간적 지남력을 가지지 못한 아이들은 이런 영역의 한 부분 혹은 몇몇 부분(주의력, 학습과 기억)들에 손상이 있다는 것이다(Frith, 1971). 많은 어린 아이들은 글자에 대해 신경 쓰지 않는다. 나는 이런 현상을 3D-2D 혼동이라고 부른다. 아이들은 3차원의 세계에서 살고 있다. 모든 물체는 조금 다르다고 해서 신원이 변하지는 않는다. 어디에 손잡이가 붙어 있든 컵은 컵인 것이다. 이러다가 아이가 학교에 들어가서 2차원인 인쇄물을 접하게 되고는 혼돈을 겪는 것이다. 출생 초기에는 공간을 지각하기 위한 개념화 문제와 마주치게 된다. 그는 글자 "b"가 어떨 때는 "d"가 되며, "was"라는 말이 "saw"가 되기도 한다는 것을 발견한다. 이런 아동들은 신경학적 손상을 입은 것이 아니라, 단순히 유사한 2차원의 문자 배열에서 혼돈을 일으킨 것뿐이다. 어린아이들의 형태 인식 능력에서 orientation은 가장 낮은 가치이다. 3세~5세의 아이들은 차이를 볼 줄은 알지만, 같은 것을 판단할 때는 그 차이는 별로 고려하지 않는다(Harman, 1982). 어린아이들은 거울에 비친 이미지의 차이를 잘 알기 위해 자신의 몸에 대한 이미지를 먼저 가지고 있어야 만 한다. 만약 아이가 왼쪽과 오른쪽을 구별할 수 없다면, 그는 아마 b와 d를 구별할 수 없을 것이다(Simner, 1984).

글자와 글을 반전하여 보는 아이들에게는 과연 무슨 일이 일어난 것일까? 그들은 같은 글자들과 문자들을 계속해서 반전하는 경향이 있다. 예를 들어, 실독증인 아이들은 보 통 p와 q, b 와 d, u 와 n을 반전한다. 단어로는 was, saw, no, on, pot, top 그리고 of를 for로 stop를 spot로 반전한다. 그러나 이런 글자와 단어에는 한 가지 재미있는 특징이 있다. 아무렇게나 선택한 것이 아니라는 것이다. 반전되어도 글로 읽을 수 있는 글자들이란 점이다. 뇌의 기능부전 때문이 아니라, 글자를 공간적으로 구별하는 능력의 손상 때문이며 그로인해 글자가 반전되기 때문에 읽기가 힘들어 지는 것이다. 아이들은 한번에 한 글자는 읽지만, 계속해서 줄줄 읽지는 못한다(Harman, 1982). 예를 들어, I saw a monkey와 I was a monkey처럼 아이들이 정말 한 문장 안에서 "saw"라는 단어를 반전하려고 했을까? 아이는 saw라는 단어를 반전했는데 이것은 한번에 단어를 읽지 못하고 한번에 한 글자 만을 읽으면서 오른쪽에서 왼쪽으로 훑어보았기 때문이다.

발표된 다른 이론은 영어에서 b가 들어간 단어는 c가 들어간 단어에 비해서 2: 1의 비율로 훨씬 많으며 e는 가장 자주 쓰이는 알파벳이며, 왼쪽에서 오른쪽으로 보는 경향이 오른쪽에서 글자를 볼 때 보다 왼쪽에서 볼 때 더 많이 반전을 하게 했다는 것이다. 그러므로 만약 아이들이 혼란 스러워서 글을 쓰기가 힘들다면, 왼쪽보다는 오른쪽에 얼굴을 대고 글을 쓰게 해야 한다(Simner, 1984).

정적인 글자와 숫자의 반전을 다루는데 글자의 반전과 미성숙한 공간구별 능력을 보여 읽기가 힘들다면, 대부분 정적 반전이 그 원인이다.

동적 반전 (Kinetic Reversals)

다음 카테고리는 동적 반전(Kinetic reversal)이다. 이것은 그림을 그리고 글씨를 쓰는데 나타나는 반전이다 (그림 9-1).

거울에 비춘 것처럼 반대로 읽고 쓰는 것은 다음 세 집단에게서 주로 나타난다: 왼손잡이에 발달이 지연된 실독증 아동. 운동기술에 있어 왼손잡이는 오른손잡이에 비해 양손잡이일 확률이 더 높다. 게다가 왼손잡이들의 뇌의 조직은 오른손잡이에 비해 좀 더 대칭적이다. 그러므로 공간 내에서 오른쪽과 왼쪽을 혼동하기 쉽다. 몇몇 왼손잡이들은 언어

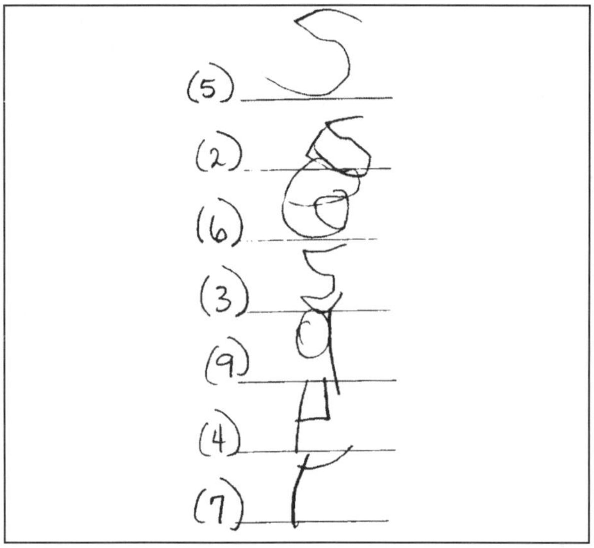

그림 9-1. 반전들.

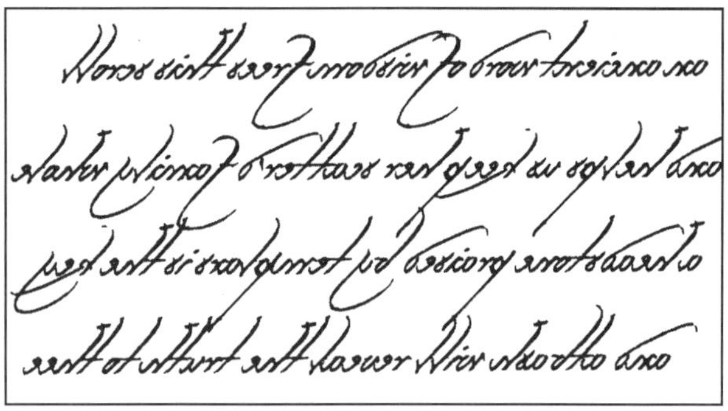

그림 9-3. 거울 반사 글씨.

우세에서도 오른손잡이에 비해 더 대칭적인데, 언어를 처리할 때, 그들은 올바른 왼쪽에서 오른쪽 방향으로 훑어보는 경향이 더 적을 것이다 (Heilman, 1980).

Orton은 각 반구의 시각적 이미지는 서로 거울 이미지라는 것에 기반을 두고 우세성 가설을 주장하였다. 그는 정상인에게서 비우세반구에서 나온 이미지는 억압된다고 생각했다. 실독증 아이에게서 우세성이 덜 강하며 그래서 비우세반구가 억압되지 않아서 거울 반사식의 쓰기와 읽기를 하게 된다(Simner, 1984).

어린아이들의 동적 반전에 대한 이론 중 하나는 행위의 기본원리(The Grammar of Action) 이론이다. 이 이론에 따르면, 유치원 아이들이 도형 맞추기 조각을 맞출 때의 순서와 방향은 뇌졸중 환자가 사용하는 것과 거의 같다고

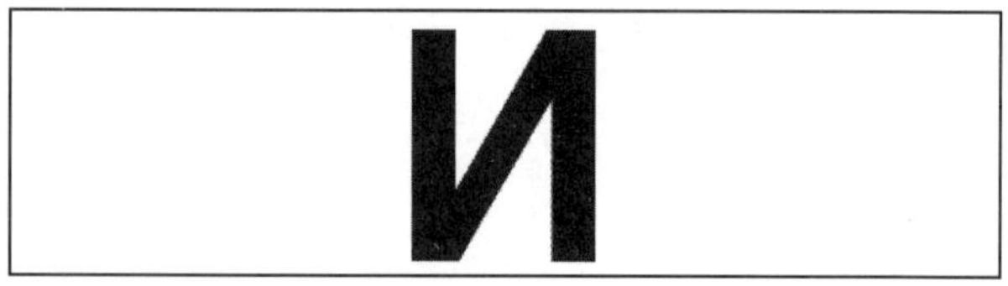

그림 9-2. 뒤집혀 보이는 N.

한다. 행위의 기본원리(grammar of action)이론은 선천적인 운동 규칙의 뿌리에서 나오는 이 줄기들을 참고하고 있다. 아이들이 글자나 숫자를 쓸 때 나타나는 몇몇 좌·우 거울 이미지 반전의 실수는 이런 운동 규칙이 가끔 잘못 공급 된데서 비롯된다고 하였다. 이 이론은 아이들이 글자 보다 그림을 더 자주 반전하는 것은 운동 규칙을 정상적으로 사용하기 위해 수정이 필요한데 수정을 못해서 모순이 생겼기 때문이라고 설명하였다.

오른손잡이 아동에게서 b가 아닌 d를 쓰기 위해서는 수평선이 왼쪽에서 시작하여 오른쪽으로 그려져야 한다(Simner 1984). 그러므로 D는 B보다 훨씬 더 많이 반전되었다.

오른손잡이를 위한 행위의 기본원리(Grammar of Acti on)의 규칙들은 다음과 같다.

1. 대부분은 왼쪽부터 시작한다.
2. 대부분은 위에서부터 시작한다.
3. 숫자는 모서리에서 시작하며, 맨 위에서 시작하여 왼쪽 대각선으로 내려온다. 이 규칙들은 이런 디자인들을 위해 필요하다(삼각형, 다이아몬드, 뒤집힌 v).
4. 모든 수평선은 왼쪽에서 오른쪽으로 긋는다.
5. 모든 수직선은 위에서 아래로 긋는다.
6. 구부러진 선 등은 계속해서 선을 이어서 그려야 한다. 종이에서 펜을 떼면 안된다. 이것이 그림 9-2에서 보여지는 것처럼 N이 뒤집어져서 쓰일 수 있는 이유다 (Goodnow, 1973; Simner, 1984).

글자의 앞과 뒤가 뒤집히는 경우는 on/no, saw/was 와 같은 것이며 이것은 거울 반사된 이미지를 나타내는 것이 아니다. 이런 것은 방향이나 오리엔테이션의 장애가 아니라 정확히 말하자면, 글자의 순서에서 실수를 한 것으로 분류된다. 이것은 2, 3학년의 읽기를 잘 못하는 아이들 사이에서 d/b의 반전과 was/saw의 반전은 동시에 나타나는 것이 아니며 서로 다른 원인을 가지는 읽기 장애의 종류 이다 (Moyer, 1977).

뇌졸중 환자가 글자를 반전하는 이유는 반전 실수와는 완

전히 다르며, 세 번째 카테고리에 속한다. 거울반사 글씨 쓰기는 아마 신경학적 손상을 동반할 테지만, 정상인에게서도 나타날 수 있다. 거울 글씨쓰기는 예를 들어, 파킨슨 신드롬과 같은, 중추 신경계에 영향을 미치는 다양한 장애에 영향을 받는다. 거울반사 글씨 쓰기는 대부분 좌뇌반구 손상인 뇌졸중 환자에게서 일반적으로 나타난다. 거의 대부분의 거울 반사 글씨 쓰기는 왼손으로 쓰여진다. 많은 정상적인 거울반사 글씨쓰기를 하는 사람들은 왼손잡이거나 왼손잡이였을 것이다.

거울반사 글씨쓰기를 하는 사람 중엔 몇몇 유명한 사람들이 있다. 레오나르도 다빈치는 가장 똑똑한 거울 반사 글씨를 쓴 사람으로 유명하다(그림 9-3). 그는 왼손잡이였으 며, 글씨쓰기에서의 우세 뇌는 오른쪽 반구였다. 그는 정상적인 필기로 몇 장의 편지를 쓰기도 했다.

그가 어느 손을 썼는지, 정상적인 필기에서의 어느 방향으로 썼는지는 절대 알 수 없을 것이다. 비록 어느 정도는 거울글씨와 정상적인 형태의 글씨로 써 있긴 하지만, 대부분의 레오나르도의 거대한 작품들은 거울 글씨로 오른쪽에서 왼쪽으로 쓰여 졌다(McMonnies,1992). 이상한 나라의 앨리스와, 창 너머로 봄이라는 작품의 저자인 Lewis Carroll 또한 거울글씨로 유명하다(Schott, 1999).

나는 반전 치료의 기본적인 형태에 대한 이 장을 끝맺으려고 한다. 당신은 그 형태와, 왜 다른 단계들이 사용되었는지에 대해 더욱 익숙해져야만 한다. 이전 과정을 완전히 통달하지 못했다면, 다음 장으로 넘어가서는 안된다. 치료 프로그램으로 가기 전 이 과정을 먼저 숙지하는 것이 중요하다.

반전 치료의 기본적인 유형

단계 1 구별단계 (The Discrimination Stage)

아이는 어린 아이들이 혼란스러워하는 4가지 주요 변환에 익숙해지게 된다. 그는 4가지 견본에서 왼쪽 것과 같은 한 가지를 골라낼 수 있다.

a. 선의 기울기(짝 맞추기 그림 9-4)

b. 선의 굴곡(짝 맞추기 그림 9-5)

c. 열리고 닫힘(짝 맞추기 그림 9-6)

d. 회전과 닫힘(짝 맞추기 그림 9-7)

아이가 이해했고 이런 활동들을 할 수 있다고 생각되면 단계 2를 진행하라.

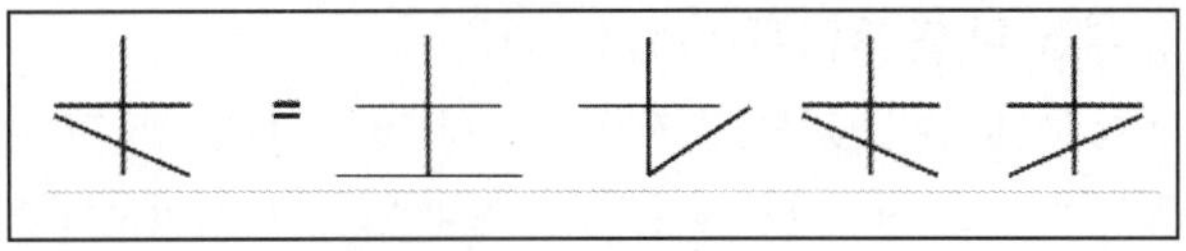

그림 9-4. 선의 기울기.

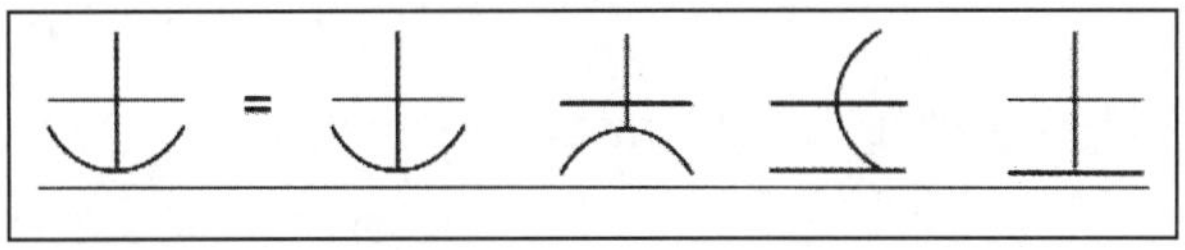

그림 9-5. 선의 굴곡.

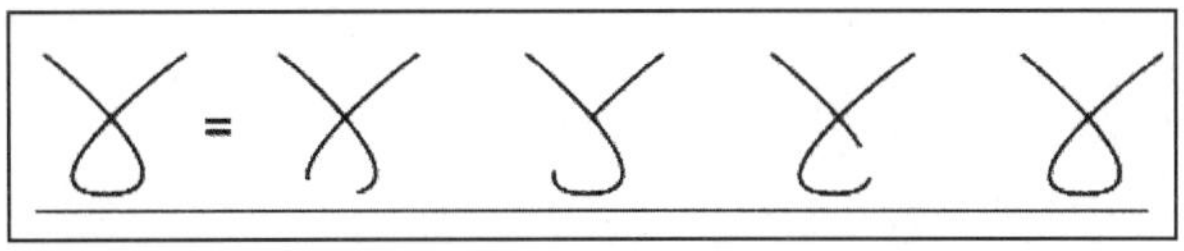

그림 9-6. 열리고 닫힘.

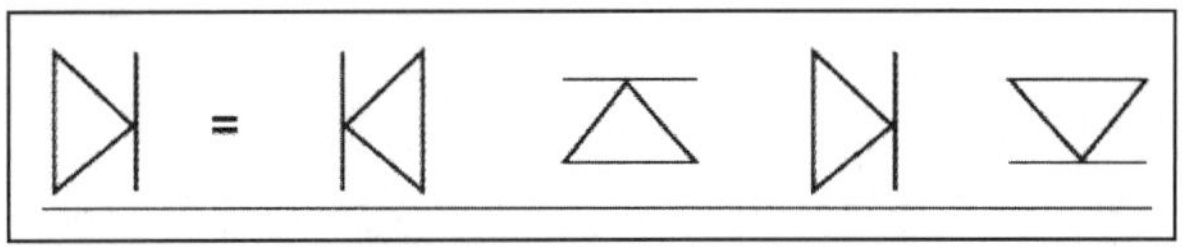

그림 9-7. 회전과 닫힘.

단계 2 견본 과제와 짝 맞추기 (Matching to sample task)

이것은 견본 과제에 동시에 짝을 맞추는 것이다. 아이는 견 본으로 나온 글자를 보고 b, d, p중에서 한 글자를 골라야 한다. 예를 들어, 짝 맞추기의 견본이 b였을 때, d p d b p 중에서 고르는 것이다.

단계 3 기억해서 짝 맞추기 (Matching from Memory)

단계2 와 같으나 아이는 반드시 견본을 기억해서 맞는 것을 찾아야 한다. 예를 들어, 견본이 b이고 d p d b p 사이에서 찾는 것이다. 아이는 먼저 견본을 5초 동안 보고 기억해서 그것과 맞는 것을 찾아야 한다. 여러 번 해보기 위해 같은 견본 글자를 사용하라.

단계 4 문자 이름 (Letter Names)

글자의 방향을 보고 짝 맞추기 자동적으로 할 수 있을 때, 아이는 글자의 이름을 배워야 한다. 너무 많은 것을 제시해서 아이를 혼란스럽게 하지 마라. 예를 들어, 아이에게 'b' 를 보여 준다. 아이가 읽게 하고, 글자의 순서를 발견할 수 있도록 하라(d p d b p q).

단계 5 한 쌍 훈련 (Train in pairs)

예를 들어, 원의 옆 부분을 지적 한다: bb bd db bd. 숙달되면, 알맞은 면을 지적하도록 한 뒤 글자의 이름 또한 맞추도록 한다.

단계 6 문맥에서 훈련 (Train in context)

아이가 b와 d가 실린 잡지에서 글자를 찾아낼 수 있게 되면 아이가 그것을 찾아내어 글자 이름을 읽도록 한다.

단계 7 색깔의 암호화 (Color coding)

잡지의 한 페이지에서 b는 모두 빨간색으로 d는 모두 파란색으로 색칠하도록 한다. p와 q로도 해본다.

단계 8 탐색 패턴 (Scanning Patterns)

아이의 시각탐색 시작은 중요하다. 위에서 아래로 그리고 왼쪽에서 오른쪽으로 적절한 스캐닝을 통해 큰 글씨를 보드에 그리고 순서에 맞게 숫자를 쓴다. 메트로놈의 박자에 맞춰서 아이는 적절한 순서로 숫자를 외치고, 글자이름이나 숫자를 말함으로서 끝낸다. 예는, 그림 9-8에 있다.

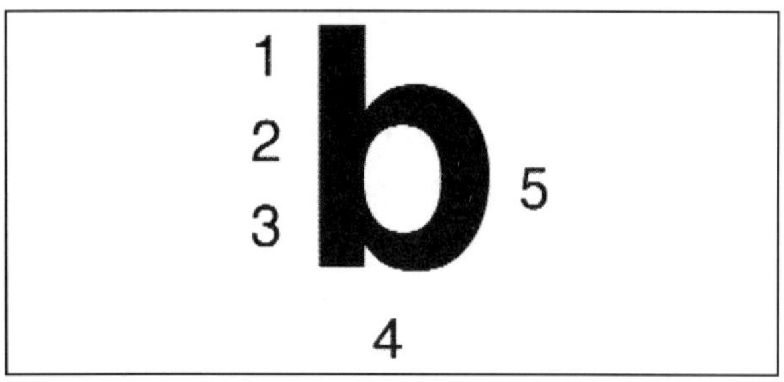

그림 9-8. 탐색 패턴

단계 9

단어 내에서 글자를 바꾸거나 더하거나 대체한다.

1. 자음과 모음의 반전은 짧은 단어에서 자주 나타나며, 생략은 큰 문장에서 자주 나타난다.
2. 자음과 모음 실수는 순서와 오리엔테이션 반전에서 비롯된다.

이런 실수들 때문에 읽기가 힘들어진다. 이것은 거울 반사 이미지가 아니다. 실독증 아동의 글자 반전의 원인인 읽기 장애의 요소는 어휘에서의 단어의 분절된 음성화(storing)에 어려움을 갖게 하고, 발음상의 재 부호화(retrieving)가 힘들고, 철자법이 숙달되기 힘들다(spelling pattern). 간단히 말하자면, 이런 아동들은 지각 문제가 아닌 언어에 문제를 갖게 된다. 글자를 대체하거나 쌍으로 된 글자를 반전해서 읽는 아이들은 강력한 발음 프로그램을 받아야 한다. 아이에게 발음 법칙을 가르쳐라.

단계 10 단어 반전 (Word Reversals)

단어 전체를 반전하는 것은 아이가 한번에 한글자만 읽게 하며 오른쪽에서 왼쪽으로 탐색하도록 해, 읽기를 힘들게 하며 스캐닝기술이 부족하게 하는 원인이 된다. 아이는 왼쪽에서 오른쪽으로 탐색하는 법을 배워야 하며 문맥을 통해 훈련받아야 한다. 예를 들어, "I stopped by the store on my way home" 이라는 문장이 있다. 아이가 적절하게 이 문장을 읽는다면, on을 no라고 바꾸어 읽지 않을 것이다. 아이는 문장과 단락의 대부분의 의미를 알고 있어야 한다. 예를 들어, we all went to the zoo after lunch. I saw a monkey. 라는 문장이 있다. 이 문장에 대해 잘 이해하고 있는 아이라면, was를 saw로 바꾸어 읽지는 않을 것이다. 아이에게 보통 혼동하기 쉬운 was와 on 같은 단어를 보여주어라. 순서에 맞추어 왼쪽에서 오른쪽으로 스캐닝하며 읽도록 연습시켜라. 또한 다른 단어를 사용하여 왼쪽에서 오른쪽으로 글자를 읽도록 하라.

참고문헌

Fischer, W.F. (1971). Reading reversals and developmental dyslexia: A further study. Storrs, CT: University of Connecticut; 486-510.

Frith, U. (1971). Why do children reverse letters? British Journal of Psychology, 62, 459-468.

Goodnow, S. (1973). The grammar of action: Sequence and syntax in children's copying. Cognitive Psychology, 82-98.

Harman, S. (1982). Are reversals a symptom of dyslexia? The Reading Teacher, 424-428.

Heilman, K.M. (1980). Mirror-reading and writing in association with right-left spatial disorientation. Journal of Neurology, Neurosurgery and Psychiatry, 143, 774-780.

Kaufman, N.L. (1980). Review of research on reversal errors. Perceptual and Motor Skills, 51, 55-79.

McMonnies, C.W. (1992). Visual spatial discrimination and mirror image letter reversals in reading. Journal of the American Optometric Association, 698-704.

Moyer, S.B. (1977). Reversals in reading: Diagnosis and remediation. Exceptional Chilren, 424-429.

Schott, G.D. (1999). Mirror writing: Allen's self observations. Lewis Carroll's " looking glass" letters and Leonardo Davinci's maps. Journal of history. The Lance, V354, 2158-2161.

Simner, M.L. (1984). The grammar of action and reversal errors in children's printing. Developmental Psychology, 20, 136-142.

Wallace, J.R. (2001). Spatial perceptive. Taking errors in children. Perceptual and Skill, 92, 633-639.

Form Rev-1
문자 오리엔테이션(LETTER ORIENTATION)

목적 : 반전(Reversals)

준비물 : 마커보드(marker board), 잡지 사진

방법 : 아이가 다음 활동을 하도록 하라.

레벨 1 : 잡지에서 사진을 오려서 다른 방향으로 뒤틀어라. 이것이 거꾸로 인지 아닌지 아이에게 질문하라. 아이에게 사진이 달라 보이는지, 거꾸로 인지 아닌지 물어라. 글자를 파악할 수 있도록 보여주고, 알아보는 데 오리엔테이션이 얼마나 중요한 것인지에 대해 설명한다.

레벨 2 : 흑판에 글씨나 숫자를 적는다. 몇 가지는 틀린 방향으로 적는다. 아이에게 틀린 것을 찾고 그것을 바르게 고치라고 한다.

레벨 3 : 잡지에서 종이를 한 장 찢어 특정한 글자에 동그라미를 치도록 한다. 예를 들어, 모든 b 나 d에 동그라미를 그리도록 한다.

레벨 4 : 보드에 글자를 몇 개 그린다. 아이에게 글자가 절반 정도 오른쪽이나 왼쪽 혹은 위나 아래로 뒤집힌 모양을 그리도록 한다.

Form Rev-2
B-D-P-Q 음성화 (B-D-P-Q SORTING)

목적 : 반전(Reversals)

준비물 : b-d-p-q 음성화차트, 메트로놈(metronome), 밸런스 디스크나 평균대

방법 : b-d-p-q 음성화차트를 벽에 눈높이에 건다.

레벨 2 : 아이는 차트 앞에 서서 글자를 짚어 가면서 소리 내어 외친다. 순서는 왼쪽에서 오른쪽 혹은 위에서 아래로 한다.

레벨 3 :

1. 아이는 차트 앞에 서서 메트로놈의 박자에 맞춰서 각각의 글자를 읽는다.
2. 아이가 아무 글자나 하나를 건드리고 소리 내어 읽도록 한다. 예를 들어, 메트로놈의 박자에 맞춰서 모든 b's 또는 d's
3. 2번을 오른손으로 하고 나중엔 왼손으로 하도록 한다.
4. 손을 교대로 사용한다. 첫 번째 글자는 오른손으로 건드리고 소리 내어 읽은 후, 두 번째 글자는 왼손으로 건드리고 소리 내어 외친다.

레벨 4 :

1. 아이는 차트 앞에 밸런스 디스크나 평균대 위에 선다. 알파벳 자체를 읽는 것이 아니라 그 알파벳이 들어가는 음절을 읽어야 한다. 예를 들어, "buh" 라고 하거나 "duh" 혹은 "puh"라고 읽는다.
2. 모든 글자나 모든 세 번째 글자들을 소리 내어 읽는다. 수직, 수평 방향으로 모두 해본다.
3. 왼쪽에서 오른쪽으로 가면서 철자를 읽고 고리가 만나는 방향을 말한다. 예를 들어, q 왼쪽 b 오른쪽.

b-d-p-q 음성화 차트

q	b	p	d	b	p	q
d	p	d	q	p	d	p
p	d	p	b	d	b	d
d	p	q	d	b	d	p
b	d	p	q	d	p	b
p	b	d	p	b	p	d
b	p	b	d	p	q	p
p	d	p	p	b	d	b
q	b	d	b	d	q	d

Form Rev-3
"U" 방향의 단속적 눈의 움직임 (DIRECTIONAL "U" SACCADES)

목적 : 반전(Reversals)

준비물 : "U" 방향의 작업표 (Directional "U" worksheet)

방법 : 메트로놈을 1분에 60비트로 맞춘다(좀더 느리게 혹은 빠르게 조정할 수 있다). 아이는 벽에 걸린 워크시트에서 20 feet 정도 떨어져 서있어야 한다.

레벨 1 : 아이가 두 손을 모으고 가슴 앞에서 쭉 펴게 한다. 매트로놈의 박자에 맞추어 U자가 벌어진 방향으로 손을 움직인다. 각각의 선은 왼쪽에서 오른쪽으로 한다.

레벨 2 :

1. 아이가 두 손을 모으고 가슴 앞에서 쭉 펴게 한다. 매트로놈의 박자에 맞춰서 양손을 U자가 벌어진 방향으로 움직이며 그 방향을 외친다(오른쪽, 왼쪽, 위 혹은 아래). 각각의 열은 왼쪽에서 오른쪽으로 수행한다.
2. 1번을 반복하는데, 수직열로 위에서 아래로 수행한다.
3. 메트로놈 없이 손도 모으지 않고, 수평과 수직열을 모두 수행하는데 가능한 빨리 열려진 방향을 외치도록 한다.

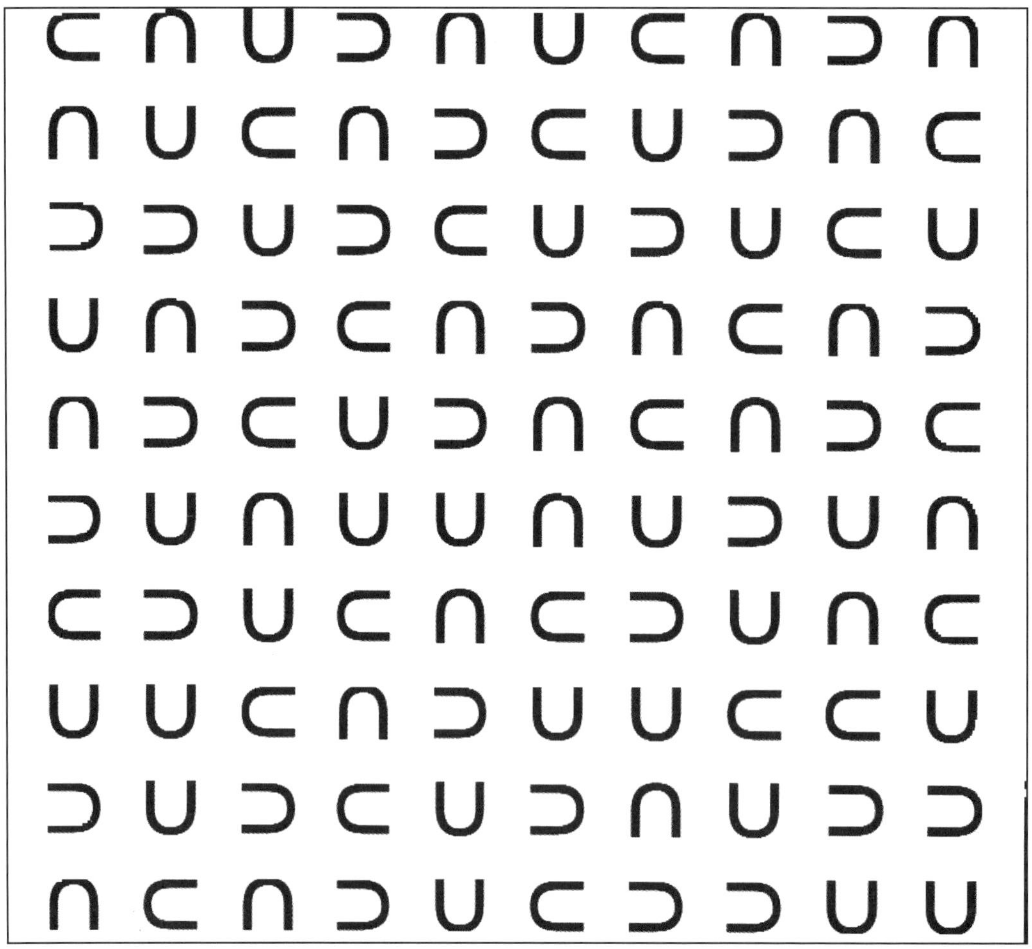

Form Rev-4
화살표 방향(DIRECTIONAL ARROWS)

목적 : 반전(Reversals)

준비물 : 메트로놈, 방향 있는 화살표가 그려진 작업표

방법 : 아이는 당신이 앉은 테이블 건너편에 앉는다. 아이가 보통 책 읽는 거리로 작업표를 들고 있도록 한다.

레벨 1 :

1. 메트로놈의 박자에 맞춰서 아이는 각 화살표의 방향을 말한다. 수평선에서 시작하는데 방향은 왼쪽에서 오른쪽으로 한다.
2. 1번과 동일하나 위에서 아래로의 수직선대열로 수행한다.
3. 메트로놈 없이 수평선과 수직선대열로 모두 수행하며 얼마나 빨리 하는지 속도를 재도록한다.

레벨 2 : 메트로놈의 박자에 맞춰서 아이가 평균대 위에서 발뒤꿈치에 발가락을 붙이는 방법으로 걷는다. 걸으면서 화살표의 방향을 외친다. 수평방향과 수직방향 모두 수행한다.

↓ → ↓ ↓ ← ↑

→ ← → ↑ ↑ ←

→ → ↑ → ↓ ←

↓ ← ← ↑ ↓ →

← ← → ↑ ← ↓

← → ↑ → ↓ ↓

↓ → ↓ ↓ ← ↑

→ ← → ↑ ↑ ←

Form Rev-5
수업에 의한 문자 교육 (TEACH LETTERS BY CLASSES)

목적 : 반전(Reversals)

준비물 : 마커보드(marker board)

방법 : 마커보드에 종류별로 구분된 알파벳 안의 모든 철자들을 적어 보여준다. 예를 들어, 고리가 오른쪽인, 고리가 왼쪽에 달린, 수평선이 들어간 글자, 수직선이 들어간 글자, 교차하거나 곡선이 들어간 모든 글자.

레벨 1 : 아이가 종류별로 구분된 알파벳을 마커보드에 그리도록 한다.

레벨 2 : 아이가 찾아야 하는 종류의 글자를 말해주고, 책이나 잡지에서 그것을 찾아 동그라미를 그리도록 한다.

Form Rev-6
플래시 카드와 반전된 문자 (FLASH CARDS AND REVERSED LETTERS)

목적 : 반전(Reversals)

준비물 : 가로 3인치 세로 5인치의 인덱스카드(Index card)

방법 : 인덱스카드(Index card)에 아이들 단어장에서 나온 단어들을 인쇄한다. 카드마다 단어 한 개를 인쇄한다. 단어의 절반은 반전된 글자를 넣도록 한다. 나머지 절반은 반전되지 않은 글자의 카드를 가지고 있는다.

레벨 2 :

1. 아이에게 한번에 카드를 한 장씩 슬쩍 보여줘라. 아이는 카드를 연구해보고 카드에 잘못된 점이 있는지 없는지 당신에게 말할 것이다. 만약 잘못된 점이 있다면, 아이는 그것에 동그라미를 치고 그것을 마커보드나 종이에 바르게 고쳐서 적어본다.
2. 아이에게 각 카드를 3초만 보여줘라. 어떤 글자들이 반전되었고 어떤 것이 아닌지 맞춰보도록 한다. 반전된 글자가 있는 단어를 알맞게 고치도록 한다.

순간단어목록(Instant Word List)

여기에는 영어를 읽고 쓸 때 사용되어지는 대부분의 단어들이다

1	2	3	4	5	6
the	he	go	who	saw	big
a	I	see	an	home	where
is	they	then	their	soon	am
you	one	us	she	stand	ball
and	me	him	said	upon	live
we	about	by	did	first	four
that	had	was	boy	came	last
in	if	come	three	girl	color
not	some	get	down	house	away
for	up	or	work	find	red
at	her	two	put	because	friend
with	do	man	were	made	pretty
it	when	little	before	could	eat
on	so	has	just	book	want
can	my	them	long	look	year
will	very	how	here	mother	white
are	all	like	other	run	got
of	would	our	old	school	play
this	any	what	take	people	found
your	been	know	cat	night	left
as	out	make	again	into	men
but	there	which	give	say	bring
be	from	much	after	think	wish
have	day	his	many	back	black

Form Rev-6 (계속)
플래시 카드와 반전된 문자 (FLASH CARDS AND REVERSED LETTERS)

7	8	9	10	11	12
may	ran	ask	hat	off	fire
let	five	small	car	sister	ten
use	read	yellow	write	happy	order
these	over	show	try	once	part
right	such	goe	myself	didn' t	early
present	way	clean	longer	set	fat
tell	too	buy	those	round	third
next	shall	thank	hold	dress	same
please	own	sleep	full	fall	love
leave	most	letter	carry	wach	hear
hand	sure	jump	eight	start	yesterday
more	thing	help	sing	always	eyes
why	only	fly	warm	anything	door
better	near	don' t	sit	around	clothes
under	than	fast	dog	close	though
while	open	cold	ride	walk	o' clock
should	kind	today	hot	money	second
never	must	does	grow	turn	water
each	high	face	cut	might	town
best	far	green	seven	hard	took
another	both	every	woman	along	pair
seem	end	brown	funny	bed	now
tree	also	coat	yes	fine	keep
name	until	six	ate	sat	head
dear	call	gave	stop	hope	food

Form Rev-7
고리 안을 채우다 (FILL IN THE LOOPS)

목적 : 반전(Reversals)

준비물 : 책이나 잡지. 빨간 펜, 파란 펜

방법 : 아이가 다음 활동을 따라 하도록 하라.

레벨 3 :

1. 책이나 잡지에서 한 장 정도 사용하라. 아이는 오른쪽에 고리가 달린 글자의 고리 안을 빨간색으로, 왼쪽에 고리가 달린 글자의 고리 안은 파란색으로 채울 것이다
2. 시간을 재라. 아이가 틀리지 않고 얼마나 완벽하고 빠르게 일을 마쳤는지 보여줘라.

레벨 4 :

1. 책이나 잡지에서 한 장 정도 사용하라. 아이는 오른쪽에 고리가 달리 글자의 고리 안을 빨간색으로, 왼쪽에 고리가 달린 글자의 고리 안은 파란색으로 채울 것이다.
2. 아이가 1번을 한번 했으면 고리 안을 색칠하는 대신, 고리 안에 색을 칠하고 싶은 색깔과 글자를 외치도록 한다.

Form Rev-8
침대(THE BED)

목적 : 반전(Reversals)

준비물 : 없음

방법 : "b"의 고리부분이 오른쪽에 붙어 있다는 것을 아이에게 설명하라. 아이의 왼손을 아이 앞에서 잡고 엄지가 오른쪽에 있다는 것을 보여준다. 예를 들어,

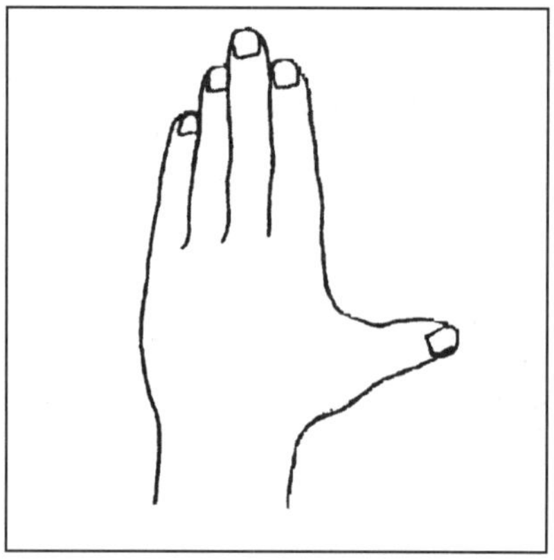

d의 고리는 왼쪽으로 붙어 있다는 것을 설명한다. 아이의 왼손을 앞에서 잡고 엄지가 왼쪽에 있다는 것을 보여 준다. 예를 들어,

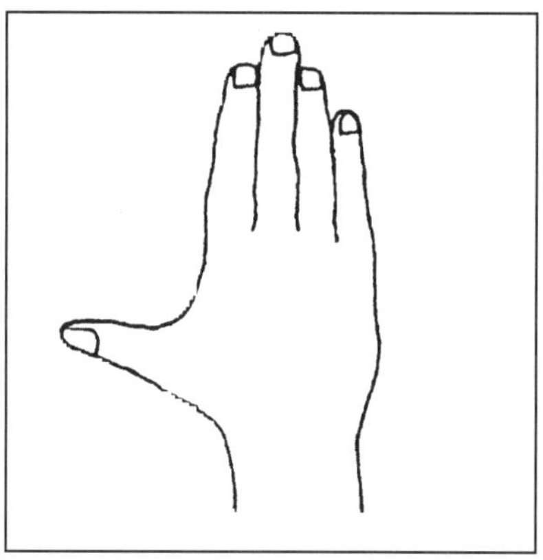

Form Rev-8 (계속)
침대 (THE BED)

레벨 2 : "b "와 "d"의 방향을 기억하는 좋은 방법은 두 손의 손가락을 서로 마주 대도록 하여 "bed"의 스펠을 연습하도록 하라. 예를 들어,

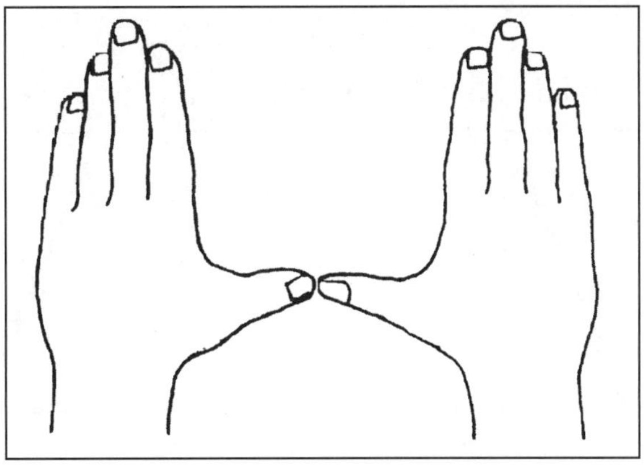

왼손의 엄지는 오른쪽을 향하면서 b를 만들고, 오른손의 엄지는 왼쪽을 향하면서 d를 만든다.

Form Rev-9
방향량(VECTORS)

목적 : 반전(Reversals)

준비물 : 마커보드(marker board), 각도기

방법 : 벡터는 다른 각도에서 그려진 직선이다. 예를 들어,

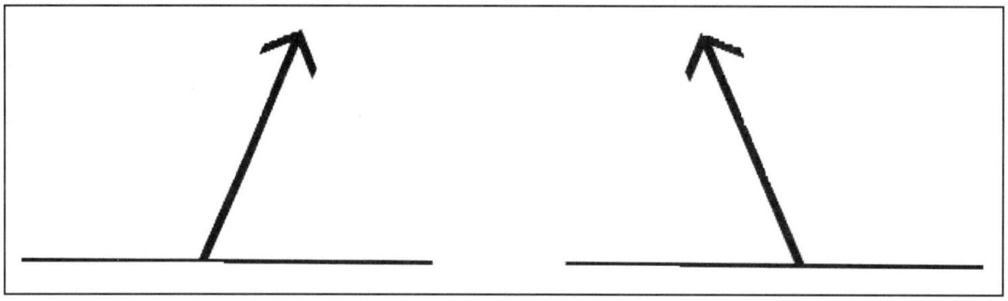

보드에 벡터를 몇 가지 그려라. 아이에게 벡터와 반듯한 수평선 사이에서 각이 어떻게 변하는지 보여주어라.

레벨 2 : 흑판에 벡터를 그려라. 아이가 당신이 그린 옆에 똑같이 그려보도록 한다. 당신이 그린 것과 가능한 비슷한 각이어야 한다. 아이가 카피하도록 몇 가지 다양한 위치를 그려보도록 한다.

레벨 3 :

1. 보드에 글자를 만든다. 아이에게 벡터가 글자의 한 부분이 될 수 있다는 것을 보여줘라. 예를 들어,

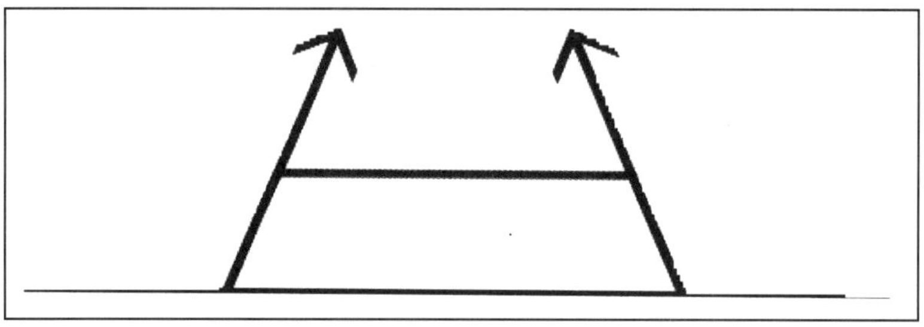

2. 벡터를 그려라. 아이가 벡터를 글자로 변형시키도록 하라. 예를 들어,

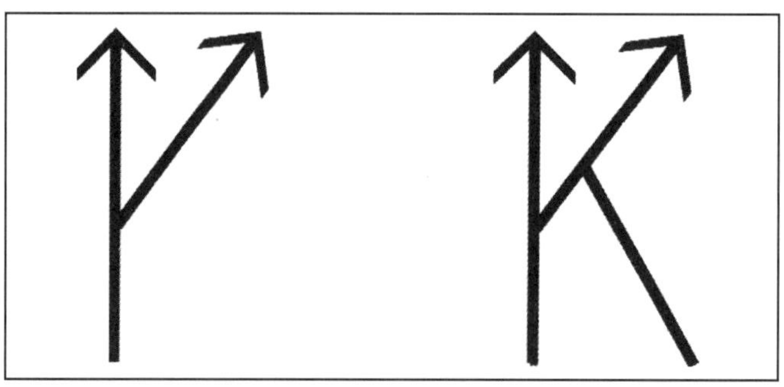

Form Rev-9 (계속)
방향량 (VECTORS)

레벨 4 :

1. 종이에 벡터를 그려라. 아이가 각도기를 가지고 그것을 그려보게 한다.
2. 각도기로 종이 위에 벡터를 그린다. 아이는 같은 각의 벡터가 반대 방향에 있도록 그려야만 한다.

Form Rev-10
일반적으로 반전된 단어들 (COMMONLY REVERSED WORDS)

목적 : 반전(Reversals)

준비물 : 가로 3인치 세로 5인치의 카드, 마커보드(marker board)

방법 : 일반적인 반전된 단어: on, no, saw, was, not, ton, dam, mad, rat, tar, pot, top, bat, tab, wed, dew, mug, gum, pit, tip

레벨 4A :

1. 일반적으로 반전되기 쉬운 단어들을 이용해 카드를 만들도록 한다. 그런 후 단어를 말하면 아이가 그것을 찾도록 한다. 다음, 카드를 지우고 아이가 기억한 단어를 적도록 한다. 이 과정은 아이가 실수 없이 얼마 안에 단어를 읽고 쓸 수 있을 때까지 반복한다.
2. 문장 안에서 한 단어를 사용하고, 아이가 카드에서 같은 단어를 지적하도록 한다.

레벨 4B :

1. 일반적으로 반전되기 쉬운 단어와 반전된 짝 단어의 목록을 적어, 두 쌍 사이에 어느 정도 공간을 떼어놓는다. 그리고 유사한 단어끼리 줄을 긋도록 한다. 예를 들어,

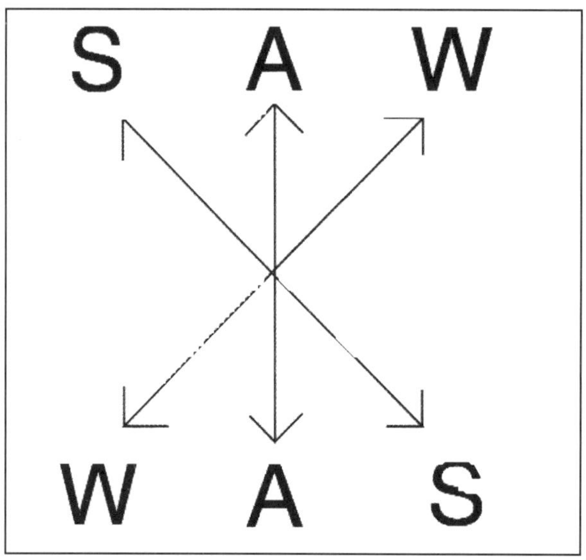

2. 인덱스 카드(index card)에 일반적으로 반전되기 쉬운 단어들 중 하나를 인쇄하거나 써 넣는다. 몇 단어 중 의도적으로 글자를 틀리게 적어 넣는다. 예를 들어, "top" 대신에 "toq"를 적어 넣는다. 아이는 단어가 맞는지 틀리는지 틀렸다면 뭐가 틀린지 말한다.

Form Rev-11
구별이 되는 특징 (DISTINCTIVE FEATURES)

목적 : 반전(Reversals)

준비물 : 마커보드(marker board), 잡지 사진, 메트로놈, 플라스틱이나 나무 글자

방법 : 아이가 다음 활동을 따라하도록 한다.

레벨 1 :

1. 아이에게 잡지에서 나온 사진 한 장을 보여준다. 사진에 대해서 질문한다. 예를 들어, 사진 속에 차가 몇 대니? "무슨 색깔이니?" "사진 속에 사람이 뭘 입고 있지?"
2. 같은 물체에 대한 두 종류의 사진을 보여주어라. 예를 들어, 차. 두 장의 사진이 어떻게 다른지 아이에게 질문하라.

레벨 2A : 마커보드에 글자를 그려라. 그것을 크게 만들어 글자 옆에 숫자를 넣어서 아이가 숫자를 통해서 순서를 볼 수 있도록 하는데, 위에서 아래 혹은 왼쪽에서 오른쪽으로 탐색할 것이다. 예를 들어,

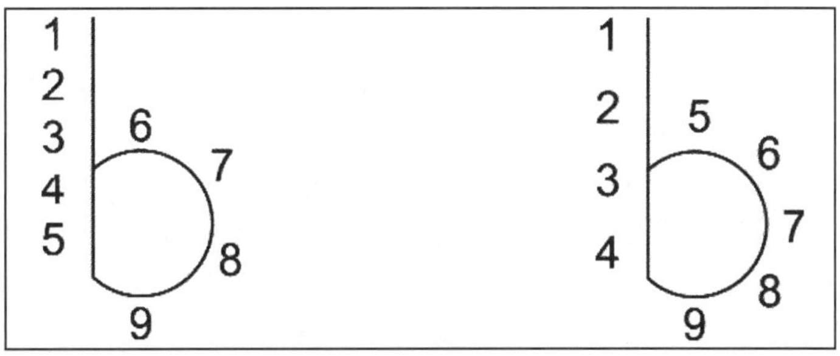

메트로놈의 박자에 맞춰서 아이가 눈을 다음 글자로 옮기도록 한다.

레벨 2B : 알파벳을 종류별로 구분하도록 한다. 예를 들어, 고리를 가진 글자인지, 곡선을 가진 글자인지, 대각선을 가진 것인지, 수직선 혹은 수평선을 가진 글자인지. 아이가 수직과 수평, 대각선의 의미는 알고 있어야 한다. 아이가 마커보드에 글자를 그리도록 한다.

레벨 3A :

1. 보드에 글자의 부분을 그린다. 아이가 무슨 글자인지 맞추도록 한다. 글자의 부분을 그릴 때 , 주요 수평선과 수직선은 글자를 상기시키는데 많은 정보를 제공할 것이다.
2. 책에서 나온 글자의 선에서, 수직과 수평 혹은 대각선을 가진 모든 글자에 동그라미를 친다.
3. 잡지에서 나온 사진을 아이에게 보여준다. 아이가 각과 곡선, 수평과 수직 그리고 대각선을 가능한 많이 찾을 수 있도록 한다. 그에게 이것으로 어떤 글자를 만들 수 있을지 물어 본다.

레벨 3B :

1. 아이가 이 글자와 저 글자의 다른 점을 말할 수 있어야 한다.
2. 아이가 글자를 그리면 말로 그것을 설명할 수 있도록 해야 한다. 예를 들어, "b"를 그렸다면, 수직선과 고리가 오른 쪽 아래에서 붙어 있다. 라고 설명할 수 있다.

Form Rev-11 (계속)
구별이 되는 특징 (DISTINCTIVE FEATURES)

레벨 3C :

1. 글자 세기 : 책의 한 줄에 얼마나 많은 글자가 들어 있는지 세도록 한다. 예를 들어, b's 나 d's가 몇 개나 있나.
2. 눈을 감고, 위와 아래의 플라스틱이나 나무 글자를 느껴본 뒤 어떤 글자 같은지 말하게 한다. 그것을 설명하도록 한다.

레벨 4A : 마커보드에 글자를 몇 개 적는다. 어떤 글자가 그룹 내에 들어가지 못하는지 질문한다. 예를 들어, N, W, K, P. 답은 P가 되는데 P만이 고리가 있는 유일한 글자이기 때문이다.

레벨 4B :

1. 가능한 많은 다양한 스타일의 인쇄체들을 찾도록 한다. 각각의 스타일마다 글자가 어떻게 다른지 질문하고 어떻게 같은 지도 질문한다.
2. 아이가 책의 페이지를 보도록 한다. 어떤 글자가 어떻게 생겼는지 설명하도록 한다. 예를 들어, 같은 길이, 같은 글자에서 시작하고, 동그라미 형태가 많아요 등.

레벨 5 : 글자의 부분을 설명할 수 있는 방법이 몇 가지나 있을지 아이에게 질문한다. 예를 들어, b의 경우 : 수직선, 곡선, 글자 아래쪽에 닫힌 고리가 붙어 있음, 수직선은 고리의 왼쪽에 붙어 있음. 글자 N은 설명되어질 수 있다 : 두 수직선, 수 직에서 왼쪽으로의 대각선. 수직에서 오른쪽으로의 대각선, 선들이 이어진 사이의 두 개의 작은 각들, 대각선이 왼쪽 수직 선 위와 오른쪽 수직선 아래쪽에 붙게 된다.

Form Rev-12
양측의 원 (BILATERAL CIRCLES)

목적 : 반전(Reversals)

준비물 : 마커보드와 메트로놈(marker board and metronome)

방법 : X를 마커보드에서 아이의 코 높이에 둔다. 아이는 서서 팔로 마커보드에 큰 원을그려 넣는데, 이때 X는 원에 접해 있어야 한다. 원지름은 12인치 정도로 한다.

레벨 1 : 아이가 마커보드 앞에 서서 X를 쳐다보도록 한다. X는 그의 바로 앞 코 레벨에 놓도록 한다. 한번에 원을 한 개씩 그리도록 한다. 가능한 원이 둥글어야 하며, 선의 굵기도 같아야 한다. 먼저 오른손으로 하고, 나중엔 왼손으로 하도록 한다.

레벨 2 :

1. 아이의 첫 번째 과제는 두개의 원을 동시에 그리면서 팔의 4가지 방향을 조합해야 한다는 것이다. 이것을 그리면서 도움은 가능한 적게 받아야 한다. 이 활동의 목적은 같은 방향으로 두 가지 반대 방향으로 두 가지인 여러 가지 방법들로 손을 움직여서 작업을 할 수가 있어야 한다는 것이다. 예를 들어,

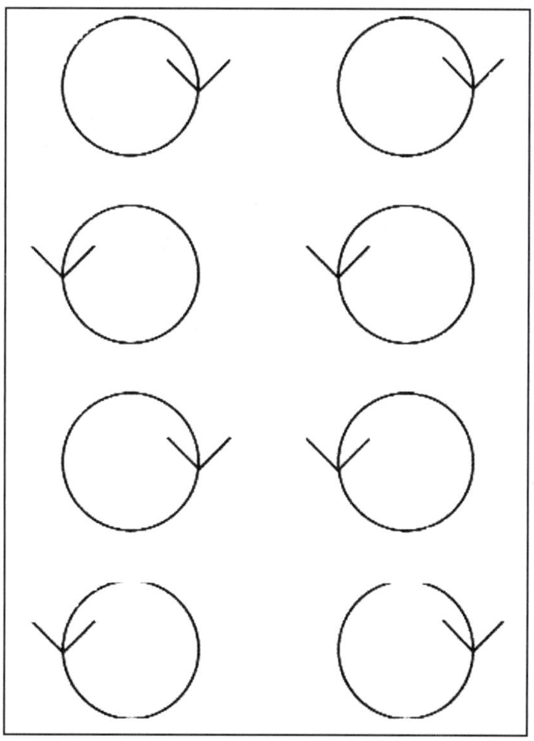

2. 동시에 두개의 원을 그리도록 연습시킨다. 4가지 방향으로 팔이 움직일 수 있도록 한다. 가능한 같은 크기의 원을 그리도록 한다.

Form Rev-12 (계속)
양측의 원 (BILATERAL CIRCLES)

레벨 3 :

1. 각각의 원의 위와 아래 부분에 수직선을 그려 넣는다. 원위에 마커로 그리면서 위에 그릴 때는 "위" 아래에 그릴 때는 "아래" 라고 외친다.

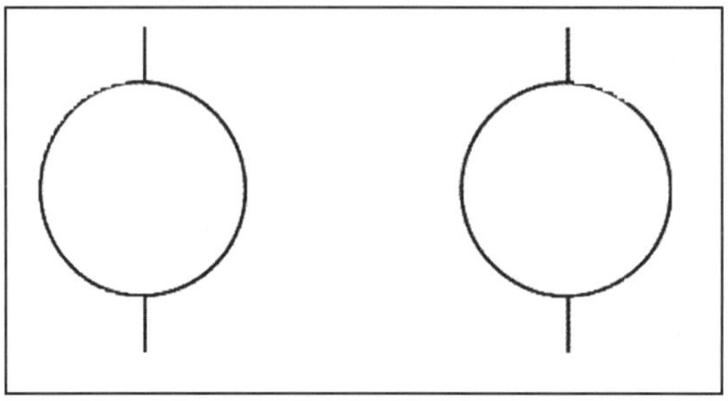

2 .메트로놈을 가져다 놓는다. 처음 박자에 위에 선을 그리고"위"라고 말하며, 두 번째 박자에는 가능한 빨리 아래쪽에 선을 그리고 "아래" 라고 외친다.
3. 1과 2를 반복하나 원은 더 높거나 낮거나 크거나 더 적어야 한다.

레벨 4 : 보드에 그려진 원 두개를 아이 앞에 둔다. 두개의 선이 수직과 수평에 그려진다. 메트로놈을 사용한다. 예를 들어,

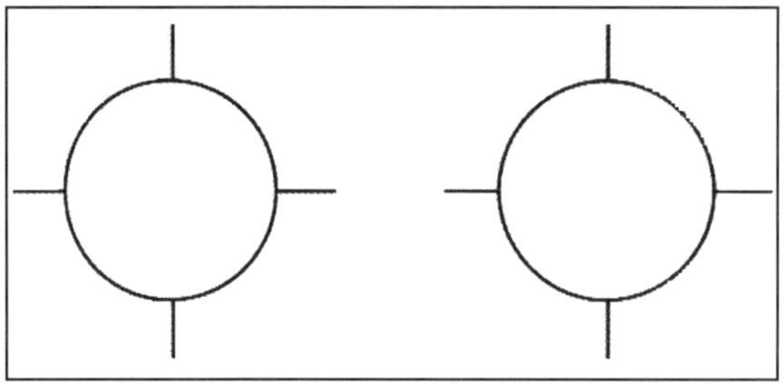

아이는 할 수 있는 한 4가지 방향으로 팔을 움직여 원을 그린다(두개는 같은 방향으로, 두개는 반대 방향으로). 각각의 선 앞에서 메트로놈의 박자에 맞춰서 분필의 방향을 외친다."위" 그리고 "아래" "오른쪽" "왼쪽" 양손은 원의 양 옆에 둔다. 손은 반대 방향에 가도록 하고, "오른쪽" 과 "왼쪽" 대신에 "안" 과 "밖"이라고 말한다.

Form Rev-12 (계속)
양측의 원 (BILATERAL CIRCLES)

레벨 5 : 원 하나는 4개의 선으로 나누어 1/4씩 나누고, 하나는 세 개의 선으로 1/3씩 나눈다. 원지름은 12 인치로 한다. 예를 들어,

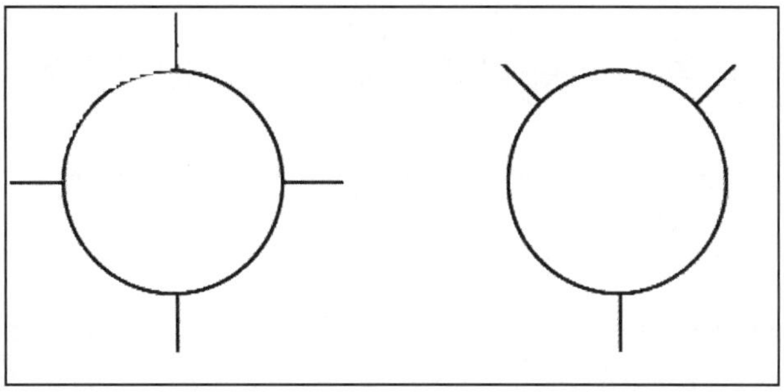

아이는 4가지 방향으로 손을 움직여 원 주위를 돌게 하고; 두개는 같은 방향, 두개는 다른 방향으로 한다. 각각의 손은 메트로놈의 다음 박자에 다음 선으로 가게 한다. 한손은 정확히 다른 한손은 무조건 빨리 움직인다. 이 과정을 끝날 때까지 어떤 단어도 들어서는 안된다. 한손은 3박자에, 한손은 4박자에 원 주위를 돌아야 한다. 이런 원들은 다양한 크기로 다양한 높이로 보드에 그려져야만 한다.

Form Rev-13
사각형 마커보드(MARKER BOARD SQUARES)

목적 : 반전(Reversals)

준비물 : 마커보드와 메트로놈(marker board and metronome)

방법 : X를 아이 앞의 보드에 아이의 코 높이 정도에 둔다. 한 변이 12인치씩인 네모 두개를 옆에 X의 양옆에 둔다. 예를 들어;

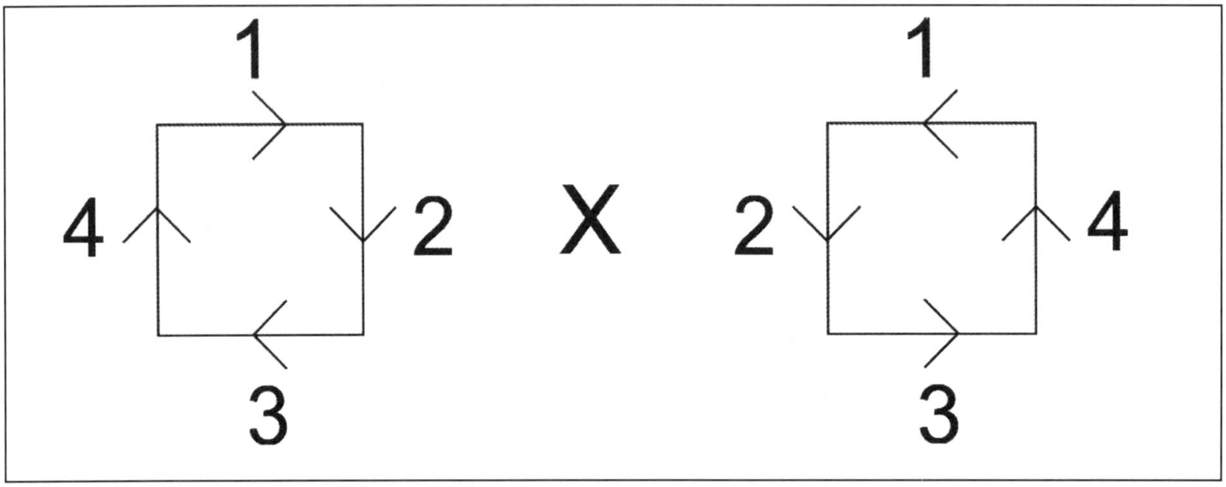

레벨 1 : 코 높이에 X를 두고 그 앞에 선다. 아이가 사각형을 훑도록 한다. 오른쪽 사각형은 오른 손으로 왼쪽 사각형은 왼손으로 훑는다. 그는 선 밖으로 나가지 않도록 노력해야 한다.

레벨 2 :

1. 각 사각형의 같은 모서리에서 시작하도록 한다. 양 손은 사각형의 각 모서리를 따라가는데 처음엔 한 방향에서 나중엔 그 반대 방향으로 따라가도록 한다.
2. 1번을 반복 하는데 다만 진행하고 있는 방향을 말해야 한다.

레벨 3 :

1. 왼손은 왼쪽 사각형의 왼쪽 모서리 꼭대기에서 시작하고, 오른손은 오른쪽 사각형의 오른쪽 모서리 꼭대기에서 시작한다. 지시문은 "손을 두 가지 다른 방향으로 따라가게 하고 손이 움직이는 방향을 입으로 말해야 한다." 오른손은 오른쪽에서 왼쪽으로 왼손은 왼쪽에서 오른쪽으로 움직이도록 한다. 아이는 "안쪽, 아래쪽, 바깥쪽 그리고 위쪽"이라고 말할 것이다. 다음 방향은 두 손을 모두 "아래로" 내릴 것이며, 아이는 "안쪽, 위쪽, 바깥쪽"이라고 말할 것이다. 사각형을 훑어가는 데는 4가지 방향이 필요할 것이다.
2. 1번을 반복하나 메트로놈은 40비트에 맞춘다. 메트로놈의 박자에 맞추어서 각 모서리로 이동하게 하면서 손이 움직이는 방향을 말하도록 한다.

레벨 4 :

1. 각 사각형의 왼쪽 꼭대기에 양손을 놓고 동시에 반대 방향으로 움직인다. 이것은 메트로놈의 박자에 맞추어서 하나, 손이 가는 방향은 말하지 않는다. 대신 양 사각형의 왼쪽 꼭대기에서 시작하며 오른손은 오른쪽으로 왼손은 아래로 움직인다. 다음 박자가 되면, 오른손은 밑으로 왼손은 오른쪽으로 움직인다.
2. 1번을 반복하나, 보드에 있는 사각형은 크기와 높이가 달라야 한다.

Form Rev-14
8자 도형 (FIGURE EIGHTS)

목적 : 반전(Reversals)

준비물 : 마커보드(marker board), 메트로놈(metronome)

방법 : 각각 12인치에 높이는 2피트인 8자를 두개 그리고 그 둘 사이에 X를 그리는데, 이때 X의 높이는 코 높이이다. 마커보드에서 8자의 위, 아래에 수직선을 그리고 8자 가운데를 나누는 수평선을 그려 넣는다. 다음과 같다.

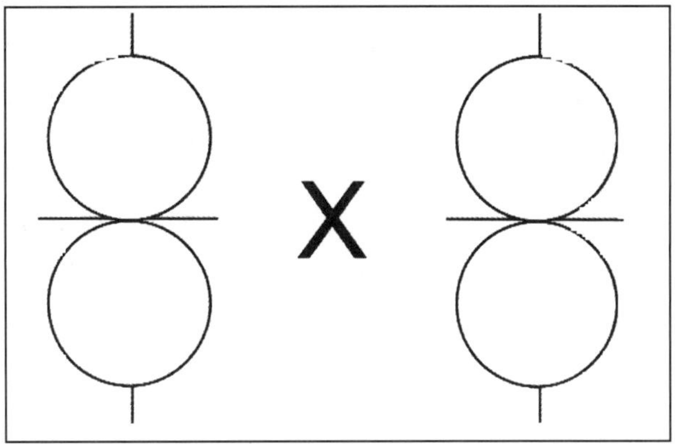

레벨 1 : X가 코 높이에 있을 때 아이가 X앞에 서도록 한다. 아이는 오른손으로는 오른쪽 8자를, 왼손으로는 왼쪽 8자를 따라 훑는다. 선에서 벗어나지 않도록 노력한다.

레벨 2 :

1. 아이는 서서 X를 쳐다본다. 아이가 두개의 8자를 동시에 훑을 때 팔은 4가지 서로 다른 방향을 복합적으로 사용할 수 있다. 예를 들어,

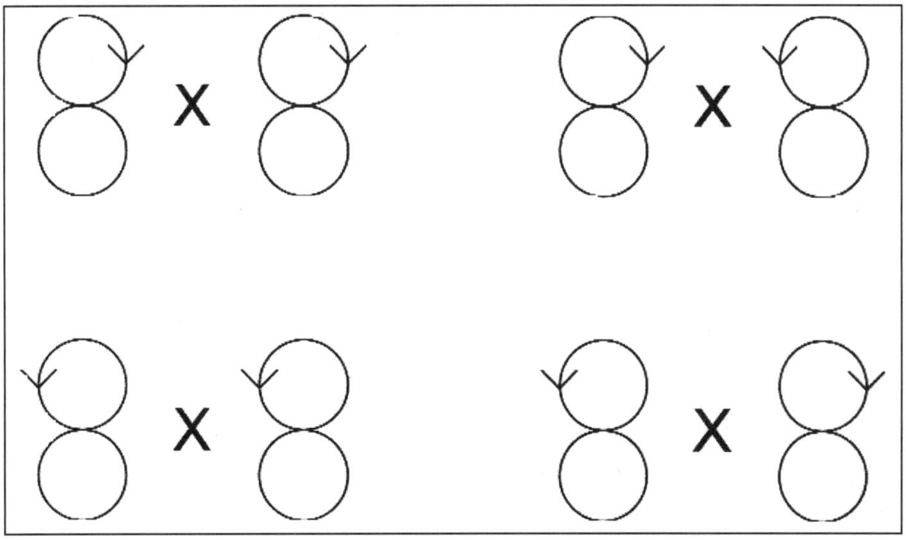

2. 1과 동일하게 반복한다. 다만 메트로놈을 사용하고, 손이 움직일 때 움직이는 방향을 이야기해야 한다. 예를 들어: 메트로놈의 박자에 맞춰서 선들을 가로지를 때 "위" "중간" 그리고 "아래"이런 식으로.
3. 2와 동일하게 반복하나 8자를 각각 다른 크기로 그려놓는다.

Form Rev-14(계속)
8자 도형 (FIGURE EIGHTS)

레벨 3 :

1. 8자의 동그라미가 서로 겹치도록 8자를 그린다(이런 8자를 옆으로 찍힌 8이라고 한다). 예를 들어,

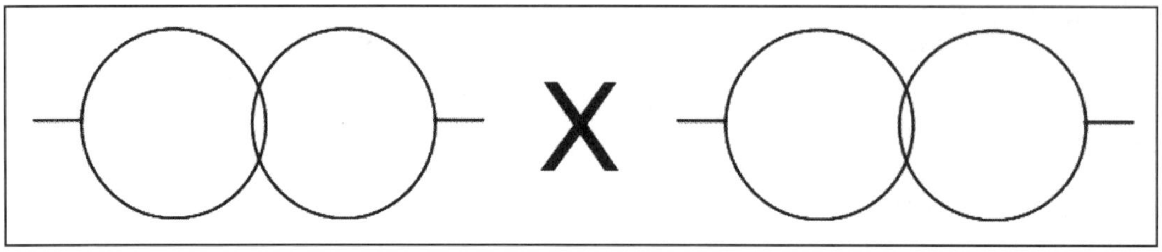

메트로놈은 아이가 손을 움직이며 움직이는 방향을 입으로 이야기 할 때 박자를 세기 위해 쓰인다. 예를 들어, 양손이 왼쪽 선에서 시작해서 움직일 때 아이는 "위", "중간", "바닥" "옆"이라고 외칠 수 있다.

2. 메트로놈을 느린 박자로 맞춰 놓는다. 매 박자마다 아이는 수평선에 있도록 한다. 방향을 말할 필요는 없다.
3. 손은 다양한 위치에서 시작할 수 있다. 예를 들어, 한손은 8자의 왼쪽에서 시작하며 다른 손은 오른쪽에서 시작한다. 메트로놈은 느리게 맞춰라.

Form Rev-15
삼각형과 사각형 (TRIANGLE AND SQUARE)

목적 : 반전(Reversals)

준비물 : 마커보드(marker board), 메트로놈(metronome)

방법 : 보드에 X를 그리는데 아이의 코 높이여야 한다. X의 양쪽에 사각형과 삼각형을 그려 넣는다. 사각형과 삼각형은 한 변의 길이가 1 foot 여야 한다. 예를 들어,

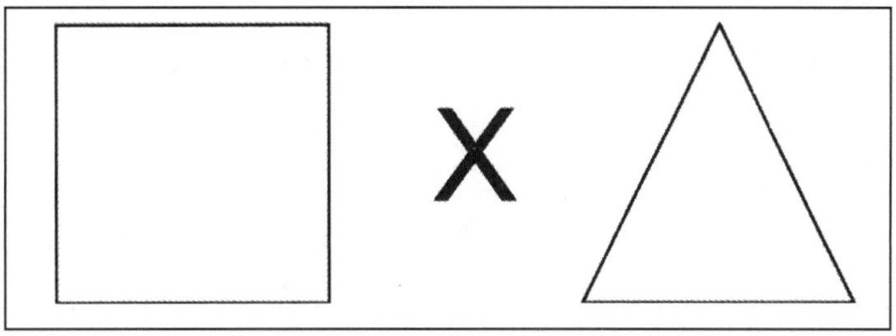

레벨 3 : 각 도형의 변을 동시에 훑도록 한다. 메트로놈이 사용되지만, 아이는 손의 방향을 말할 필요가 없다. 왜냐면, 한손은 3 방향을 말해야 과제를 끝내지만, 다른 한손은 4 방향을 말해야 하기 때문이다. 아이가 4방향을 이해하도록 해야만 두 도형을 훑을 수 있다.

Form Rev-16
펠트문자 (FELT LETTERS)

목적 : 글자나 숫자의 반전을 없애기

준비물 : 네모난 보드에 펠트를 씌운 "펠트"보드는 가로 2피트 세로 2피트여야 한다. 많은 글자와 숫자들의 한 면은 펠트로 되어있다. 아이가 자주 반전을 하면 보드 쪽에 붙는 글자의 면을 펠트가 아닌 다른 것으로 붙인다 . 예를 들어, 아이가 자주 숫자 7을 반전하거나 혼동한다면, 펠트대신 다른 부드러운 것으로 보드에 붙는 부분을 덮는 것이다.

방법 : 펠트보드와 펠트 숫자를 사용하여 계산 놀이를 하도록 하라. 예를 들어,

$$\begin{array}{r} 16 \\ +17 \\ \hline 33 \end{array}$$

만약 7을 틀린 방향으로 붙이면, 7은 붙지 않고 떨어질 것이다.

Form Rev-17
잡지 문자 찾기 (MAGAZINE LETTER HUNT)

목적 : 반전을 없애는 것을 돕기 위해.

준비물 : 오래된 잡지들

방법 : 아이가 앞에 있는 탁자위의 잡지를 보도록 하라.
아이가 맨 윗줄의 왼쪽에서부터 시작하도록 하라. 아이가(왼쪽에서 오른쪽으로 스캐닝을 할 동안)처음 자세에서 b 나 d 혹은 p 나 q를 가진 가능한 많은 단어들을 발견하고 동그라미를 그리도록 하라. 동그라미를 치면, 그가 동그라미를 쳤던 모든 단어의 목록이 들어 있는 플래쉬 카드(잠깐 보여 글자를 읽게 하는 외국어 따위의 교수용 카드)를 시작하게 한다. 그것은 그가 봤던 단어 목록일 것이다(당신은 그의 단어 목록에 어떤 것이 추가되어야 하며, 어떤 것은 그에게 너무 어려운 단어 인지 결정하라).

레벨 2 : 아이가 단어에 동그라미를 치도록 하라. 단어 목록에는 하지 않는다.

레벨 3~5 : 방법에 나와 있는 데로 활동을 하도록 한다.

제10장

매일 레슨 계획의 예

당신이 당신만의 레슨 계획을 어떻게 계획해야 하는지 예로서 사용할 수 있도록 4가지 레슨 계획을 첨부하였다. 당신은 날마다 10분 정도 걸리는 활동 다섯 가지를 아이에게 주어야 한다. 부모가 작성한 질문서와 사례의 병력에서 당신은 어떤 영역에 가장 주의를 기울여야 하는지 결정해야 할 것이다. 나는 날마다 한 가지 운동과 눈 운동 과제를 포함할 것을 추천하고 싶다.

질문서는 당신만의 매일의 레슨 계획 세우기를 시작할 수 있도록 도울 것이다. 질문서에서 "항상"이라는 답이 쓰여 진 한 영역을 고른다. 밑줄이 그어진 질문 후 첫 번째 문제 영역은 질문에서 중요한 영역이다. 다른 것은 부수적인 영역이다. 주요영역에 관련된 활동을 3가지하고, 부수적인 영역 에서 2가지를 한다. 어떤 질문에도 "항상"이라는 답이 없으면 "자주"라고 써진 영역에 주목하라.

나는 예로서 한 달 분의 활동을 당신에게 제공했다. 평균적으로 아이는 9개월에서 일 년 정도 치료를 받을 것이다. 당신은 주요 문제 영역에 연관되며 아이가 흥미를 가질 수 있을만한 다양한 활동을 제공해야만 한다.

성공의 열쇠는 문제 영역에 대한 당신의 지식과 좋은 사 례 병력이다. 이 책의 각 장은 왜 이런 활동을 사용해야 하는지에 대한 당신의 이해를 돕기 위해 기술적인 지식들을 제공하도록 계획되었다.

예 1 (EXAMPLE 1)

당신이 사례 병력의 코스 동안 일곱 살짜리 일학년 남자아이의 부모는 다음과 같이 말했다.

1. 나쁘진 않지만 운동이 좀 지연된 것 같아요-몇 달 정도
2. 아이가 이륜차를 끌지만 말고 탈수 있도록 가르치고 싶어요.
3. 스포츠 활동을 피하는 경향이 있어요,
4. 아이가 스포츠를 싫어해요
5. 학교에 입학했는데 특히 발음하기 같은 규칙을 요구하는 부분을 힘들어해요,

이 사례 병력에서 당신은 이 아이가 대운동에 어려움이 있다는 것을 발견할 수 있다.

어떤 계획을 세우건 주요 영역에 2/3정도의 시간을 할애하고 다른 부수 영역에 1/3의 시간을 할애 하도록 하라. 이 사례에서 부수적인 영역은 눈 운동과 시각적 운동 지각 영역이다. 단계 2를 시작하자.

레슨계획 1 (Lesson Plan 1)

1달 동안 매주 12단계를 세 번씩 하도록 한다.

Day 1	Day2	Day3	Day4
GM20	GM20	GM5	GM8
GM21	GM21	GM7	GM16
GM10	GM10	GM18	GM18
VM6	OM13	OM21	VMP8
VMP18	OM20	OM6	VMP6

DAY5	DAY6	DAY7	DAY8
GM23	GM20	GM22	GM29
GM6	GM18	GM23	GM18
GM20	GM22	GM25	GM9
VMP28	OM14	OM21	VMP6
OM17	OM16	OM8	OM20

DAY9	DAY10	DAY11	DAY12
GM9	GM25	GM16	GM22
GM18	GM22	GM13	GM25
GM17	GM16	GM20	GM5
VMP6	VMP7	VMP16	OM24
OM20	OM20	OM21	OM17

예 2 (EXAMPLE 2)

2학년인 8살짜리 아동이다. 그의 엄마는 그가 항상 필기를 어려워하며 종종 다른 아이들이 과제를 끝내주기도 한다고 하였다. 또 책을 읽으면서 단어와 글자를 따라 손가락으로 짚어나간다고 했다. 당신도 짐작 했겠지만, 그는 굉장히 느리게 책을 읽는다. 이 아동의 주요 문제는 안구 운동 기술이다. 몇 가지 대운동과 시각적 운동 지각 문제들이 있다. 단계 2를 시작하자.

레슨계획 2 (Lesson Plan 2)

Day 1	Day2	Day3	Day4
OM6	OM20	OM6	OM20
OM20	OM21	OM12	OM12
OM8	OM6	OM8	OM22
GM4	GM4	GM13	GM13
GM22	GM22	GM29	GM29

DAY5	DAY6	DAY7	DAY8
OM20	OM21	OM21	OM16
OM21	OM16	OM16	OM21
OM22	OM17	OM17	OM25

GM16	GM16	GM18	GM18
GM20	GM20	GM20	VMP7

DAY9	DAY10	DAY11	DAY12
OM16	OM22	OM22	OM22
OM21	OM10	OM21	OM10
OM25	OM21	OM25	OM21
GM22	GM22	GM21	GM21
VMP8	GM25	GM29	GM20

레슨계획 3 (Lesson Plan 3)

일학년인 7살짜리 아동은 반전 때문에 당신에게 의뢰되었다. 그의 엄마에 따르면 모든 아이들은 몇 번 정도 반전을 하지만 Wendy는 너무 지나치며, 아직도 숫자와 글자를 반전한다고 한다. 엄마의 생각에는 학교 성적은 중간정도지만 만약 아이가 반전을 하지 않는다면, 더 잘할 것 같다고도 했다. 분명히 주요 문제 영역은 반전이지만, 편측성과 시각적 기억도 그에 첨부되어야 할 것이다. 단계 1을 시작 하자.

우리는 이것을 일반적 레슨계획이라고 부를 것이다. 이 계획에서 우리는 무엇을 해도 제대로 할 수 없어 보이는 6살짜리 아이를 맡게 되었다. 아이 어머니는 안구 운동과 시각 운동 지각력이 별로 좋지 않은 사람이었다. 아이는 계속해서 반전을 하고 있었으며 시각적 기억기술이 좋지 않았다. 나는 이 레슨 계획에서 내가 가장 좋아하는 활동들 몇 가지를 나열할 것이다. 이것과 같은 일반적 계획은 매일 계획에 운동과 안구 운동 활동을 포함한다. 단계 1에서 시작하라.

Day 1	Day2	Day3	Day4
REV(GP)	REV(GP)	REV(GP)	REV(GP)
REV(GP)	REV(GP)	REV(GP)	REV(GP)
REV(GP)	REV(GP)	REV(GP)	REV(GP)
L7	L6	L10	L7
VM2	VM9	VM7	V12

DAY5	DAY6	DAY7	DAY8
REV(GP)	REV(GP)	REV(GP)	REV(GP)
REV(GP)	REV(GP)	REV(GP)	REV(GP)
REV(GP)	REV(GP)	REV(GP)	REV(GP)
L7	L19	L10	L11
VM16	L11	L11	L12

DAY9	DAY10	DAY11	DAY12
REV14	REV17	REV16	REV16
REV5	REV2	REV2	REV4
REV4	REV3	REV3	REV3
L19	L19	VM23	VM20
VM25	VM23	L8	L15

레슨계획 4 (Lesson Plan 4)

우리는 이것을 일반적 레슨계획이라고 부를 것이다. 이계 획에서 우리는 무엇을 해도 제대로 할 수 없어 보이는 6살짜리 아이를 맡게 되었다. 아이 어머니는 안구 운동과 시각 운동 지각력이 별로 좋지 않은 사람이었다. 아이는 계속해서 반전을 하고 있었으며 시각적 기억기술이 좋지 않았다. 나는 이 레슨 계획에서 내가 가장 좋아하는 활동들 몇 가지를 나열할 것이다. 이것과 같은 일반적 계획은 매일 계획에 운동과 안구 운동 활동을 포함한다. 단계 1에서 시작하라.

Day 1	Day2	Day3	Day4
GM20	GM20	GM20	GM21
OM20	OM20	OM21	OM21
VM1	VM4	VM5	VM7
L20	L20	L19	L19
VMP6	RE2	VMP9	VMP7

DAY5	DAY6	DAY7	DAY8
GM22	GM25	GM21	GM18
OM22	OM22	OM22	OM8
VM7	VM15	VM17	VM16
L10	L10	L15	L15
VMP10	REV11	VMP13	REV16

DAY9	DAY10	DAY11	DAY12
GM18	GM22	GM22	GM20
OM8	OM21	OM20	OM21
VM26	VM26	VM25	VM6
L6	L4	L7	L7
REV16	VMP33	VMP14	REV2

용어해설(Glossary of Terms)

형질(allele) : 일치하는 부위를 가지고 있는 하나 또는 둘의 대체모양의 유전자.

균형판(balance board) : 대략 2.5피트 정도의 직경을 가진 원형판이나 정사각형 판이다. 판은 직경이 대략 6인치 정도의 나무판으로 3인치 정도 가늘어지면서 균형을 잡고 있는데, 서서 균형기술을 증진시킨다.

뇌간(brainstem) : 척수와 대뇌반구를 연결하는 뇌의 줄기와 같은 부위.

소뇌(cerebellum) : 뇌간 뒤쪽 후두개와에 위치하고 있는 뇌의 한 부분이다. 소뇌는 움직임의 협응에 관여하는데 특히 눈-손 협응과 눈의 움직임에 관여한다.

대뇌피질(cerebral cortex) : 대뇌반구 표면에 있는 회백질의 얇은 층이다. 읽기와 지각능력을 포함하여 우리의 고위 지적능력을 담당한다.

인지 처리(cognitive processing) : 생각하고, 기억하는 모든 지각을 포함한다.

문맥 단서(context clues) : 우리가 읽은 주제나 친숙한 화제의 결과처럼 우리가 읽은 것을 이해하도록 돕는다.

신체의 잠재력(corporal potentiality) : 높은 학습 과정을 획득하기 위해 신체장애를 배제하는 것.

피질(cortical) : 대뇌피질과 같은 의미.

오른쪽의(dextral) : 오른손잡이의.

방향성(directionality) : 외부의 사물에 대한 적절한 지남력을 이해하는 것(즉, 글자나 숫자에 대한 적절한 지남력).

특징 감지기(feature detectors) : 와에 위치하며 추상체 이다. 그것은 단어의 동일화와 활자에서 문자의 다른 특징을 식별하기 위해 사용된다.

미세 운동(fine motor) : 소근육 운동(즉, 안구운동, 글씨쓰기 등)을 필요로 하는 활동을 말한다.

고정(fixation) : 눈이 보고자 하는 물체에 따라 움직일 때 물체의 상이 와에 집중되는 것.

고정 차트(fixation chart) : 도표 위에 숫자를 주로 나타냄.

주시 점(fixation point) : 눈이 고정된 동안에 눈이 향해 바라보는 대상(예, 한 단어안의 1개의 철자).

와(fovea) : 추상체가 위치한 1.5mm의 망막의 작은 영역, 이것은 우리가 색을 지각하는 망막과 선명하게 보는 영역이다. 빛은 선명한 시각을 위해 이 영역에 초점을 맞춰야 한다.

음소(grapheme) : 쓰기 체계의 최소단위.

대운동(gross motor) : 큰 근육 운동(즉, 보행, 균형 잡기, 도약하기 등)을 필요로 하는 활동에 관련한다.

동질접합체(homozygotes) : 주어진 유전자 자리에 동일한 대립 유전자 한 쌍을 소유하는 것.

편측성(laterality) : 신체와 그것들 차이의 두 측면의 내부인식, 아동에 있어서 그의 우측을 좌측으로부터 구별할 수 있는 능력을 말한다.

문자 차트(letter chart) : 도표 위에 문자를 정렬시킴.

매달린 공(Marsden ball) : 직경 2~3인치 정도의 공을 천정에 줄로 매달았다. 그것은 많은 운동과 시각훈련에 사용된다.

매트로놈(metronome) : 원하는 시간 안에 일정한 속도로 두드리는 도구이다. 그것은 음악 훈련에 사용된다.

운동 기술(motor skills) : 대근육 운동 뿐만 아니라 소근육 운동기술을 포함한다.

안구 운동(ocular motor) : 눈의 움직임, 특히 움직이는 사물을 따라가거나, 읽는 동안 왼쪽에서 오른쪽의 방향으로 단어를 훑어보는 복잡한 움직임에 속한다.

정자법(orthography) : 철자의 패턴, 문자 속 단어의 적절한 위치를 이해하는 기술

지각(perception) : 우리 환경을 인식하고 확인함, 시지각은 우리 환경을 시각적으로 인식하고 확인하는 것이다.

지각 운동(perceptual motor) : 지각과 운동기술을 연관시킴. 지각발달은 운동과 관련되어 성취된다.

주변 시야(peripheral vision) : 주변시야 이외의 시각에 관여한다. 우리가 보고 있는것의 측면 부분에 보이는 것이 주변시야이다.

음소(phoneme) : 언어를 한 단어에서 또 다른 하나로 구별해 내는데 도움이 되는 최소단위이다.

회귀(regression) : 다시 읽음을 가르킨다. 우리가 읽었던 쪽을 가로질러 읽는 것과 같이 언제라도 눈이 오른쪽으로 가는 대신, 왼쪽으로 뒤로 움직인다.

순간적 눈 운동(saccadic eye movements) : 고정점에서 고정점까지 빠르고 정확한 눈의 움직임.

의미론(semantics) : 단어의미에 대한 지식.

순차적 처리(sequential processing) : 당신에게 주어 지는 적은 시간 안에 연속적 정보처리를 할 수 있는 능력, 순차적 처리과정에서 문제를 가지는 아동들은 계속적으로 사물을(즉, 알파벳 문자 또는 철자 목록) 기억하고 있도록 한다.

동시 처리(simultaneous processing) : 당신에게 주어 지는 많은 정보들을 한 번에 처리하는 능력, 동시처리에 문제를 가지는 아동은 독서이해능력에 결핍을 가질지 모른다.

재인식 기간(span of recognition) : 하나의 고정 동안 뇌가 인식하여 출력할 수 있는 양.

지속적 활동(sustained activity) : 우리가 문자나 단어를 보고 있는 시각적 정보를 처리하는 신경학적 활동.

구문(syntax) : 문장을 이해하는 문법과 단어 결합에 대한 지식.

일시적 채널(transient channels) : 지속되는 체계의 시각적 인지 처리를 차단하는 단기반응, 우리가 독서를 하는 동안 주시점으로부터 고정점까지 눈을 움직일 때, 그것은 우리의 안구운동에 의해 유발된다.

전정계(vestibular system) : 환경이라는 공간 안에서 자세, 평형, 균형, 근육의 긴장과 지남력에 작용하는 귀 속의 비청각 기관이다.

시각(vision) : 20/20 인쇄선을 보는것 뿐만 아니라, 초점 조절, 눈의 공동성, 눈의 추적을 포함한 모든 시각기술을 포함한다.

시각 운동(vision motor) : 눈-손 협응기술(즉, 정확하게 모방하고, 기하학적 모양과 글자를 정확히 재생하는 능력)과 관계 있다.

시각 운동 조절 대(visual motor control (VMC) bat) : 이것은 길이 3피트, 직경 1인치의 맞춤식 막대이다. 그것은 색칠이 된 부분들로 나뉘어져있고, 대근육 운동과 눈-손 협응 활동에 사용된다.

시각적 영속(visual persistence) : 이전의 고정부터 시각적 정보의 연속된 처리까지 관련한다.

보행 레일(walking rail) : 6-8피트의 길이(2인치×4인치) 보드로 3부분으로 나뉘어져 있으며 그 위에서 균형을 잡는다. 균형과 대근육 운동 활동에 사용된다.

부록 : 질문서

이름 : ________________ 날짜 : ________________

각각의 증상이 많이 나타나는 곳에 체크 하시오.

분류학특성 : N - 없다 S - 드물게 O - 때때로, 가끔 F - 자주, 종종 A - 항상

	N	S	O	F	A
판 또는 원문으로부터 복사하는 실수를 한다. (ET, VMP, Motor, VM)					
읽는동안에 쉽게 장소를 읽어버린다. (ET, Motor, VM)					
읽는동안에 단어를 더하거나 대신한다. (ET, VMP, VMP)					
말은 읽기동안에 함께 달린것 처럼 보인다. (ET, Motor, VM)					
읽는 동안에 단어를 빠뜨리거나 건너뛴다. (ET, Motor, VM)					
읽기에 대해 불평을 가지거나 피하는 경향이 있다. (All areas)					
과제나 판에 쓰여졌던 것을 잊는경향이 있다. (VM, ET, VMP)					
조잡하거나 엉터리로 출력하거나 쓴다. (VMP, ET, Motor)					
천천히 읽는 중에 적당한 수정이 필요로 한다. (ET, all areas)					
사소한 관심을 만들거나 닫거나 주는 것 실패한다. 다른 활동이나 학업에 과실오차. (ET, VMP, VM)					
반대의 단어나 문자를 사용한다. (REV, L.. ET)					
손가락으로 가리키면서 읽는다. (ET, Motor, VMP)					

부록 : 질문서(계속)

분류학특성 : N - 없다 S - 드물게 O - 때때로, 가끔 F - 자주, 종종 A - 항상

	N	S	O	F	A
읽을 때 움직이거나 뛰면서 단어를 나타낸다. (ET, Motor, VMP)					
잘못된 단어로 쓴 편지를 제출할 것이다. (VMP, ET, REV, LAT)					
글을 읽을 때 두통이 있다. (눈 검사에 의뢰)					
줄을 건너뛰고 읽는다. (ET, Motor, VMP)					
읽을 때 복시로 불평을 가진다. (눈검사 의뢰)					

색인(Index)

색인(Index)

색인(Index)